PSICOLOGIA FENOMENOLÓGICA E EXISTENCIAL

PSICOLOGIA FENOMENOLÓGICA E EXISTENCIAL

PSICOLOGIA FENOMENOLÓGICA E EXISTENCIAL:

FUNDAMENTOS FILOSÓFICOS E CAMPOS DE ATUAÇÃO

Fabíola Freire Saraiva de Melo

Gustavo Alvarenga Oliveira Santos

MANOLE

Produção editorial: Soares Gestão Editorial
Capa e Projeto gráfico: Departamento de Arte da Editora Manole
Diagramação: Formato Editoração

CIP-BRASIL. CATALOGAÇÃO NA PUBLICAÇÃO
SINDICATO NACIONAL DOS EDITORES DE LIVROS, RJ

M485p
Melo, Fabíola Freire Saraiva de
Psicologia fenomenológica e existencial : fundamentos filosóficos e campos de atuação / Fabíola Freire Saraiva de Melo, Gustavo Alvarenga Oliveira Santos. – 1. ed. –
Santana de Parnaíba [SP] : Manole, 2022.
296 p. : il. ; 23 cm.

Inclui bibliografia e índice
ISBN 9786555764642

1. Fenomenologia. 2. Psicologia existencial. I. Santos, Gustavo Alvarenga Oliveira.
II. Título.

21-74709 CDD: 142.7
CDU: 165.62:159.9.07

Camila Donis Hartmann – Bibliotecária – CRB-7/6472

Edição – 2022

Editora Manole Ltda.
Alameda América, 876 – Tamboré
Santana de Parnaíba
06543-315 – SP – Brasil
Tel. (11) 4196-6000
www.manole.com.br | https://atendimento.manole.com.br/

Impresso no Brasil
Printed in Brazil

Organizadores

Fabíola Freire Saraiva de Melo

Psicóloga. Mestra e Doutora em Psicologia da educação. Pós-doutorado em comunicação pela Universidade Autônoma de Lisboa. Professora no curso de psicologia da Pontifícia Universidade Católica de São Paulo (PUC-SP). Supervisora de estágios e pesquisadora-engajada de práticas relacionadas à educação, infância, gênero e ensino de fenomenologias.

Gustavo Alvarenga Oliveira Santos

Psicólogo. Mestre em Psicologia Clínica pela Pontifícia Universidade Católica de Campinas-SP. Doutor em Psicologia pela Universidade de Buenos Aires, reconhecido pela Universidade Federal do Rio de Janeiro. Professor Adjunto do Departamento de Psicologia da Universidade Federal do Triângulo Mineiro. Professor colaborador no Programa de Mestrado Profissional em Educação da Faculdade de Educação da Universidade Federal de Minas Gerais. Autor de vários livros e artigos sobre Psicopatologia Fenomenológica, Psicologia Fenomenológico-Existencial e sua interlocução com o pensamento decolonial.

Colaboradores

Brenda Soares

Doutoranda em Filosofia na Pontifícia Universidade Católica de São Paulo (PUC--SP), bolsista CAPES. Mestre em Filosofia pela PUC-SP. Graduação em Comunicação Social com habilitação em Jornalismo pela Universidade da Amazônia (Unama). Membro do Grupo de Pesquisa – CNPQ: "Origens da Filosofia Contemporânea". Pesquisa na área da Filosofia com ênfase em fenomenologia e psicologia.

Daniela Ribeiro Schneider

Professora Titular do Departamento de Psicologia da Universidade Federal de Santa Catarina (UFSC). Orientadora no Programa de Pós-Graduação em Psicologia (mestrado e doutorado) e Mestrado profissionalizante em Saúde Mental e Atenção Psicossocial. Graduação em Psicologia pela UFSC. Mestrado em Educação pela UFSC. Doutorado em Psicologia (Psicologia Clínica) pela Pontifícia Universidade Católica de São Paulo (PUC-SP). Pós-Doutorado em Ciência da Prevenção pela Universidad de Valencia – Espanha e na University of Miami – EUA. Especialista na obra do filósofo Jean-Paul Sartre, com várias publicações sobre psicologia e clínica existencialista. Coordenadora do Grupo de Pesquisa do CNPq "Clínica da Atenção Psicossocial e Uso de Álcool e Outras Drogas". Coordenadora do PSICLIN/UFSC.

Dulce Critelli

Professora Titular do Departamento de Ciências da Linguagem e Filosofia da Pontifícia Universidade Católica de São Paulo (PUC-SP). Doutora em Psicologia da Educação pela PUC-SP. Coordenadora do Existentia - Centro de Orientação e Estudos da Condição Humana. Autora, entre outros títulos, de *Analítica do Sentido* e *História Pessoal e Sentido da Vida*.

Heloisa Szymanski

Psicóloga pela Pontifícia Universidade Católica de São Paulo (PUC-SP). Fundadora do Grupo ECOFAM: "Práticas Educativas e Atenção Psicoeducacional na Escola, Família e Comunidade". Autora dos procedimentos metodológicos "Entrevista Reflexiva" e "Encontro Reflexivo" e de livros e artigos que tematizam a relação da escola, família e comunidade. Atua em prática clínica, escreve e desenvolve projetos ligados à plantação de alimentos orgânicos.

Henriette Tognetti Penha Morato

Professora livre-docente. Coordenadora do Laboratório de Estudos em Fenomenologia Existencial e Prática em Psicologia, do Departamento de Psicologia da Aprendizagem, do Desenvolvimento e da Personalidade do Instituto de Psicologia da Universidade de São Paulo (USP).

Ida Elizabeth Cardinalli

Psicóloga clínica. Professora do Curso de Graduação de Psicologia e da Pós-graduação em Psicologia Clínica da Pontifícia Universidade Católica de São Paulo (PUC-SP). Mestrado e Doutorado em Psicologia Clínica pela PUC-SP. Diretora da Clínica Psicológica "Ana Maria Poppovic" da PUC-SP. Membro efetivo da Associação Brasileira de Daseinsanalyse (ABD) e da International Federation of Daseinsanalysis.

Joanneliese de Lucas Freitas

Professora Associada da Universidade Federal do Paraná (UFPR). Pesquisadora visitante (*visiting research scholar*) do Departamento de Antropologia da University of California Los Angeles (UCLA). Doutora em Psicologia pela Universidade de Brasília (UnB). Mestre em Psicologia do Desenvolvimento no contexto sociocultural pela UnB.

Luciana Szymanski

Pesquisadora. Psicóloga clínica. Professora. Mestra pela Universidade de São Paulo e Doutora pelo Programa de Estudos Pós-Graduados em Educação: Psicologia da Educação (PED) da Pontifícia Universidade Católica de São Paulo (PUC-SP). Docente do Curso de Psicologia do PED da PUC-SP. Desenvolve o projeto de pesquisa "ConverAção: estreitando o diálogo entre Universidade e Comunidade em tempos de pandemia". Coordenadora do grupo de pesquisa certificado pelo CNPq ECOFAM: "Práticas Educativas e Atenção Psicoeducacional na Escola, Família e Comunidade", desenvolvendo pesquisas de cunho participante e dialógico em parceria com instituições no território da Brasilândia.

Mario Porta

Professor Titular da Graduação e Pós-Graduação do Departamento de Filosofia da Pontifícia Universidade Católica de São Paulo (PUC-SP). Doutor em Filosofia pela Universidade de Münster, Alemanha, com uma tese sobre o neokantismo que foi eleita pelos Kant-Studien como "Caderno Complementar" do ano 1990. Pós-Doutorado sobre Cassirer (DFG-Nachwuchsförderungsprogram). Estágios de pesquisa na Alemanha – Münster (KAS-IBK), Áustria – Graz (Capes), Alemanha – Frankfurt (KAS-IBK) e Alemanha – Leipzig (KAS-IBK). Publicou quatro livros: *Transzendentaler Objektivismus* (Bern, Peter Lang, 1990, resenhado em *Philosophische Rundschau, Philosophiegeschichte* e *Anuário filosófico*); *A filosofia a partir de seus problemas*; *Estudos Neokantianos*; *Edmund Husserl: Psicologismo, Psicologia e Fenomenologia; Psicologia e filosofia: estudos sobre a querela em torno ao psicologismo* (*Psychologismusstreit*) e uma coletânea, *Brentano e a sua escola*. Autor de mais de 60 artigos publicados em revistas especializadas, tanto nacionais como internacionais, dentre os quais se destaca o capítulo sobre psicologismo publicado pela *Routledge Encyclopediae of Philosophy*. Bolsista de produtividade CNPq, líder do Grupo de Pesquisa – CNPQ: "Origens da Filosofia Contemporânea". Editor da revista *Geltung*. Membro do conselho editorial de várias revistas internacionais. Coordenador do Programa CAPES-Probral PUC-SP – Universidade de Leipzig. Membro integrante da "Internationale Cassirer Gesellschaft", da "Bolzano Gesellschaft", da "Society of History of Analytic Philosophy", da "Sociedade Kant Brasileira" e do "GT-Fenomenologia da Anpof".

Nilson Lucas Dias Gabriel

Formado em Psicologia pelo Centro Universitário do Norte, em Manaus. Mestre em Psicologia na área de concentração: Constituição do Sujeito e Historicidade, pelo programa de Pós-Graduação em Psicologia da Universidade Estadual de Maringá (PPI-UEM) onde também realiza sua tese de doutoramento sobre Frantz Fanon e o Existencialismo. Integrante do Núcleo de Estudos Interdisciplinares Afro-Brasileiros (NEIAB-UEM), do Laboratório Interinstitucional de Estudos e Pesquisa em Fenomenologia e Existencialismo (LIEPPFEX/CNPq) e do Grupo de Estudos em Fenomenologia e Existencialismo (GEFEX-UEM). Atua como professor de graduação, especialização/formação e supervisor clínico em Psicologia fenomenológica e existencial. Publicou o livro *A liberdade em Frantz Fanon: a existência aos olhos dos condenados*.

Sylvia Mara Pires de Freitas

Doutora em Psicologia pela Universidade Estadual de Maringá, Parará (UEM-PR). Mestre em Psicologia Social e da Personalidade pela Pontifícia Universidade Católica do Rio Grande do Sul (PUC-RS). Especialista em Psicologia do Trabalho pela UCL-RJ. Aperfeiçoamento em Psicologia Clínica pela NPV-RJ. Graduação em Psicologia pela UCL-RJ. Docente do curso de graduação em Psicologia da UEM-PR, do Programa de Pós-Graduação em Psicologia. Mestrado e Doutorado pela UEM-PR e Especialização em Residência Integrada Multiprofissional na Atenção à Urgência e Emergência pela UEM-PR. Autora do livro *Psicologia Existencialista de Grupos e da Mediação Grupal: contribuições do pensamento de Sartre.*

Zuleica Pretto

Professora Adjunta do Departamento de Psicologia, no Centro de Filosofia e Ciências Humanas (CFH), da Universidade Federal de Santa Catarina (UFSC). Psicóloga, Mestre e Doutora em Psicologia pela Universidade Federal de Santa Catarina (UFSC). Coordenadora do Núcleo de Pesquisa em Clínica da Atenção Psicossocial (PSICLIN). Vice-líder do Grupo de Pesquisa do CNPQ – Clínica da Atenção Psicossocial e uso de Álcool e outras Drogas (PSICLIN). Membro do Núcleo de Pesquisa MARGENS – Modos de Vida, Família e Relações de Gênero (Psicologia/UFSC) e do Grupo de Pesquisa LIEPPFEX – Laboratório Interinstitucional de Estudos e Pesquisa em Psicologia, Fenomenologia e Existencialismo. Membro da Associação Nacional da Rede de Pesquisadores e Pesquisadoras da Juventude Brasileira – REDEJUBRA. Especialista na obra do filósofo Jean-Paul Sartre, com vários estudos sobre Psicologia e Clínica Existencialista. Tem experiência na área de Psicologia, com ênfase em temas como: intervenção psicoterapêutica individual e com grupos, infâncias, famílias, gerações, estudos de gênero, territorialidades.

Yaqui Andrés Martínez Robles

Psicólogo com Mestrado e Doutorado em Psicoterapia. Especialidades em Terapia Gestalt, Musicoterapia, Psicologia Transpessoal e Respiração Holotrópica, Terapia Grupal Gestalt, Educação Sexual, Terapias Narrativas, Pós-modernas e construcionismo social, Redução de Danos e Integração de experiências psicodélicas. Autor de quatro livros, um deles traduzido ao francês e ao russo e coautor em inúmeros outros. Fundador e diretor do "*Círculo de Estudios en Terapia Existencial*", da Cidade do México. Presidente honorário da Associação Latino-americana de Psicoterapia Existencial. Terapeuta Existencial-Fenomenológico e Gestalt Relacional.

Sumário

Seção II
Campos da psicologia fenomenológica e existencial

Prefácio

A apropriação de conceitos de uma disciplina por outra implica o apoderamento de concepções originadas em um sistema distinto, o que demanda adoção, assimilação, desvelamento ou criação de possíveis significados. Inevitavelmente, a apropriação de conceitos por disciplinas diferentes daquelas nas quais foram gerados os transforma. Os significados podem assemelhar-se, estar próximos aos de sua origem, mas não são mais os mesmos. Ao serem apropriados sofrem ajustes exigidos pelo novo contexto: modificam-se a fim de se adaptarem, serem aceitos e se incorporarem ao novo habitat.

Apropriação implica, portanto, em movimento. Trata-se de um processo no qual os conceitos apropriados necessariamente criam relações com as culturas nas quais são inseridos e com os valores que ali imperam. Esse fluxo é composto de incorporações, assimilações e ajustes para que os conceitos, transformados, ganhem espaço e se integrem à nova disciplina. Já quando modificados e incorporados, provocam mudanças no modo de compreender os objetos de conhecimento, os objetivos e os modos de concretizar ações da disciplina que os recebe. Em outras palavras, parte e todo se ajustam visando à melhor forma, possibilitando que os conceitos sejam, então, novamente apropriados pelos adeptos do sistema.

A apropriação de conceitos de uma disciplina por outra encontra resistências e, sob certo ponto de vista, é considerada uma usurpação e, principalmente, um desvio do rigor teórico, exatamente por alterar significados. O conceito original, *stricto sensu*, só teria sentido no sistema em que foi desenvolvido.

No entanto, a história da ciência mostra que a apropriação e a modificação de conceitos podem ser férteis: provocam reordenamentos disciplinares e novas práticas, possibilitam a junção de diferentes campos do saber e o cruzamento de linguagens diversas, criam novos domínios do conhecimento e diálogos interdisciplinares. Neles, o uso do mesmo termo com distintos significados exige o esclarecimento das referências ou a definição de matrizes coletivas que assegurem trocas e, ao mesmo tempo, garantam a preservação da identidade de cada disciplina.

O livro que o leitor tem em mãos possibilita interessantes reflexões a partir das colocações anteriores. A Psicologia se descolou da Filosofia a partir da definição de seu objeto de estudo e do desenvolvimento de conceituações próprias. E, em um movimento interativo, a escolha por esta ou aquela abordagem filosófica determinou as diferentes definições de seu objeto de conhecimento dando origem às múltiplas psicologias.

Em seu desenvolvimento, muitas escolas psicológicas criaram matrizes e conceitos teóricos próprios relativos ao desenvolvimento humano, ao entendimento da personalidade e da psicopatologia, entre outros. A origem filosófica se manteve como base das teorias dessas escolas e permite identificá-las. Houve apropriação de conceitos que caracterizaram certo modo de ver o mundo e o ser humano e de compreender o conhecimento. Já assimilados, os conceitos filosóficos subjazem às reflexões teóricas, à bibliografia disciplinar e às práticas profissionais. Citá-los se torna desnecessário, referências a sua origem filosófica se restringe aos estudos históricos e epistemológicos desta ou daquela teoria e cumpre a importante função de permitir um mapeamento dos diferentes paradigmas existentes na área.

As abordagens psicológicas, assim, ganham corpo próprio e vão se delineando como ciência e não mais filosofia. Por essa razão, se torna desnecessário que em cada estudo do behaviorismo, por exemplo, sejam feitas referências aos filósofos positivistas e a outros que o influenciaram. Seu corpo teórico e suas práticas já se consolidaram no amplo espectro da psicologia behaviorista, que se apresenta como científica. Do mesmo modo, não é preciso que a psicanálise, em todas as suas colocações, cite os filósofos que influenciaram Freud e seu desenvolvimento teórico; ou que a psicologia social esclareça em suas apresentações o pensamento de Marx, ou de outro autor. O paradigma filosófico inicial já foi incorporado e subjaz ao conhecimento sistematizado em cada abordagem. No entanto, o mesmo não ocorre quando se trata da Psicologia Fenomenológica: sua origem filosófica e os conceitos por ela adotados são continuamente reafirmados como que assegurando seu título e a validade de sua posição.

Os principais filósofos da Fenomenologia se referiram à Psicologia, mormente no sentido de circunscrever sua especificidade, examinando a possibilidade de que ela se diferenciasse da Filosofia e se implantasse como disciplina própria e independente. Nessa direção, discutem as possíveis relações que podem ser estabelecidas entre as duas áreas. E o fazem se referindo ao trajeto do desenvolvimento da Fenomenologia. Husserl, Heidegger, Sartre, Merleau-Ponty e outros (muito bem apresentados pelos autores deste livro) desenvolvem a Fenomenologia, ou melhor, as Fenomenologias, e consideram seu efeito na Psicologia, de modo que a cada um desses pensadores corresponda certo modo de compreender não apenas o que é a Fenomenologia, mas, também, o que poderia ser a Psicologia.

As primeiras incursões pelo pensamento fenomenológico, para além da Filosofia, ocorreram notadamente no campo da literatura, da psiquiatria e da educação e seus efeitos foram cada vez mais ampliados. Criou-se um modo de "apresentar a fenomenologia" em forma de novelas, desenvolveu-se um modo de "fazer fenomenologia", de tal forma que o "como", substituindo o "por que", se tornou uma marca da abordagem e da exposição fenomenológica. A preocupação de desenvolver uma conceituação específica, transportando os conceitos filosóficos e se apoderando deles para criar uma nova teoria psicológica, embora existente, tornou-se marginal. Ao final, a Psicologia Fenomenológica se recusou a ser transformada em ciência no sentido estrito da palavra e a criar um sistema teórico fechado em si mesmo.

As diferentes conceituações da Fenomenologia, não se transmutaram em teorias psicológicas, mas foram certamente apropriadas e resignificadas pelos psicólogos fenomenólogos. E sofreram as transformações conceituais inevitáveis nas adoções pessoais. No processo de apropriação, o sujeito não é apenas um receptor. Ele modifica o conceito e se modifica ao encontrar em si novas e insuspeitadas possibilidades de compreensão. Sua subjetividade é afetada, há deslocamentos cognitivos e outros, o que influencia o seu modo de estar no mundo e de agir e, no caso, a sua maneira de ser psicólogo.

Os conceitos da Fenomenologia em sua diversidade e diferenças afetaram os psicólogos que se declaram fenomenólogos ao se apropriarem deles de acordo com seus princípios, valores, escolhas e objetivos. Mantendo como referência os filósofos da Fenomenologia e seus conceitos basilares, os psicólogos puderam transitar e estabelecer relações a partir desses conceitos com diferentes conhecimentos criando interações e produzindo ações originais. Assim, a cada apresentação das produções da Psicologia Fenomenológica são retomados os conceitos apropriados da Filosofia e o modo como foram resignificados por cada um.

E exatamente por não fixar significados estritos, por não incorporá-los em uma teoria fechada, por manter referências amplas, a psicologia fenomenológica se manteve e se mantém em contínuo movimento. E em seu trajeto se reapodera dos conceitos da Fenomenologia, os revê, os recria e os reapresenta em versões similares, porém distintas, gerando um interessante fluxo de interações e atuações que frutificam o campo das reflexões e das aplicações. Essa riqueza e versatilidade são apresentadas neste livro nos capítulos dedicados à clínica, à educação, à saúde, à política e à pesquisa.

Este é o fio da navalha no qual se desenvolve a psicologia fenomenológica: não é uma ciência, não é uma filosofia, é múltipla e se movimenta em revisões, construções, descontruções, anda às margens, cria interfaces, desenvolve técnicas, se dirige a campos variados e desempenha diferentes funções mantendo-se fiel, de diferentes modos, à Fenomenologia. Este é o desafio que se apresenta aos psicólogos que querem fazer psicologia fenomenológica.

Marília Ancona Lopez
Graduada em Psicologia pela Universidade de São Paulo. Mestre e Doutora em Psicologia Clínica pela Pontifícia Universidade de São Paulo (PUC-SP). Professora, vice-coordenadora e coordenadora do Programa de Estudos Pós-Graduados em Psicologia Clínica da PUC-SP. Diretora das Clínicas Psicológicas da UMG, Universidade São Marcos e Faculdades Objetivo. Vice-Reitora de Pesquisa e Pós-Graduação da Universidade Paulista. Membro da Câmara de Ensino Superior do Conselho Nacional de Educação – MEC. Membro da Academia Paulista de Psicologia.

Introdução

Este livro foi uma iniciativa de professores que ensinam psicologia fenomenológica e existencial e que desejam difundir esse pensamento que requer uma atitude e um modo específico de compreensão e atuação na realidade. Em nossa experiência de ensino, constatamos a dificuldade em expor um tema tão denso e complexo para o estudante de psicologia não iniciado nas discussões de temas filosóficos. Apresentar uma Psicologia tão próxima à Filosofia é um desafio que enfrentamos todos os semestres e que nos impõe uma tarefa árdua, qual seja, encontrar bibliografias que sejam ao mesmo tempo rigorosas e acessíveis a esse estudante. A partir dessa dificuldade, pensamos em um livro que pudesse vir a preencher essa lacuna. Isto posto, nosso convite foi para que autores, consagrados em suas áreas, representantes dos diversos campos filosóficos e práticos dessa abordagem, pudessem escrever de forma simples e clara, sem perder o rigor, visando acessar esse estudante que se inicia nessa discussão. Assim, pretendemos oferecer ao público universitário uma ferramenta importante na construção do saber sobre essa abordagem psicológica ao reunir em uma única obra, os fundamentos filosóficos e principais campos de atuação. Todos os que participaram desse livro são professores e professoras universitárias, e foram convidado(a)s a apresentar o (a)s autore(a)s que estudam, bem como os campos em que atuam.

O título escolhido para essa obra articula a Psicologia aos termos: Fenomenologia e Existencial. Eles se somam, mas permanecem independentes, o que deve alertar o leitor de que as psicologias que serão apresentadas no livro se inspiram nessas fontes filosóficas, mas podem ser mais próprias a um ou outro movimento filosófico. A Fenomenologia é um método científico criado por Edmund Husserl que tem seu marco fundador com a publicação da obra *Investigações Lógicas* em 1901 e, enquanto método, serve a todas as áreas do conhecimento, em especial a Psicologia. Já o movimento Existencial consolida-se, sobretudo, com Sartre, ainda na primeira metade do século XX, e passa a designar muitas das filosofias que, na esteira do movimento fenomenológico, iniciado por Husserl, passam a levar em consideração o problema do Ser e do Existir, a questão ontológica tal qual iniciada por Heidegger.

Assim, as psicologias exclusivamente inspiradas na fenomenologia, podem não trazer essa preocupação ontológica, como é o caso da Psicologia da Gestalt e das pesquisas empíricas que tomam de empréstimo algumas bases do pensamento fenomenológico. Do mesmo modo, algumas psicologias podem ser existenciais sem ser fenomenológicas. Na filosofia, a Existência era um tema de profunda preocupação desde o século XIX, por isso, cronologicamente, o início do movimento existencial, como será nomeado no século XX, precede ao método fenomenológico como exposto nas obras de filósofos como Kierkegaard e Nietzsche. Já o termo existencialismo se consolida com Sartre que passou a nomear alguns de seus contemporâneos estudiosos da fenomenologia, como Merleau-Ponty, Gabriel Marcel e Albert Camus. Na psicologia, a influência de Sartre, Kierkegaard, Merleau-Ponty é muito importante, o que faz com que alguns psicólogos e psicólogas, prefiram ser chamados de existenciais e não de fenomenológos.

No Brasil, as fenomenologias existenciais, que se iniciam a partir do pensamento heideggeriano e dos psiquiatras que se fundamentaram nessa filosofia, como Medard Boss e Binswanger, são as mais comumente divulgadas. Na mesma direção, a fenomenologia francesa, de modo geral, também se preocupa com o problema da Existência, realçando os aspectos antropológicos e culturais, mas não por isso, deixando de se constituir também como uma fenomenologia existencial que inspiraram psicologias diversas demonstradas nessa obra. Neste mesmo sentido, embora com aspectos distintos, temos o pensamento da filósofa alemã Hannah Arendt que tece, a partir das contribuições da fenomenologia e do pensamento existencial, contribuições importantes para a compreensão da condição humana em tempos sombrios, e também inspiram a psicologia.

Nessa obra que aqui se apresenta, portanto, escolhemos utilizar os dois termos, fenomenologia e existencial, de forma articulada, e que aparecem mais ou menos relacionados em alguns dos autores tratados, sendo alguns mais tendentes ao existencial, enquanto outros ao fenomenológico. A combinação de ambos, porém, permite-nos ampliar o escopo das psicologias aqui apresentadas e despertar o leitor para a vastidão desse campo que tende a estimular distintas afinidades. Isso não nos livra, entretanto, de que algumas contribuições sequer podem ser, a rigor, classificadas como fenomenológicas ou existenciais, mas contribuem tão próximas a esse eixo epistemológico que merecem destaque e atenção, como é o caso de Frantz Fanon. Neste caso, cabe ainda destacar a afinidade entre ele,

Beauvoir e Sartre que conviveram e debateram intensamente suas ideias em seus últimos meses de vida, em uma amizade intelectual que prematuramente chegou ao fim devido seu adoecimento.

A Fenomenologia e os Existencialismos, como movimentos filosóficos, têm seu início entre o fim do século XIX e seu apogeu nos períodos entreguerras e pós-guerra mundial no século XX. A questão do Ser e da Verdade, problemas fundamentais para o pensamento humano, em geral, e para o europeu, em particular, havia sido pressuposta desde o pensamento socrático. Na modernidade, o Ser e a verdade reduziram-se à quantificação e metrificação da realidade, isso possibilitou avanços técnicos científicos jamais experienciados.

O século XX é um dos períodos mais impressionantes da nossa história. O avanço da chamada era industrial, trouxe transformações nunca antes experimentadas, como o avanço da medicina que aumentou significativamente a expectativa de vida, a expansão das telecomunicações, a disponibilidade de energia e máquinas nunca antes construídas. No entanto, o que poderia ser considerado um avanço, uma vez que houve uma pressuposta emancipação dos humanos frente à natureza, foi nesse mesmo século que se deu a maior crise ética da humanidade europeia que viveu duas guerras mundiais, o holocausto judeu e a construção e detonação da bomba atômica, demonstrando que o desenvolvimento tecnológico não acompanha necessariamente o avanço ético-moral. O pensamento europeu passa de um otimismo inicial herdado do iluminismo, que apostava na razão como saída última aos problemas humanos, a um pessimismo niilista que passa a colocar em suspenso todas as bases filosóficas que construíram a civilização ocidental.

A razão instrumental matemática não evitou o extermínio de seis milhões de pessoas nas câmaras de gás, nem a fome nos países africanos, tampouco os regimes autoritários latino-americanos que vitimaram, tal como o tribunal de inquisição medieval, milhares de pessoas na América do Sul. Outrossim, a modernidade-colonialidade construiu as opressões de gênero, raça e poder econômico que figuram até o presente momento no sistema-mundo.

No fim do século XIX, a fenomenologia nasceu como um questionamento metodológico ao paradigma hegemônico, com vistas a incluir o que é próprio ao humano na construção do saber e da verdade. O método científico experimental teria um alcance muito limitado a respeito da realidade, pois exclui a experiência humana imediata transformando o universo em uma série de mecanismos conectados que funcionam obedecendo às leis matemáticas. Como já alertava autores como Dilthey e Brentano, a doença europeia de que iria falar Husserl, décadas depois em sua Conferência em Praga em 1935, é a que anulou, sob a ideia de objetividade, a subjetividade humana, ocultando que essa última é quem constitui a primeira.

Edmund Husserl, matemático e filósofo, avançou e abriu uma perspectiva metodológica importante para o que viria depois. No artigo escrito para a *Enciclopédia Britânica* em 1927, preocupou-se em construir uma "psicologia pura" que pudesse elucidar os fenômenos propriamente humanos, oferecendo a essa ciência a possibilidade de existir sem precisar "geometrificar o vivido". Seu discípulo Martim Heidegger deu seguimento ao seu método e avançou em outras direções, propondo uma fenomenologia hermenêutica que trouxe de volta problemas filosóficos já tidos como superados, mas que eram possíveis de serem reconfigurados no século XX, como a questão do Ser e da Ontologia. Heidegger também inspirou práticas psicológicas tornando-se uma importante referência para a Psiquiatria e a Psicopatologia desde as décadas de 1940 e 1950 até a contemporaneidade. Esse movimento iniciado principalmente por Medard Boss e Ludwig Binswanger, contou com dissidentes da psicanálise freudiana que requisitaram uma concepção mais ampla do humano, encontrando-a em Heidegger. Fato é que o controverso filósofo alemão encarou problemas difíceis de grande repercussão para as ciências humanas, incluindo a psicologia.

Heidegger, Husserl, Edith Stein e Jaspers foram todos iniciadores de um movimento que oferecerá uma alternativa às ciências "Psi", fora dos determinismos matemáticos das ciências naturais e do mecanicismo da psicanálise freudiana. No entanto, cabe deixar claro ao leitor que a Fenomenologia-Existencial tem um ponto de partida, mas não de chegada. A diversidade de autores que surge nesse movimento em distintos países reúne ateus, agnósticos, religiosos, socialistas, conservadores e comunistas, entre outras opções disponíveis na conturbada Europa do século XX. Não distinto a isso, os psicólogos e psiquiatras, na relação com esses autores, irão tomar caminhos também distintos a depender de sua região de origem, da apropriação que fazem de um ou outro autor e do quanto essa filosofia poderia impactar na sua prática.

Podemos dizer que a fenomenologia teve e tem ainda hoje um ponto de partida: a valorização da experiência humana imediata, livre de pressupostos e preconceitos. Aquilo que Husserl denomina por *epoché*, foi cumprido de diferentes formas: no ser-aí, de Heidegger; na proposta de liberdade, em Sartre e Beauvoir; na concepção de vida em Michel Henry. São esses pontos de partida diferentes, mas anteriores ao mundo objetivo, matematizado e racionalizado pelo positivismo e ciência moderna. A busca de um lugar anterior em que a experiência humana fosse sublinhada é o aspecto comum, os pontos de chegada são vários.

Este livro apresenta esses distintos, mas semelhantes pontos de partida, não garantindo, no entanto, os mesmos pontos de chegada. Há aqui autores com diferentes linguagens, pois se inspiram em leituras de filósofos diversos e com compreensões muitas vezes divergentes. O livro se divide em duas partes, a primeira nos oferece diversos fundamentos trazendo as contribuições filosóficas destes autores, seus pontos de partida, e a segunda, apresenta algumas perspectivas em campos da psicologia, os pontos de chegada. É de se esperar que no século XXI os fundamentos da Fenomenologia e dos Existencialismos sofressem revisões importantes, como a que ocorreu na perspectiva decolonial, que trouxe para o debate temas como o racismo, o sexismo, os epistemicídios, entre outros. Nesse sentido, este livro contempla essa revisão, atualizando, de certa forma, o pensamento fenomenológico e existencial para o debate com esses temas. Outros autores, não tão contemporâneos, mas clássicos em seus temas de interesse que foram, por diversas razões que não cabe aqui enumerar, ocultados pelo campo da Psicologia, como é o caso de Simone de Beauvoir e Frantz Fanon, são representados nesta obra.

Para abrir o livro numa perspectiva histórica, temos a contribuição de Porta e Soares que apresentam, a partir do olhar da filosofia, uma introdução ao pensamento fenomenológico desde suas origens até seu desenvolvimento posterior, de forma a situar o leitor nas questões epistemológicas que envolvem o surgimento deste pensamento e sua relação com a psicologia. A apresentação destes aspectos aos estudantes iniciantes na fenomenologia não é tarefa fácil, dado que há um emaranhado de conceitos e questões enredadas em outras que pressupõem conhecimentos prévios com os quais nem sempre se tem familiaridade. Entretanto, este texto nos evidencia de modo primoroso, que é possível se aproximar deste olhar e nos presenteia com esta habilidade rara de tornar didático e acessível o rigor da filosofia.

A filosofia sartreana é um fundamento comum a duas autoras que apontam suas potencialidades para nos apresentar uma psicologia fenomenológica-existencial desde sempre engajada. Daniela Ribeiro Schneider demonstra de que forma a Filosofia existencialista de Jean Paul-Sartre corrobora com uma compreensão do humano que subsidia uma *práxis* clínica e social tendo a liberdade como princípio ético e libertador. Na mesma esteira sartreana, Sylvia nos oferece um bom exemplo de que forma a dinâmica dos grupos podem ser entendidas de acordo com essa perspectiva. Influenciado pelo pensamento marxista, o filósofo francês oferece uma visão de grupo, articulado às instituições e aos movimentos sociais como um todo, capaz de promover uma *práxis* libertária, centrada na ação libertadora contra as práticas inertes das instituições sociais.

Outros autores nos trazem referências pouco estudadas pelo público brasileiro e de caráter crítico ao eurocentrismo predominante em nossos estudos. Como é o caso dos textos de Gustavo Alvarenga Oliveira Santos e Nilson Lucas Dias Gabriel. Fanon é apresentado por Nilson Lucas Dias Gabriel como um representante das potencialidades teóricas e metodológicas de um autor que viveu "na pele" os efeitos da colonização das Américas e da África. A proposta do autor de

Os condenados da terra, livro prefaciado por Jean Paul Sartre, reivindica um lugar específico para a "subjetividade" preta, colonizada, não tratada pelas psicologias e filosofias da Europa continental. Sua obra dialoga com os mais variados paradigmas do século XX, como a psicanálise, o marxismo e a fenomenologia, sem deixar se absorver por nenhum deles. Ainda na perspectiva crítica decolonial, Gustavo Alvarenga Oliveira Santos apresenta em seu texto diversos autores pouco divulgados no Brasil que, com sua crítica à fenomenologia europeia, reivindicam um lugar próprio ao modo de ser-no-mundo latino-americano. O autor reclama a revisão dos fundamentos da terapia existencial que deve, segundo ele, adotar uma perspectiva ética para além da herdada pelas filosofias europeias, tornando-se, portanto, uma terapia existencial da libertação.

Alguns autores se preocuparam em definir seus campos de atuação inspirados nos pressupostos filosóficos da fenomenologia e do existencialismo como é o caso de Yaqui, no campo da terapia, de Szymanski no campo da pesquisa qualitativa e Cardinalli para a psicologia em geral. O texto de Yaqui nos convida a uma reflexão sobre a especificidade da terapia existencial; o autor defende em seu texto, valendo-se das acepções de Foucault, que o termo terapia é o mais adequado rechaçando o conceito de clínica, com todo o peso ortopédico que ele carrega, herdado do modelo médico. Já o texto de Szymanski trata da pesquisa fenomenológica, seu foco, e suas possibilidades de aplicação, ressaltando como ela contribui para o desvelamento dos significados implícitos na vivência dos participantes, indo além das categorias pré-definidas pelas pesquisas qualitativas clássicas. O texto de Ida Elizabeth Cardinalli demonstra como o pensamento de Heidegger contribui para a elaboração da psicologia fenomenológica-existencial, ou hermenêutica, como a denomina, que inspira um modelo terapêutico que não se alicerça nos pressupostos metafísicos implícitos nas psicologias tradicionais. A autora aponta caminhos para essa construção que se iniciou na obra de Medard Boss e Ludwig Binswanger. Sua aposta é que, nessa perspectiva, o terapeuta deva se portar como alguém que se recolhe e que ao mesmo tempo permita que o outro possa desvelar seu próprio caminho, consciente de sua liberdade e restrições.

Duas importantes autoras foram trazidas para essa obra: Simone de Beauvoir e Hannah Arendt, destacando a atualidade e importância de suas obras para a psicologia em suas contribuições e reflexões sobre a condição humana que, infelizmente, ainda permanecem pouco divulgadas, embora seja cada vez mais crescente o interesse e reconhecimento de suas ideias. Em Arendt, a partir do olhar de Critelli, nos debruçamos a pensar a condição humana a partir da relação entre pensamento e ação. Para a autora, a noção de sentido atribuída às nossas ações, e revelada em nossa história e na narrativa particular que cada um pode construir sobre si mesmo, constitui uma coautoria da nossa condição humana sempre plural. Já Freitas nos apresenta como Beauvoir questionou a naturalização da condição feminina e propôs de modo inédito na fenomenologia e no existencialismo, olhar o corpo da mulher situado às condições estruturais de opressão da cultura machista e sexista, assumindo uma postura ética e política para a condição humana. Consequentemente, a liberdade existencial passa a ser reconhecida pela "situação corporal", no desafio da ambiguidade da existência e no engajamento necessário que só se efetiva na liberdade de "outr(o)(a)(e)(s)".

Em campos já consolidados tradicionalmente pela fenomenologia na psicologia, temos as contribuições de Henriette Tognetti Penha Morato, que situa histórica e epistemologicamente a prática do plantão psicológico, narrando seu surgimento comprometido desde sempre com o sofrimento existencial e com as condições sociais das comunidades que os demandam. Todavia, faz uma análise crítica desta prática que "virou moda nas instituições e clínicas-escolas", transformando-o em "técnica", visando recuperar o verdadeiro sentido desta prática como *tékhne*, isto é, ação cartográfica de atenção e cuidado socialmente engendrada. Denuncia, portanto, que não existe plantão sem articulação, rede de apoio, além de ontologicamente comprometido com a condição de "caminhantes".

Temos também como crítica às áreas já consolidadas, as proposições de Fabíola Freire Saraiva de Melo no campo da Educação que apresenta novas práticas influenciadas por uma concepção de educação pautada neste referencial e que inspiram ações efetivamente transformadoras no cotidiano escolar. A autora relata exemplos de ações que cria e que inauguram espaços criativos e inéditos nesse contexto, realizando uma psicologia comprometida com a transformação do mundo.

Esperamos que esta obra possa cumprir seu objetivo maior, qual seja, a de contribuir com uma introdução justa e equilibrada desse campo epistemológico da Psicologia demonstrando seus diversos fundamentos e possibilidades de aplicação. Cientes dos desafios que os tempos atuais nos impõem, entendemos que este livro não se conclui nele mesmo, como nos afirmou Morato em relação ao plantão psicológico, somos caminhantes e nossos pontos de chegada, de fato, são pontos de parada que permitem abrir questões, fomentando uma visão crítica e engajada ao futuro profissional da psicologia que ousa trabalhar com uma realidade cada vez mais desigual e injusta.

Além disso, julgamos muito importante que a psicologia fenomenológica e/ou existencial, ao valorizar a experiência e o vivido imediato humano, possa contribuir com as mudanças sociais e culturais necessárias para a construção de uma sociedade mais justa e igualitária, sobretudo no contexto brasileiro e latino-americano onde nossa prática se insere. Esperamos que esse diálogo inicial repercuta e floresça em outros âmbitos que, por ora, ainda não conseguimos apresentar neste livro e nem por isso deixam de existir ou de ser construídos. Posteriormente, desejamos em outras obras ainda poder trazer as repercussões deste modo de pensar para outras práticas, como por exemplo, aquelas inspiradas pela fenomenologia e comprometidas com a redução de danos aos usuários de drogas, às lutas dos movimentos antimanicomiais, ou ao combate das desigualdades estruturais de gênero, raça e classe que propõem uma "nova" clínica política de cuidados. Às leitoras e leitores desejamos uma leitura que ressoe no vivido e nas práticas de cada um(a).

SEÇÃO I

Fundamentos teóricos e epistemológicos da psicologia fenomenológica e existencial

CAPÍTULO 1

Introdução à fenomenologia

Brenda Soares
Mario Porta

INTRODUÇÃO

O texto que aqui se apresenta tem como objetivo proporcionar ao estudante de psicologia uma introdução histórico-evolutiva ao pensamento fenomenológico, de modo tal que ele possa identificar as origens remotas e próximas do movimento, seu processo de formação e suas principais linhas de desenvolvimento.

Com tal intuito, o texto será dividido em seis partes:

1. O processo de constituição da psicologia como disciplina específica.
2. A "psicologia pura" de Beneke.
3. A "psicologia descritiva" de Dilthey e Brentano.
4. A fundação e o desenvolvimento da fenomenologia em Husserl.
5. A transformação da fenomenologia em fenomenologia hermenêutica em Heidegger e os ulteriores desenvolvimentos em Merleau-Ponty.
6. E, finalmente, o surgimento recente da "fenomenologia naturalizada".

Para um estudante de psicologia é fundamental não perder de vista que o fato de considerarmos o desenvolvimento da fenomenologia em estreita relação com o desenvolvimento da psicologia não significa que a fenomenologia se restrinja à psicologia ou seja uma forma de psicologia.

Tanto a ideia de uma psicologia pura em Beneke quanto a de uma psicologia descritiva em Brentano surgem originariamente não para tornar a psicologia independente da filosofia, mas para estabelecer um método particular da filosofia. Esse fato se mantém plenamente vigente quando chegamos a Husserl, no qual o método fenomenológico é pensado tanto por contraposição ao método especulativo do idealismo alemão e ao método transcendental neokantiano quanto por contraposição ao método psicológico (seja em sua variante "pura", seja em sua variante "descritiva"). O interesse inicial de Husserl não diz respeito a questões psicológicas, mas a questões epistemológicas essencialmente vinculadas à filosofia da matemática. Esse interesse não desaparecerá em toda a obra posterior. Tudo isso, no entanto, não implica não reconhecer que a fenomenologia tem feito aportes decisivos no campo da psicologia.

OS PRINCIPAIS MOMENTOS DO PROCESSO DE FORMAÇÃO DA PSICOLOGIA COMO DISCIPLINA ESPECÍFICA

As origens da psicologia remontam à obra de Aristóteles e, em particular, ao seu tratado *De anima*, que oferece o primeiro estudo sistemático do tema anunciado em seu título. Aristóteles considera a alma o princípio que define todos os seres vivos, e distingue no homem três tipos de alma: a vegetativa, a animal e a propriamente racional (*Nous*). A primeira é compartilhada com todos os seres vivos e a segunda é compartilhada por todos os animais, sendo unicamente a terceira própria ou específica do ser humano.

Com Descartes, assistiremos à negação da teoria tripartite aristotélica da alma, com a qual se estabelece um corte absoluto entre o homem e os animais, que passam a ser considerados meras máquinas. Além disso, Descartes também defende a decisiva tese de que alma e corpo são substâncias diferentes e que, enquanto a essência do corpo é a extensão, a essência da alma é o pensar, o *cogito*.

O traçado dessa nova distinção nos coloca um problema que se perpetuaria durante séculos: o dualismo entre alma e corpo.

Se o que pensa não é extenso e o que é extenso não pensa, como é possível que essas duas substâncias se relacionem, isto é, como é possível que a alma atue sobre o corpo e o corpo sobre a alma? Correlata à distinção entre alma e corpo é a distinção entre a experiência interna e a externa, tendo a primeira caráter originário, e a segunda, derivado. A alma teria um conhecimento direto e imediato de si mesma, mas só indireto e mediato do mundo externo. Como veremos, essa distinção será essencial na psicologia posterior, primariamente, para delimitar a psicologia da ciência natural.*

* Que toda experiência é interna ou externa é um ponto de partida que está longe de ser óbvio e que será negado expressamente pelo chamado monismo neutral (*Mach*), para o qual a experiência elementar não é nem psíquica nem física, mas neutra com respeito a essa distinção.

Sobre a base do horizonte colocado por Descartes, Wolff dará um passo decisivo. Wolff, como era usual até o final do século XIX, considera a filosofia a totalidade do saber e distingue, dentro dela, a metafísica geral, que é identificada com a ontologia, e a metafísica especial, que por sua vez se subdivide em teologia racional, psicologia racional e cosmologia racional. Cada uma dessas disciplinas tem um objeto específico (Deus, Alma, Mundo), com respeito ao qual elas devem provar racionalmente, ou seja, *a priori*, determinadas verdades específicas, tais como que existe um Deus, que o homem possui uma alma imaterial e imortal etc. Ante a psicologia racional, Wolff situa uma psicologia empírica, que terá por objetivo estabelecer aqueles conhecimentos sobre a alma que possam ser fundados no *a priori*, mas por meio da experiência.

Kant, tomando como ponto de partida o *Faktum* da mecânica newtoniana, assume a independência da ciência em relação à filosofia e nega a possibilidade da metafísica enquanto ciência, ou seja, a possibilidade de um saber não empírico de existências. Desse modo, a filosofia é reduzida a uma reflexão sobre as condições de possibilidade da ciência e os limites do conhecimento humano. Duas consequências decisivas desse desenvolvimento são o fato de que Kant nega a possibilidade de uma psicologia racional no sentido wolffiano, e, além disso, a possibilidade de uma psicologia empírica como ciência. O motivo para esta última negação é que, se a aplicabilidade das matemáticas e a execução de experimentos são duas condições necessárias da ciência, a psicologia empírica não cumpre nenhuma das duas.

A negação kantiana da possibilidade de uma psicologia como ciência está na base de todo o desenvolvimento posterior, que obrigatoriamente terá de se posicionar a respeito da colocação kantiana. O primeiro grande passo dissidente será dado por Herbart, que, contra Kant, propõe fundar a psicologia como ciência nas matemáticas (evidenciando para isso como a psicologia poderia lidar com magnitudes) e na metafísica (a qual atribui o papel de uma clarificação dos conceitos básicos da psicologia tal como o conceito de alma).

Em que pese sua crítica a Kant na questão da psicologia, Herbart compartilha com ele um pressuposto fundamental: a mecânica newtoniana é o modelo de ciência, e toda ciência que se possa considerar como tal deve medir-se em face desse modelo.

BENEKE E A IDEIA DE UMA PSICOLOGIA "PURA"

O mesmo pressuposto fundamental de Kant e Herbart será compartilhado por Beneke. Se o âmbito total da experiência se subdivide em duas esferas radicalmente diferentes, a experiência interna e a externa, ou seja, a experiência à qual temos acesso pela introspecção e a experiência à qual temos acesso pelos órgãos sensoriais, é possível aplicar a ambas o mesmo método que tanto êxito tem evidenciado na ciência da natureza (*Naturwissenschaft*), isto é, o método hipotético-dedutivo. Sobre a base desse pressuposto, Beneke propõe a ideia de uma psicologia como ciência natural. Porém, essa psicologia precisará também ser "pura", isto é, basear-se unicamente nos dados da experiência interna acessados introspectivamente, sem apelar em nada a dados da experiência externa, como os proporcionados pela fisiologia, muito menos podendo ser reduzida a essa ciência ou a considerações supraempíricas, isto é, à metafísica.

Se a psicologia de Beneke, baseada unicamente no proceder introspectivo e limitada aos dados da experiência interna, é "pura", ela, não obstante, e por pressupor a absoluta legitimidade de certa interpretação do método da ciência da natureza, que o conduz em última instância a considerar que toda ciência, enquanto explicativa, é necessariamente genética, faz variados usos da postulação de entidades não diretamente observáveis, por exemplo, o inconsciente. Por essa razão, a psicologia de Beneke, ainda que seja totalmente "pura" (sem metafísica nem fisiologia), não é propriamente "descritiva". Dilthey e Brentano darão um passo decisivo em tal direção.

DILTHEY, BRENTANO E A IDEIA DE UMA PSICOLOGIA "DESCRITIVA"

Tanto Dilthey quanto Brentano partem da negação do pressuposto indiscutido de Kant a Beneke, ou seja, de que, se psicologia é ciência, necessariamente é ciência da natureza.

> Se a psicologia, enquanto ciência natural, assumia em Beneke um caráter essencialmente genético, procurando uma redução de todo fenômeno a leis causais, Dilthey e Brentano introduzem a ideia de uma psicologia cujo objetivo não é o estabelecimento de leis causais, mas propriamente estruturais. Sobre essa base comum, contudo, existem importantes diferenças entre ambos.

Dilthey tem por objetivo principal questionar o modelo monista de ciência, propondo em seu lugar um pluralismo epistemológico, segundo o qual existem dois tipos de ciências essencialmente diferentes, as ciências da natureza (*Naturwissenschaften*), cujo objetivo é explicar, ou seja, estabelecer leis (genético-causais), e as ciências do espírito[†] (*Geisteswissenschaften*), como a história, cujo objetivo é compreender, ou seja, captar uma significação. A psicologia descritiva tem como objetivo servir de fundamento às ciências do espírito.[‡]

O objetivo de Brentano era estabelecer as bases de uma psicologia como ciência autônoma e empírica, isto é, delimitada tanto em relação à fisiologia quanto à metafisica, e que pudesse inclusive constituir a antessala necessária de uma psicofisiologia. Nesse contexto, uma ciência autônoma só será viável se for possível determinar para ela tanto um objeto quanto um método específico. Toda ciência empírica só pode ter como objeto aquilo que se apresenta na experiência, ou seja, o fenômeno. Portanto, se é possível uma psicologia como ciência empírica autônoma, diferente da ciência da natureza, isso só ocorre porque há dois tipos de fenômenos, a saber, fenômenos físicos e fenômenos psíquicos.

Observe-se, pois isso é decisivo, que a distinção entre físico e psíquico é em Brentano uma distinção entre fenômenos, isto é, entre modos nos quais a realidade aparece, e não uma distinção entre substâncias, como era em Descartes.

Para distinguir entre fenômenos psíquicos e físicos e, em consequência, para estabelecer o objeto da psicologia, Brentano introduz o decisivo conceito de "intencionalidade".[§] Todo fenômeno psíquico, nos diz Brentano, caracteriza-se por possuir em si algo como objeto, sendo que, pelo contrário, todo fenômeno físico carece dessa propriedade. Um exemplo elementar de fenômeno psíquico é o perceber, por exemplo, o ver a cor branca deste papel que tenho na mão; um exemplo elementar de fenômeno físico, pelo contrário, é o branco do papel, ou seja, aquilo que vejo. Assim como na mais elementar percepção, em todo fenômeno psíquico, como o amar, o odiar ou o lembrar, há algo dado como objeto: no amar o amado, no odiar o odiado, no lembrar o lembrado etc.

[†] O conceito de espírito (*Geist*) na Alemanha do século XIX não tem todas as conotações que possui no português atual e deve ser pensado com relação a suas objetivações na cultura como fenômeno essencialmente histórico.

[‡] Com posterioridade, Dilthey insistirá no papel essencial da hermenêutica, entendida como teoria e técnica da interpretação, isto é, da explicitação de sentido. Voltaremos a esse ponto quando considerarmos Heidegger.

[§] É importante observar que Brentano considera o termo consciência um equívoco e que, por tal razão, não define o fenômeno psíquico pela consciência, mas pela intencionalidade. Definir a intencionalidade, como se faz usualmente, dizendo que toda consciência é consciência de..., pode não ser recomendável.

Se todo fenômeno psíquico tem a propriedade imanente e definidora de se dirigir a algo, ele, ao mesmo tempo, dirige-se a si mesmo, isto é, apreende-se a si mesmo. Eu não só não posso perceber, sem perceber algo, como tampouco posso perceber sem saber ao mesmo tempo que estou percebendo.

Ora, a forma de apreender o percebido e a forma de apreender o próprio perceber são diferentes. Enquanto o primeiro é explícito (por exemplo, o branco é o objeto temático de meu ver), o segundo (no caso, o meu saber de meu ver o branco) é não temático.

Ele pode eventualmente ser explicitado, mas não necessariamente o tem de ser. A apreensão que todo fenômeno psíquico possui de si mesmo é chamada por Brentano de percepção interna e, distinguida da observação interna, constituirá a base de um método próprio para o estudo dos fenômenos psíquicos.

Do exposto até agora resulta que o fenômeno psíquico possui uma estrutura, que basicamente consiste em se dirigir explicitamente a um objeto ao mesmo tempo que implicitamente se dirige a si mesmo.

Pois bem, o objetivo da psicologia descritiva será justamente analisar essa estrutura, com respeito à qual a distinção entre intencionalidade e percepção interna é simplesmente o primeiro passo.

Detenhamo-nos na intencionalidade. Fenômeno psíquico e ato são, em Brentano, sinônimos.* Em princípio, a análise da intencionalidade remete a uma simples distinção entre ato e conteúdo ou objeto. A evolução posterior de Brentano e sua escola refinará essa análise. Um primeiro passo decisivo em tal direção será dado por Twardowski, que observará que Brentano usa indistintamente a noção de objeto e de conteúdo do ato, e exigirá uma explícita distinção entre ambos. Em consequência, em todo fenômeno psíquico devemos distinguir três, e não meramente dois elementos, a saber, o ato, o conteúdo e o objeto. Nesse contexto, o conteúdo é o meio pelo qual o ato se dirige ao objeto, e, sendo assim, o conteúdo é imanente ao ato e o objeto é transcendente. Como consequência, duas vivências intencionais podem se referir ao mesmo objeto por meio de conteúdos diferentes.**

---

* Ato no sentido de atualidade e não de ação.

** Por exemplo, posso pensar em Napoleão como o vencedor de Jena ou o perdedor de Waterloo.

Ainda que todo fenômeno psíquico contenha em si algo como objeto, não o faz da mesma maneira, isto é, o modo como o ato se dirige a seu objeto pode variar. Existem três classes de fenômenos psíquicos, dos quais o básico ou fundamental é o representar, pois está na base dos outros dois. Em toda vivência intencional enquanto há um ato e um conteúdo, há um representar e um representado. Sobre a base da representação de um objeto, posso ulteriormente afirmar ou negar sua existência, isto é, efetuar um juízo, e sobre a base dessa afirmação de existência eu posso ulteriormente me posicionar de diferentes formas diante dele, amando-o ou odiando-o, querendo-o ou não o querendo.

Brentano firma-se aqui como ponto de referência da psicologia. A grande novidade brentaniana é que a noção de psíquico já não se define pelo modo de acesso, mas por uma qualidade intrínseca, a intencionalidade.

Justamente tendo em vista que o psíquico se fixa pela intencionalidade, os métodos próprios da ciência natural, bem como seus objetivos específicos, já não são adequados para tratar esse fenômeno. A partir de Brentano, o fenômeno da intencionalidade abre um campo de descrição que vai se complicando gradativamente. Twardowski é tão só o primeiro passo. Mas, se a análise vai ganhar graus de dificuldade, também vai se tornar mais complexa a reflexão sobre ela, isto é, a clara determinação do que propriamente estamos fazendo ao fazer psicologia descritiva.

HUSSERL E A FUNDAÇÃO DA FENOMENOLOGIA

Das matemáticas à fenomenologia

Observa-se no início deste capítulo que a fenomenologia surge como um método para resolver problemas essencialmente filosóficos. Husserl começa sua carreira acadêmica nas matemáticas, tendo sido assistente de um dos matemáticos mais importantes da sua época, Karl Weierstrass. O chamado processo de aritmetização da análise levou a fundar as matemáticas na noção de número natural e, desse modo, colocou com urgência a questão de uma clarificação dessa noção. Husserl vê na psicologia descritiva de Brentano um caminho para tal clarificação e desenvolve esse projeto em sua primeira obra, *A filosofia da aritmética*. Essa obra, porém, sofrerá uma duríssima crítica da parte de outro matemático voltado ao mesmo problema, Gottlob Frege. O ponto central de Frege é que números são objetos abstratos ou ideais, não entidades psíquicas, portanto sua fundamentação não pode ser efetuada pela psicologia, mas pela lógica. Husserl reconhecerá a justeza da crítica de Frege e de sua tese de que números são objetos abstratos, porém perceberá que é inútil se limitar a postular a existência de tais objetos, se não se torna compreensível como um sujeito psicológico real é capaz de captar tais idealidades. Para tal fim, pensa Husserl, a psicologia descritiva brentaniana continua oferecendo uma ferramenta nada desprezível. A realização de tal programa ficará plasmada em *Investigações lógicas* (1900), obra considerada fundacional da fenomenologia.

A fenomenologia das *Investigações lógicas*

As *Investigações lógicas* se dividem em duas partes, nas quais se coloca primeiramente o problema e logo se mostra a solução. Na primeira parte, os *Prolegômenos*, Husserl acolhe e faz sua a crítica que Frege lhe dirigira anteriormente, e efetua a refutação sistemática do "psicologismo", isto é, da redução de objetos abstratos ou idealidades a entidades psicológicas e, em geral, da lógica à psicologia, propondo a ideia de uma "lógica pura", livre de psicologia, e entendida como teoria da ciência.

Na segunda parte, Husserl estabelece, mediante análise fenomenológica, as bases de uma concepção de subjetividade que oferece um fundamento adequado ao pretendido acesso a objetos abstratos ou idealidades.

A análise fenomenológica da subjetividade husserliana vai consistir de fato em uma interminável série de distinções, com respeito às quais o leitor iniciante dificilmente consegue não se perder em detalhes e manter a visão de conjunto. Por tal razão, convém chamar a atenção para o fato de que a análise husserliana se movimenta em três níveis, nos quais basicamente o terceiro depende do segundo e este do primeiro, mas que também apresentam inter-relações complexas entre si.

A. Em primeiro lugar, Husserl efetua uma análise da estrutura da intencionalidade, a qual é notadamente mais complexa e refinada do que aquelas oferecidas até o momento na escola de Brentano e que tem sempre referência crítica a posicionamentos anteriores dessa escola.
B. Em segundo lugar, Husserl opera várias classificações das vivências intencionais em tipos básicos. Essas classificações se fundam na análise da estrutura da vivência intencional, mas ao mesmo tempo a refinam. Te-

mos empregado a expressão "tipos básicos" para distinguir essas classificações husserlianas do simples estabelecimento de grupos de vivências intencionais operados na linguagem comum, tais como lembrar, imaginar etc. Cada uma das distinções classificatórias husserlianas é mais geral e abstrata e contém como casos particulares esses grupos.

C. Sobre a base anterior, Husserl analisa as relações possíveis entre os diversos tipos de vivências intencionais, para os quais, também, termina muitas vezes refinando a análise inicial.

A estrutura da vivência intencional

Em todo ato podem se distinguir quatro elementos: objetualidade, matéria, qualidade e conteúdo representacional.

A. **Objetualidade:** existem atos cujos objetos existem e outros cujos objetos não existem. Entretanto, exista ou não o objeto do ato, todo ato enquanto tal se dirige a um objeto, sendo essa uma propriedade inerente ao ato. Napoleão e Zeus podem ser objetos de atos (por exemplo, posso imaginar ambos), e, ainda que o primeiro tenha existido e o segundo não, em ambos os casos é uma qualidade intrínseca do ato a referência a eles.
B. **Matéria:** não existe um ato que se dirige diretamente ao objeto, mas essa direção é sempre mediada por certo conteúdo peculiar.[††] A matéria é aquele momento que determina tanto que o ato se dirija ao objeto quanto a que objeto o ato se dirige. Posso me referir a Napoleão de diferentes formas, por exemplo, como o vencedor da batalha de Jena ou como o perdedor de Waterloo.
C. **Qualidade:** se não existe um ato sem matéria, tampouco existe um ato sem qualidade. Não há ato que se dirija neutralmente ao objeto. Sempre que uma vivência intencional se dirige, por exemplo, a Napoleão, o faz de forma determinada: penso em Napoleão, imagino Napoleão, admiro Napoleão etc.
D. **Conteúdo representacional:** todo ato contém um elemento de natureza sensível, uma sensação. Não existem atos puramente intelectuais que, em última instância, não suponham um embasamento sensível. Posso imaginar Napoleão como um senhor baixinho com a mão por baixo do paletó, como um general em seu cavalo no meio da batalha etc.

[††] Diferente de Twardowski, Husserl distingue entre conteúdo real e ideal, chamando ao primeiro conteúdo representacional e à instanciação do segundo em um sujeito psicológico, matéria.

Entre esses quatro elementos existe uma série de relações estruturais, que permite estabelecer as chamadas "leis eidéticas" ou de essência.

Essas leis são estabelecidas por um procedimento sistemático chamado variação eidética, no qual, ao mesmo tempo que certo elemento ou elementos são tomados como ponto de partida e permanecem fixos, outros são idealmente modificados, observando-se o resultado. Exemplos de tais leis eidéticas: atos com diferentes matérias podem possuir a mesma objetualidade; matéria e qualidade podem variar independentemente uma de outra etc.

Diferentes tipos de vivências intencionais

Ao contrário de Brentano, Husserl não identifica a esfera do psíquico com a esfera da intencionalidade, mas distingue dois tipos de fenômenos psíquicos ou vivências, intencionais e não intencionais, e admite a possibilidade de que estas últimas sejam parte das primeiras. Tal é o caso do conteúdo representacional. A mera sensação, por exemplo, a mera sensação de vermelho, não é uma vivência intencional, mas pode ser parte de uma vivência intencional, por exemplo, da vivência intencional de perceber uma bola vermelha.

Dentre as vivências intencionais, Husserl distingue dois tipos, as objetivantes e não objetivantes. O primeiro tipo compreende aquelas vivências que englobaríamos na categoria de intelectuais ou cognitivas. O segundo tipo envolve vivências que chamaríamos de afetivas ou volitivas.

Dado o objetivo das *Investigações lógicas*, estabelecer uma base fenomenológica para a solução de problemas epistemológicos, fica óbvio que a análise de Husserl se concentrará nas vivências objetivantes.

Vivências não objetivantes possuem por si mesmas unicamente uma qualidade, mas tomam emprestado de uma vivência objetivante sua matéria e conteúdo representacional, ou seja, constroem-se sobre a base de vivências objetivantes e contêm estas como sua parte.

Dentro desses dois tipos de vivências, por sua vez, poderemos estabelecer ulteriores classificações sobre a base das distinções possíveis dentro de cada um dos elementos da vivência, a saber, qualidade, matéria e conteúdo representacional. Porém, como uma vivência não objetivante só possui como própria de si mesma a qualidade, elas apenas podem ser classificadas por distinções na qualidade do ato, a qual obviamente também será possível para vivências objetivantes. Em contrapartida, todas as outras classificações, fundadas em distinções ulteriores de matéria ou conteúdo representacional, valerão tão só para vivências objetivantes.

Pela qualidade, vivências objetivantes podem ser classificadas em ponentes e não ponentes (ou o ato visa a sua objetualidade como existente ou não), pela matéria, em nominais e proposicionais, e as primeiras em simples (singulares e gerais) e compostas.

Particular importância revestirá em Husserl distinções que podemos efetuar entre vivências objetivantes de acordo com a maneira como funciona nelas o que temos chamado, em princípio e de modo extremamente indiferenciado, o conteúdo representacional, ou, mais concretamente, o modo como o conteúdo representacional se vincula à objetualidade. É o conteúdo representacional meramente um meio de referência ao objeto ou possui uma relação intrínseca com o objeto, de modo tal que contribui decisivamente ao constituir?

Essa diferença leva Husserl a distinguir dois tipos de atos objetivantes pelo conteúdo representacional, os signitivos e os intuitivos. Quando leio uma frase, por exemplo, "Napoleão é baixinho", e entendo seu significado, capto certo dado sensível, o signo, e a partir dele me dirijo, pela captação de seu significado, a certo objeto. O objeto desse ato, o ser baixinho de Napoleão, é intencionado pelo ato, mas não é dado no ato. Pelo contrário, quando imagino ou quando percebo o Napoleão baixinho, o objeto do ato é dado intuitivamente, seja no primeiro caso por meio de sua imagem, seja no segundo "em pessoa". Ora, tanto para poder imaginar quanto para poder perceber o Napoleão baixinho, certos dados sensoriais estão em jogo, mas certamente de outra forma que quando percebo o signo "Napoleão é baixinho". No caso de atos intuitivos, o conteúdo representacional é a base de uma caraterística peculiar desses atos: sua "plenitude" (*Fülle*).

Começamos estabelecendo um esquema pretensamente universal e válido para a estrutura de qualquer vivência intencional. Agora vemos que, segundo o caso, há importantes diferenças na própria estrutura da vivência intencional, desempenhando o conteúdo representacional um papel essencialmente diferente em atos signitivos e em atos intuitivos.

É por essa razão que, em uma importante passagem, Husserl altera ligeiramente a primeira análise da estrutura intencional e nos diz que no ato se deve diferenciar entre objetualidade, qualidade e representação ou apreensão (*Auffassung*). Por sua vez, a apreensão se compõe de matéria da apreensão, conteúdo da apreensão e forma da apreensão (signitiva ou intuitiva).

Obviamente, enquanto os dois primeiros momentos da apreensão correspondem respectivamente à matéria e ao conteúdo representacional da primeira análise, o terceiro introduz uma novidade. É para dar conta dessas situações que Husserl distingue entre a essência intencional (essência de todo ato enquanto tal), a essência significativa e a essência epistemológica do ato.

Relações entre tipos de atos

Se, por um lado, as *Investigações lógicas* proporcionam um conjunto enorme de distinções que, como vimos, não são desconexas, mas se articulam em um sistema, com base nessas distinções será possível estabelecer diversas relações e tipos de relações entre atos e tipos de atos. Podemos distinguir relações entre atos puramente estáticas ou comparativas, e relações dinâmicas, tal que um tipo de ato dá lugar a outro. Vamos considerar aqui três delas, a saber, fundação, preenchimento e modificação.

A relação existente entre atos objetivantes e não objetivantes é uma relação de fundação: atos não objetivantes se fundam em atos objetivantes.

Agora bem, a análise das relações de fundação é extremamente mais complexa, pois podemos distinguir a relação de fundação entre atos como um todo, ou entre momentos de atos, isto é, podemos analisar em detalhe casos de fundação da qualidade de um ato na matéria de outro, da matéria de um ato, na matéria de outro etc. Por exemplo, um ato proposicional pode fundar sua matéria na matéria de atos nominais etc.

Atos não meramente se dirigem a certos objetos, mas às vezes por sua própria natureza possuem uma relação intrínseca a outros atos, relação esta que, para diferenciar da intencionalidade, Husserl chama de "intenção". Assim, todo ato puramente signitivo aponta a um ato intuitivo correspondente, no qual encontra seu preenchimento, e que pode possuir diferentes graus. O preenchimento (*Erfüllung*) pode possuir diversos graus de plenitude (*Fülle*).

Um ato pode surgir de outro ato, não meramente na medida em que algo se agrega, mas também na medida em que algo se subtrai. O caráter ponente é um caráter originário do ato, e, por essa razão, atos não ponentes são derivados e surgem por neutralização de atos ponentes. A afirmação "Napoleão morreu em Santa Helena" se transforma em mera frase se subtraímos dela seu caráter assertivo. A neutralização é um tipo de modificação.

A intuição categorial

A complexa análise fenomenológica anterior encontra seu coroamento na noção de verdade como consciência da identidade do intencionado e intuído e de intuição categorial, que, como sabemos, é propriamente a resposta última que Husserl proporciona à pergunta que tem orientado toda a análise: como é possível apreender entidades ideais e objetos abstratos, por exemplo, números? Existem não meramente intuições de objetos sensíveis, mas também intuições de objetos abstratos, isto é, atos nos quais o meramente intencionado encontra sua realização no preenchimento intuitivo. Tal é o caso das chamadas intuições categoriais, isto é, atos que se fundam em intuições sensíveis e seus objetos correspondentes, mas que têm um objeto próprio de natureza não sensível que preenche sua intenção.

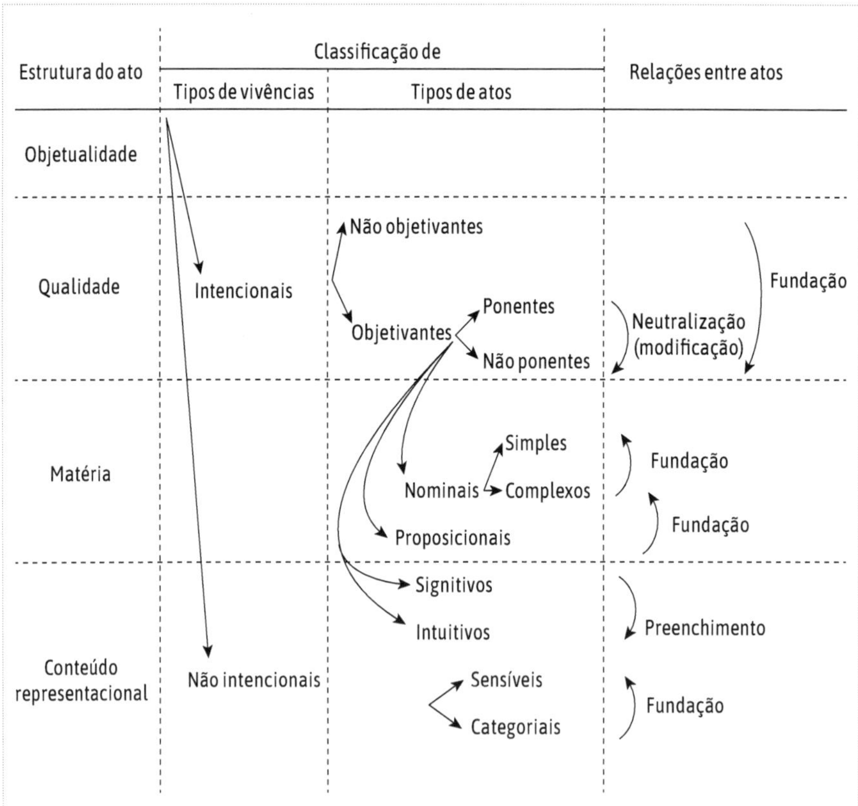

Figura 1 Atos: estrutura, classificação e relações

A evolução de Husserl posterior às *Investigações lógicas*

Não obstante sua decisiva importância como obra fundacional da fenomenologia, as *Investigações lógicas* são só o começo de uma longa evolução não carente de dramáticas reviravoltas. Essa evolução pode ser seguida em torno de dois eixos, um referente ao âmbito de aplicação do método fenomenológico, e outro referente à própria autocompreensão que a fenomenologia husserliana tem de si mesma.

A ampliação temática

As obras posteriores de Husserl vão ampliando o âmbito temático da descrição fenomenológica, incluindo, por um lado, a consideração de fenômenos intencionais singulares, como a imaginação, o espaço, o corpo; por outro, a consideração de novas esferas e modos de experiência.

Se a fenomenologia surge a serviço de uma epistemologia das ciências formais, e por sua própria natureza se estende já em *Investigações lógicas* a uma teoria da ciência em geral, ela rapidamente se estenderá à totalidade das esferas da experiência humana, incluídas as não científicas até, finalmente, terminar perguntando-se, em *A crise da ciência europeia*, pela relação entre ambas.

O desenvolvimento efetivo da ciência caminha desde o século XIX, tanto nas matemáticas como na física, no sentido de um afastamento paulatino da intuição sensível, daquilo propriamente imaginável, e, com ela, da visão cotidiana do mundo. Visto que a ciência opera esse afastamento, por um lado, o mundo cotidiano aparece cada vez mais como uma esfera específica de experiência; por outro, a ciência se torna mais e mais incompreensível para o homem que vive neste mundo. De encontro a esse desenvolvimento da ciência, a fenomenologia responde a uma necessidade de intuitividade, de ver direto. Isso acontece desde a primeira à última obra de Husserl. Se em *Investigações lógicas* se tratava de uma fundamentação fenomenológica das matemáticas que, em última instância, estabelecesse sua base na intuição categorial, em *Crise* o mesmo interesse básico vai colocar como tarefa re-vincular a ciência ao mundo da vida cotidiana e evidenciar seu fundamento nele.

O aprofundamento da análise

Em sua evolução, a fenomenologia não meramente amplia o âmbito temático de sua descrição, mas o aprofunda, alcançando planos de vivências intencionais cada vez mais primitivos. Esse aprofundamento exigirá novos instrumentos da descrição fenomenológica, obrigando assim a revisar as estruturas básicas de análise aplicadas anteriormente com êxito em outras esferas.

Particular importância em tal sentido merece a descoberta da temporalidade como o fenômeno absolutamente originário, o *Urphänomen*, o último horizonte constitutivo da intencionalidade.[‡‡] O que em *Investigações lógicas* aparece como ponto de partida simplesmente dado, certo elemento sensível pontual e uma subjetividade sintetizadora, vai se revelar como surgindo de processos constitutivos mais elementares. A consideração desses fenômenos vai obrigar Husserl a abandonar sua convicção inicial de que toda vivência intencional se deixa entender pelo esquema apreensão – conteúdo da apreensão. Descobre-se assim o importante campo das "sínteses passivas", nas quais se constituem as primeiras formas de objetivação.

A questão metodológica

O desenvolvimento da fenomenologia husserliana não só se caracteriza por uma ampliação e aprofundamento mas por uma constante reflexão sobre si mesma, sobre seu significado e natureza. Afinal de contas, se a fenomenologia realiza consequentemente sua própria intuição fundamental, o que propriamente ela é ou deve ser?

Se *Investigações lógicas* constitui uma obra fundacional da fenomenologia, e nela Husserl aplica plenamente um novo método, o método fenomenológico, não por isso a consciência reflexiva que Husserl possui sobre sua *práxis* efetiva é totalmente satisfatória. Em *Investigações lógicas*, Husserl distingue já claramente sua fenomenologia de uma psicologia científico-natural, genética e causal, mas, identificando-a com o projeto de seu mestre Brentano, considera-a "psicologia descritiva".

> Contudo, é propriamente a fenomenologia "psicologia"? Como fica essa determinação da fenomenologia como psicologia, ainda que de um tipo especial, com a feroz crítica do psicologismo e sua separação absoluta entre lógica e psicologia?

Poucos anos depois, em 1903, Husserl percebe as equivocidades e a inexatidão da sua primeira determinação, e substitui a determinação da fenomenologia como psicologia descritiva, pela definição como psicologia eidética. Com

‡‡ Seja observado com respeito à relação intencionalidade-tempo, que o tema já tinha começado a ser considerado por Brentano. Mas que, em princípio, as primeiras análises intencionais deixavam totalmente fora de consideração o caráter essencialmente temporal da consciência.

efeito, se a fenomenologia é psicologia, essa psicologia não se ocupa com dados empíricos referentes à psique e não trata de estabelecer relações constantes entre fatos, mas com a estrutura essencial da subjetividade, alcançada em processos não empíricos específicos como a variação eidética e que dão lugar a leis propriamente eidéticas.

Em 1907, porém, Husserl já manifesta clara desconformidade com essa nova determinação, e em 1913 nos dirá explicitamente que a mera oposição entre fato e *eidos* deve ser complementada e radicalizada pela oposição entre empírico e transcendental, mundano e não mundano. Se *Investigações lógicas* superou a naturalização das ideias, não superou a naturalização da consciência. O objeto da fenomenologia não é a subjetividade como elemento da natureza, tampouco a essência desta, que propriamente deve ser tema de uma ontologia regional,[§§] mas a condição de possibilidade última de toda natureza e, em definitivo, de todo fenômeno. Portanto, uma fenomenologia realmente consequente só pode ser fenomenologia transcendental.

A realização de uma fenomenologia transcendental supõe um recurso metódico especial, uma redução, pela qual, mediante a suspensão da tese de existência (*epoché*), algo diferente de toda dúvida cética na existência do mundo, este se torna um puro fenômeno, de modo tal que a fenomenologia pode focalizar em suas condições últimas de possibilidades. A redução abre um campo de experiência, a experiência transcendental, na qual é possível um acesso intuitivo ao processo constitutivo do mundo. Se uma autêntica fenomenologia só pode ser transcendental, uma autêntica filosofia transcendental só pode ser fenomenológica, isto é, em última instância, proceder intuitivamente.

Retrospecto psicologia e filosofia

A luta contra o "psicologismo" e, com ela, a delimitação da fenomenologia diante da psicologia foram uma condição necessária da constituição da fenomenologia. Ora, se Husserl vai adquirindo por meio de toda a sua evolução uma maior e diferenciada clareza da essência da fenomenologia, e se essa clareza gira em torno da relação da fenomenologia com respeito à psicologia, pode-se afirmar que a própria fenomenologia fecunda a psicologia, abrindo novas possibilidades para ela e obrigando a recolocar permanentemente a própria ideia de psicologia. À medida que Husserl entendia a fenomenologia como psicologia descritiva, reduzia a psicologia "científica" a uma psicologia genético-causal, e não podia senão opor uma à outra, distanciando seus métodos e objetivos. Não obstante,

[§§] Husserl distingue entre ontologia formal, que vale para todo tipo de ente, e ontologia regional, que vale para um tipo de ente peculiar que compõe o mundo.

uma vez que Husserl concebe a fenomenologia como psicologia eidética, estabelece uma relação positiva com a psicologia científica, pois clarifica seus conceitos fundamentais. Mas, conforme a fenomenologia, finalmente, determina-se como fenomenologia transcendental, possibilita-se a ideia de uma psicologia pura, a psicologia fenomenológica,[11] isto é, uma psicologia cujo tema é a intencionalidade, porém considerada como atividade de um ser que faz parte da natureza.

Dessa forma, a fenomenologia passa a se dividir em duas, uma que é em sentido pleno psicologia, e outra propriamente transcendental.

Em um processo pouco conhecido que só mencionaremos agora, Husserl termina identificando psicologia fenomenológica e fenomenologia transcendental e, dessa forma, culmina paradoxalmente um desenvolvimento que, por meio de diferentes etapas, sempre esteve preocupado em distinguir psicologia e fenomenologia.

HEIDEGGER: A FENOMENOLOGIA HERMENÊUTICA

O movimento de Husserl para a fenomenologia transcendental sofrerá resistência por boa parte de seus discípulos, dando lugar a escolas dissidentes, tais como a escola de Münich, que considerava que a verdadeira fenomenologia era aquela das *Investigações lógicas* e que a virada transcendental não foi um aprofundamento, mas uma perda de rumo.

Entretanto, se alguns discípulos propunham retorno, outros, como Martin Heidegger, exigiam um ulterior desenvolvimento da fenomenologia em uma direção radicalmente diferente daquela proposta por Husserl.

Para Heidegger, a proposta fundamental da fenomenologia é a de se ater ao fenômeno, "às coisas mesmas", deixando de lado todo preconceito e pressuposto.

Husserl não é absolutamente fiel a essa proposta, pois parte de um pressuposto que não questiona, a saber, que a fenomenologia deve ser ciência, e, ainda mais, ser ciência segundo certa ideia de ciência como a forma última de todo sa-

[11] Obviamente que a psicologia pura de Husserl nada tem a ver com a psicologia pura de Beneke.

ber. Esse pressuposto, por sua vez, tem sua raiz em outro, que Husserl compartilha com a totalidade da tradição filosófica ocidental: o primado absoluto da atitude teórica ante o mundo. Esse primado faz com que se perca de vista a esfera fenomenológica autenticamente originária constituída pela relação pré-temática e pré-objetivante com o mundo, a qual ou escapa ao olhar teórico ou é deformada por este quando a intenta tematizar.

O método para tematizar essa esfera não pode ser uma fenomenologia reflexiva, isto é, objetivante, mas sim uma fenomenologia hermenêutica, uma fenomenologia que, situando-se dentro de seu observado, simplesmente o explicite com base nele mesmo.

Só a partir daqui se pode abordar de modo autenticamente radical a constituição do mundo. Visto em outra perspectiva, o verdadeiro sujeito transcendental não pode ser uma esfera de experiência alcançada pela redução, mas se trata do sujeito fático em sua facticidade. Esta, por sua vez, só pode ser abordada adequadamente em uma explicitação não objetivante, pois, afinal de contas, o verdadeiro fenômeno é a compreensão originária que esse sujeito tem do mundo e de si mesmo.

O primado da atitude teórico-objetivante tem levado ao longo de toda a tradição ocidental à identificação do ser com o ser-objeto (do conhecimento), sendo que essa identificação tem determinado a história da ontologia. Em consequência, o abandono da fenomenologia reflexiva e o abandono da intelectualização do ser vão juntos, de modo tal que, se a fenomenologia se transforma em fenomenologia hermenêutica, esta se evidencia como ontologia fundamental.

A fenomenologia é, pois, não a forma mais radical da epistemologia, mas o verdadeiro método da ontologia.

OUTROS DESENVOLVIMENTOS: MERLEAU-PONTY

Merleau-Ponty segue o caminho aberto por Heidegger e afirma que nossa relação original com o mundo não é de cunho cognitivo ou reflexivo.

A intencionalidade, antes tomada como polo subjetivo absoluto da consciência, é reintegrada ao corpo.

Não se trata mais de uma psicologia pura de tudo que é físico, pois nela não há divisão entre momentos intencionais e não intencionais da experiência e, em consequência, tampouco propriamente uma doação de sentido.

A "forma" intencional buscada por Husserl como *morphé* é reivindicada por Merleau-Ponty como *Gestalt*. Sendo assim, a experiência sempre se dá em um mundo repleto de significação, não existindo então matéria sem sentido.

A teoria da *Gestalt* oferece um verdadeiro exemplo de descrição fenomenológica, sendo que a crítica à hipótese da constância, quando aplicada em sua radicalidade, é um exemplo legítimo de redução fenomenológica. O fenomenólogo deve promover uma estreita relação entre fenomenologia e psicologia. Uma reflexão fenomenológica que ignora a descrição psicológica comete um erro simétrico. Enquanto a psicologia, quando não radicalizada, fica presa ao naturalismo causal, a reflexão irrestrita fica refém de seu idealismo.

Essa atitude mediadora de Merleau-Ponty o transforma em um importante precursor de uma renovação fenomenológica que tem recebido o nome de fenomenologia naturalizada.

FENOMENOLOGIA NATURALIZADA

Se a fenomenologia surge originariamente em oposição e como alternativa ao naturalismo promovido pelo exitoso avanço da ciência natural, a partir de 1950 se opera na filosofia uma marcada tendência ao naturalismo que não deixa de ter consequências para a fenomenologia. Resultado desse processo é que, ante a fenomenologia transcendental, constitui-se como alternativa uma "fenomenologia naturalizada". A fenomenologia naturalizada não é propriamente uma escola homogênea, mas certa tendência na qual podem se distinguir importantes nuances, mais radicais ou mais moderadas. Entre estas últimas tem ganhado particular atenção dos psicólogos o trabalho desenvolvido por Dan Zahavi. Segundo esse autor, o estabelecimento das corretas relações entre fenomenologia e ciências da natureza exige uma revisão tanto do conceito de transcendental quanto do conceito de natureza, revisão que, de fato, a fenomenologia, por seu próprio desenvolvimento interno, ou seja, ao integrar corpo e intersubjetividade como elementos transcendentais, tem contribuído a promover. Sobre essa base, e sem que a fenomenologia perca seu caráter propriamente filosófico específico, isto é, transcendental, ela pode estabelecer um diálogo com a ciência natural, que atenda aos resultados desta, tomando-os como base para o refinamento ou até revisão de suas próprias análises e, ao mesmo tempo, indicando às mesmas possíveis eventuais clarificações e direções de desenvolvimento. O programa, assim concebido, procura mais atender ao intercâmbio positivo a partir de questões pontuais, antes que oferecer uma resposta sistemática final à fundamental questão da relação entre a consideração natural e transcendental.

BIBLIOGRAFIA CONSULTADA

Brentano F. Psicología desde el punto de vista empírico. Sánchez-Migallón S, traducción y presentación. Salamanca: Ediciones Sígueme; 2020.
González Porta MA. Edmund Husserl: psicologismo, psicologia e fenomenologia. São Paulo: Loyola; 2013.
González Porta MA. Psicologia e filosofia: estudos sobre a querela em torno ao psicologismo. São Paulo: Loyola; 2020.
Heidegger M. La idea de la filosofía y el problema de la concepción del mundo. (GA56/57). Escudero JA, traducción. Barcelona: Herder; 2005.
Husserl E. Logische Untersuchungen, Zweiter Band, erste Teil Untersuchungen zur Phänomenologie und Theorie der Erkenntnis. Den Hague, Nederland: Martinus Nijhoff; 1984. (Trabalho original publicado em 1901.)
Husserl E. Phenomenology: Britannica Article, Fourth Draft (Palmer RE, translator). Journal of the British Society for Phenomenology. 1971;2(2):77-90.
Merleau-Ponty M. Fenomenologia da percepção. Moura CAR, translator. São Paulo: Martins Fontes; 2006.
Zahavi D. Naturalized phenomenology. In: Schmicking D, Gallagher S. (eds.). Handbook of phenomenology and cognitive science. Dordrecht: Springer; 2010.

CAPÍTULO 2

Contribuições do pensamento de Martin Heidegger para a psicologia fenomenológica existencial

Ida Elizabeth Cardinalli

INTRODUÇÃO

Responder à questão "o que é a Psicologia" não é simples, pois ela não apresenta um sistema teórico único; ao contrário, constitui-se como um campo do saber que apresenta diversas perspectivas teóricas, e cada uma delas tem uma definição de seu objeto de estudo, seu método de investigação e determinada concepção de homem.

O *Dicionário etimológico da língua portuguesa* esclarece que a palavra "psicologia" provém dos vocábulos gregos: *psykhē* (sopro de vida, alma) + logos (estudo) + ia.[1] Nesse sentido, a tradução literal da palavra "psicologia" é o estudo da alma ou do sopro de vida ou do princípio da vida humana, não física ou corporal. O *Dicionário Michaelis on-line*,[2] por sua vez, apresenta definições mais gerais e referidas ao modo de pensar do homem ocidental atual, informando que psicologia é definida como:

1. Ciência que trata da mente e dos fenômenos, estados e processos mentais.
2. Ciência do comportamento humano e animal em suas relações com o meio social e físico.

Podemos verificar, desse modo, que mesmo as definições mais genéricas como as apresentadas nos dicionários já mostram diversidade na definição dos objetos de estudo, como a mente, processos mentais, o comportamento, a alma, o inconsciente etc., decorrentes da visão de homem e de mundo adotadas, assim como do método de estudo – concepções filosóficas e metodológicas que embasam cada teoria psicológica como as perspectivas comportamentais, psicanalíticas, humanistas, existenciais, entre outras.

Consideramos que a aproximação do pensamento filosófico fenomenológico husserliano e do fenomenológico existencial heideggeriano da psicologia e da psiquiatria tem como ponto de partida o questionamento da concepção de homem subjacente a algumas abordagens teóricas, em especial aquelas que equiparam o existir humano aos fenômenos da ciência natural.

Em trabalhos anteriores,[3,4] temos apresentado a história da psiquiatria fenomenológica e fenomenológica existencial, buscando mostrar como o pensamento filosófico husserliano e o heideggeriano foram acolhidos por diversos estudiosos do campo da psiquiatria, como Karl Jaspers (1883-1969), Eugène Minkowski (1885-1972), Viktor E. Von Gebsatell (1883-1976), Ludwig Binswanger (1884-1966), Medard Boss (1903-1990), entre outros, para uma nova compreensão dos fenômenos humanos e da prática clínica.

Esses psiquiatras questionavam os estudos do ser humano que se apoiavam nos fundamentos da ciência natural. Isto é, questionavam os estudos que assumem a visão de homem cartesiana, que entende o homem como animal racional, pressupondo a possibilidade de separação sujeito-objeto e se atém apenas à dimensão externa e objetiva dos fenômenos. Além disso, busca um entendimento dos fenômenos humanos com base na determinação causal e no critério quantitativo.

Os autores acima mencionados perceberam, primeiramente no pensamento fenomenológico de Edmund Husserl e posteriormente na explicitação ontológica de Martin Heidegger, elementos para que a compreensão dos fenômenos sadios e patológicos não mais ficassem restritos à compreensão do ser humano subjacente à ciência natural. Nesse movimento, Binswanger foi o primeiro estudioso que percebeu a importância do pensamento heideggeriano para a compreensão da experiência sadia e patológica do existir humano. Lembramos que os primeiros trabalhos de Binswanger foram baseados na fenomenologia husserliana e apenas seus trabalhos posteriores à publicação da obra de Heidegger *Ser e tempo*[5] mostram a influência e a presença do pensamento desse filósofo. A partir dos trabalhos de Binswanger, Medard Boss percebeu que os esclarecimentos heideggerianos sobre a existência humana permitem também uma nova proposição e compreensão da psicoterapia.

É importante mencionar que, do nosso ponto de vista, ainda não foi formulada efetivamente uma proposta completa que possa ser intitulada como psicologia fenomenológica existencial ou fenomenológica hermenêutica existencial.

Desse modo, também não é fácil, ou melhor, é bem complexo, caracterizar o que seria uma psicologia fenomenológica existencial. Consideramos que as reflexões ou textos atuais são tentativas iniciais de muitos psicólogos e psiquiatras de desenvolver uma compreensão dos fenômenos da área da psicologia e das práticas psicológicas baseadas no pensamento heideggeriano

Tendo em vista nossas considerações iniciais, neste capítulo pretendemos apresentar, primeiramente, alguns subsídios que possam situar brevemente o pensamento filosófico explicitados no livro *Ser e tempo* e, em seguida, as indicações do filósofo presentes no livro *Seminários de Zollikon*[6] que possam contribuir para a possível elaboração de uma psicologia com base no pensamento fenomenológico hermenêutico existencial. Em seguida, procuraremos destacar alguns aspectos que possam permitir elucidar e caracterizar uma possível psicologia fenomenológica existencial

O PENSAMENTO FILOSÓFICO DE MARTIN HEIDEGGER

Martin Heidegger (1889-1976) é concebido como um dos filósofos mais importante do século XX, pois, além de desenvolver um pensamento instigante e inovador, sua produção intelectual foi tão grande que as *Obras completas* [*Gesamtausgabe*], ainda em fase de edição, quando estiverem finalizadas, provavelmente ultrapassarão os 100 tomos. Desse modo, conforme já indicamos, serão apresentados apenas alguns pontos essenciais, tanto de sua explicitação filosófica desenvolvida em *Ser e tempo* quanto de suas indicações para a compreensão do existir humano, da saúde, da doença e da psicoterapia, expostas no livro *Seminários de Zollikon.*

Contextualizando o percurso do seu pensamento, lembramos que ele foi discípulo de Edmund Husserl (1859-1938), considerado o pai da fenomenologia. Heidegger relata, no texto "Meu caminho para a fenomenologia" (1963/1983),[7] que, inicialmente, encontrou dificuldade em entender a fenomenologia husserliana e que efetivamente pode captá-la e entendê-la ao exercitar o ver fenomenológico com seu mestre.

Heidegger, no entanto, diferentemente de Husserl, não estava preocupado com o estabelecimento de novas bases para o conhecer ou de como se produz o conhecimento. Desde 1907 a indagação que orientou seu trabalho reporta-se ao esclarecimento do significado da palavra "Ser" (1963/1983), e, assim, o caminho de seu pensar revela que a questão que perseguiu foi o sentido de Ser, apesar de a desenvolver de diversos modos no decorrer da trajetória de seu pensamento.

Em *Ser e tempo*, o pensador esclarece que sua análise precisará focalizar primeiramente o ser do homem, que ele denomina *Dasein* (ser-aí), uma vez que é o ser-aí quem poderá responder à pergunta do que é Ser.

Assim, Heidegger elabora a analítica do *Dasein* (*Daseinsanalitik*) por meio de uma interpretação fenomenológica hermenêutica do ser do ser-aí, ao descrever suas características ou estruturas fundamentais, denominadas existenciais.

Seu método de análise pode ser denominado fenomenológico hermenêutico, considerando que o autor redefine o método fenomenológico husserliano à luz da hermenêutica.*

Os "existenciais" são estruturas interpretativas ontológicas† que podem ser sintetizadas no entendimento de que o homem, "como *Dasein*, é um ser-no-mundo e, como ser-no-mundo, é temporal e histórico".[7] A explicitação ontológica heideggeriana desvela uma estrutura de realização, isto é, aquilo que possibilita as várias maneiras de algo tornar-se manifesto, e não descreve fenômenos ônticos que se referem àquilo que é percebido, entendido ou conhecido de imediato pelo homem.

Quando o filósofo afirma que ao ser-aí é inerente ser-no-mundo, refere-se às múltiplas maneiras como o ser humano vive e pode viver ou os vários modos como se relaciona e atua com os entes‡ que a ele se apresentam.

Ao desenvolver sua analítica, ele descreve os existenciais: abertura, espacialidade (ser-em), ser-com-o-outro, temporalidade, ser mortal, historicidade etc. Eles são inerentes à constituição do ser-aí e, ao mesmo tempo, são compreendidos como modos em que é possível ser.

O filósofo esclarece que a palavra aí (*Da*), em *Ser e tempo*, não sugere a definição de lugar, mas revela "a abertura em que o ente pode estar presente para o

---

* A origem grega da palavra hermenêutica é *hermeuein*, que significa interpretar e *hermeneia*, que é interpretação.

† Em geral, ontologia é o estudo do ser. Em *Ser e tempo*, Heidegger desenvolve uma ontologia fundamental, uma vez que visa ao esclarecimento do sentido ou significado do ser.

‡ Nunes[7] esclarece que o termo *ente* (*ens*) é um substantivo verbal que designa principalmente algo determinado, por exemplo, um pedaço de giz, uma árvore, apesar de poder significar também o que é ou que possui ser nessas coisas.

homem, inclusive ele mesmo para si mesmo". O ser-aí não tem como qualidade o estar aberto, "mas ele é este estar aberto ou a clareira que possibilita perceber, compreender, entender e conhecer a totalidade dos significados de tudo o que é encontrado no mundo".[4] Nunes[7] afirma que, para Heidegger, a palavra "abertura" apresenta duas conotações, pois o "vocábulo alemão correspondente, *Erschlossenheit*, reúne o abrimento (fresta, passagem) e a luminosidade (iluminação, espaço iluminado, clareira)".[7]

A abertura (aí) do ser-aí é descrita por meio dos existenciais intitulados como disposição, compreensão, interpretação e discurso.

Para o filósofo, tudo que se apresenta do mundo é acolhido por alguém por meio de dada disposição de ânimo e uma tonalidade afetiva específica. Assim, as coisas e as pessoas e o próprio ser-aí para si mesmo são aproximados, originariamente permeados e envolvidos por uma afinação, uma sintonia ou uma atmosfera específica, seja uma alegria ou uma tristeza. Nesse sentido, Nunes[7] diz que há uma "dominância da afetividade", pois "sempre vivemos numa determinada tonalidade afetiva", mas é importante destacar que a tonalidade afetiva não é entendida como sediada na subjetividade humana, mas na interpelação ser-aí e mundo.

A compreensão não se refere a processos cognitivos que permitem saber de si, do outro ou do mundo, mas se apresenta como poder ser, isto é, como desdobramento de possibilidades de ser em cada contexto de referência. O ser-aí é o que pode ser no modo em que é sua possibilidade. A possibilidade essencial do ser-aí "diz respeito aos modos caracterizados de ocupação com o mundo, de preocupação com os outros e, nisso tudo, à possibilidade de ser para si mesma".[5]

A interpretação permite elaborar as possibilidades (poder ser) projetadas na compreensão, mas, por outro lado, essa articulação não é necessariamente uma proposição temática ou racional, pois é o sentido que sustenta a compreensibilidade de alguma coisa, articulando, assim, a interpretação e o discurso.

Lembramos ainda que "o essencial da linguagem é o dizer, que uma palavra diga algo e não que tenha um som. Que uma palavra mostre algo".[6]

Assim, tudo o que aproxima, sejam as pessoas, sejam as coisas, aparece entrelaçado aos significados e sentido.

Conforme diz Critelli (1996, p.132),[9] o sentido de existir de alguém específico "é mais um rumo que apela". Ele está apoiado em uma totalidade significativa específica, que sustenta, ao mesmo tempo, dada compreensão de si, do outro e do mundo.

Desse modo, o sentido orienta não somente as escolhas, mas também como a pessoa vivencia as situações específicas da sua vida.

É importante destacar ainda que o sentido não aparece, em geral e de modo explícito, no viver, mas se revela pela maneira como alguém se relaciona consigo mesmo, com os outros e com o mundo em que vive.

Heidegger, ao especificar os modos de ser-no-mundo, descreve os modos de ser com as coisas e os modos de ser com os outros seres humanos. No cotidiano, as coisas, os utensílios, apresentam-se ao ser-aí com caráter de familiaridade (à mão). Assim, habitualmente, os utensílios se revelam em sua serventia, isto é, para que eles servem. Como, cotidianamente, o ser-aí se relaciona com as coisas em um envolvimento significativo, apenas quando algo falha, falta ou se torna um obstáculo há a ruptura da relação de familiaridade, e elas se revelam sem nenhum envolvimento (ante os olhos), o que possibilita percebê-las de modo distanciado e ter consciência racional daquilo que é vivido.

Segundo o filósofo,[5] na relação com as coisas, nós nos ocupamos delas, mas, com outro ser humano, nós nos preocupamos. Ele descreve dois modos extremos de nos preocuparmos com o outro: 1. modo substitutivo, no qual alguém se relaciona com o outro, substituindo-o em sua possibilidade de cuidar de si mesmo; e 2. modo antecipativo, que é uma maneira de se relacionar com o outro que, ao se antecipar, pode-se devolver o outro ao cuidado consigo próprio. No entanto, é importante destacar que, cotidianamente, o ser-aí se relaciona com os outros com base no modo denominado Impessoal ou "A gente", isto é, o ser humano vive de um modo no qual cada um não se distingue do outro, ou seja, vivemos tendo como referência a maneira como todo mundo vive. Assim, o ser humano age com um entendimento prévio baseado em estruturas prévias e sedimentadas, conforme diz Casanova.[10]

Segundo o pensador, a maneira mais habitual de o ser-aí se apresentar é aquela em que ele evita o peso da tarefa de ter de ser ele mesmo e o cuidado com o seu próprio ser. Ele se esquiva também do contato consigo mesmo ao buscar refúgio no mundo público. Assim, é no modo impessoal que ele irá encontrar algum apoio. Por outro lado, "a presença[§] (ser-aí) é um ente que, sendo, está em jogo seu próprio ser".

A condição de ter de ser desvela que o ser-aí está condenado a cuidar de seu existir, que é uma tarefa intransferível.

Rotineiramente, o ser-aí vive mergulhado nas solicitações do mundo e se envolvendo com seus afazeres e compromissos. Dessa maneira, o ser-aí compreende a si mesmo a partir do mundo e da interpretação pública.

Casanova[10] ressalta que o ser-aí precisa do mundo para escapar da sua indeterminação ontológica originária, quando diz que o ser-aí se vê entre uma "absorção imediata no mundo, que o desarticula de sua negatividade estrutural e o lança em um horizonte sedimentado [...] e os riscos incessantes de crise desse horizonte",[10] que possibilitaria ressignificações.

O homem procura também se distanciar da experiência da angústia, pois ela aproxima a sensação de estranheza e de inospitalidade do não se sentir em casa, embora possa, ao mesmo tempo, propiciar que o ser-aí se aproprie de suas possibilidades, tornando-se mais livre para assumir a si mesmo.[11]

Heidegger afirma que, em geral, o tempo também é apreendido com base na interpretação pública, isto é, mostra-se disponível como algo externo e quantitativo, por exemplo, o tempo cronológico, que pode ser visto no relógio e no calendário. Assim, a temporalidade se revela como ter tempo, não ter tempo, usar o tempo, desperdiçar o tempo. Simultaneamente o filósofo destaca que ter tempo ou não ter tempo refere-se sempre a ter tempo para algo. Isto é, podemos não ter tempo para fazer ginástica, mas ter tempo para ir para a balada, ou seja, embora alguém possa ter tempo, pode não sobrar tempo para fazer atividade física.

[§] O termo *Da-sein* é traduzido como presença, na versão brasileira de *Ser e tempo*,[5] por Marcia Sá Cavalcante Schuback. Estamos usando a tradução literal como ser-aí, exceto quando é citação direta dessa tradução.

A temporalidade, de acordo com o filósofo, é inerente ao existir humano, desvelando o movimento *ek-stático*, lançado para fora de si e em direção a si mesmo. Desse modo, o entendimento heideggeriano da temporalidade não equivale ao tempo cronológico, o do relógio ou do calendário, isto é, o tempo mensurável, uma vez que é a temporalidade que revela o movimento da existência, enquanto contínuo prolongar-se.

É necessário salientar ainda que, apesar de a temporalização envolver sempre os três êxtases – o futuro (advir), o passado (retrovir) e o presente (apresentar) –, eles não correspondem exatamente ao passado, presente e futuro, no sentido mais habitual do conceito do tempo. Eles não vêm um atrás do outro, pois há uma relação recíproca e interdependente entre eles; conforme distingue Nunes,[7] ao afirmar que o ser-aí "só retrovém (passado) advindo (futuro) a si e porque retrovém ao advir, é que gera o presente".

Para Heidegger, na temporalidade, há a primazia do futuro, na medida em que é o êxtase do compreender (poder-ser) que possibilita o ser projetante do ser-aí.

É necessário esclarecer que a temporalização do poder ser tem por base o futuro, mas este é determinado com igual originalidade pelo passado e pelo presente. O futuro pode se revelar por meio dos projetos existenciários[f] que solicitam o ser-aí para sua realização, mas, como projeto, ainda não se concretizou, e, assim, pode ou não acontecer. Nesse sentido, o futuro apela e solicita o ser-aí, quando o compreendemos como ser lançado no movimento de vir a ser, possibilitando, desse modo, tanto as mudanças nas maneiras de existir como a aproximação das incertezas e a instabilidade no viver. Além disso, o tempo originário é finito (ser para a morte), e é a finitude que permite a apropriação de si mesmo e a fuga do absorvente cotidiano.[7]

Habitualmente, o homem se esquiva e evita encarar a morte e a finitude. Ele vive como se fosse eterno ou permanece em um saber abstrato e genérico, quando a morte é percebida como a mais certa de todas as possibilidades, como aparece nos ditados populares: "A morte é certa"; "Nossa vez há de chegar"; "Só fica velho quem não morre cedo".

---

[f] Segundo Heidegger, a dimensão existenciária refere-se ao exercício fatual de existir de alguém específico, que corresponde à dimensão ôntica do existir.

Assim, o homem mantém uma conduta de fuga caracterizada pela indiferença e tranquilidade no saber da morte como um fato inevitável.

No entanto, como evidencia Nunes, "aqui a evidência teórica aparente é um estratagema da razão em luta contra o indeterminado, tentando esconjurar o fantasma de algo possível que se tornou certo".[7]

INDICAÇÕES DE MARTIN HEIDEGGER PARA A ELABORAÇÃO DE UMA PSICOLOGIA E PSICOPATOLOGIA DASEINSANALÍTICA

Destacamos inicialmente que Heidegger, ao compreender o ser da existência humana como ser-aí, ser-no-mundo e temporalidade, rompe com os fundamentos das teorias e dos modelos conceituais mais habituais da psicologia e da medicina, pois "estão apoiados nas noções de ser vivo, de sujeito, de razão, de vontade ou de impulso",[12] o que revela uma mudança paradigmática do entendimento do homem, do mundo e da relação homem-mundo.

Assim, "o esclarecimento do ser-no-mundo mostrou que, de início, um mero sujeito nunca é dado sem mundo. Da mesma maneira, também, de início, não é dado um eu isolado sem os outros".[5]

Segundo o filósofo, a compreensão do existir humano como ser-aí e ser-no-mundo possibilita a superação da concepção do ser humano presente nas diversas teorias das ciências humanas atuais, isto é, o entendimento do homem "como ser-vivo dotado de razão, como sujeito na relação sujeito-objeto, como ser vivo autoproducente (Marx)".[6]

Quando o filósofo destaca que a compreensão do existir humano como ser-aí e ser-no-mundo permite romper com os fundamentos subjacentes à ciência natural, ele também esclarece que a ciência natural propiciou grande desenvolvimento nas pesquisas dos fenômenos da natureza desde o início da época moderna, embora seus fundamentos não sejam os mais adequados, quando transpostos para o estudo do ser humano, porque nesse caso seria necessário presumir que a natureza humana é igual à dos fenômenos naturais e dos objetos. Nessa perspectiva, afirma que "o tema da Física é a natureza inanimada. O tema da Psiquiatria e da psicoterapia é o homem".[6] Portanto, ele considera que sua explicitação ontológica oferece bases mais pertinentes para o estudo da existência humana.

Desse modo, uma proposição da psicologia fenomenológica hermenêutica existencial baseada no pensamento heideggeriano tem uma compreensão diferente do ser humano, do mundo e da relação homem-mundo em comparação com outras perspectivas teóricas da psicologia.

Além disso, o filósofo apresenta algumas indicações que podem ser balizadores importantes para elaboração da psicologia fenomenológica hermenêutica existencial no livro *Seminários de Zollikon*.[6]

Esse livro[6] é o resultado da compilação e organização, feitas por Medard Boss e revisadas por Martin Heidegger, dos seminários ocorridos entre 1959 e 1969, diálogos e cartas trocadas entre eles. Os famosos seminários de Zollikon foram conduzidos por Heidegger para um grupo de médicos, psiquiatras e psicanalistas em Zollikon (Zurique, Suíça), a partir do convite de Medard Boss ao filósofo.

No livro *Seminários de Zollikon*,[6] em especial nos seminários de 23 e 26 de novembro de 1965, o pensador procura estabelecer a diferenciação de sua proposição filosófica e os desdobramentos desse pensamento para a atuação médica e psicológica.

Para destacar as distinções, ele diz que em *Ser e tempo* foi desenvolvida a analítica do *Dasein*, *Daseinsanalytik*, isto é, uma interpretação ontológica do ser do *Dasein* (ser-aí), tendo em vista o esclarecimento da questão do ser. Essa analítica é circunscrita pela questão do sentido do ser e, assim, não foi elaborada uma ontologia completa do ser-aí, assim como não apresenta uma antropologia. Nessa mesma obra, também é realizada a *Daseinsanalyse*, que ainda pertence à analítica do ser-aí (*Dasein*), pois apresenta as características do ser do ser-aí que foram denominadas existenciais. Esse é o primeiro sentido apresentado por Heidegger para a *Daseinsanalyse*, ainda no âmbito da ontologia filosófica.

Nesse livro,[6] o pensador sugere também que é possível pensar em uma proposição clínica para a *Daseinsanalyse*, assim como indica igualmente a elaboração de uma disciplina intitulada antropologia ôntica daseinsanalítica. A antropologia daseinsanalítica seria desdobrada em antropologia daseinsanalítica normal e patológica, sendo que a última se tem denominado como psicopatologia daseinsanalítica.

Heidegger enfatiza que, além de serem orientados pela compreensão do existir humano como ser-aí, essas disciplinas precisam contemplar o estudo dos fenômenos humanos situados em um contexto histórico-social específico, quando afirma que elas precisam ser orientadas pela "existência histórica concreta do homem contemporâneo, isto é, do homem que existe na sociedade industrial contemporânea".[6]

O filósofo destaca também a importância de que os participantes atentem à maneira de utilizar seu pensamento para a compreensão de seus pacientes, pois a ontologia fundamental apenas orienta na compreensão dos fenômenos humanos, devendo sempre ser consideradas a singularidade e a especificidade da experiência de cada paciente. Portanto, a *Daseinsanalyse* Clínica é baseada na compreensão do existir humano como ser-aí, mas visa à compreensão da experiência concreta e específica de cada paciente.

No livro *Seminários de Zoolikon*,[6] o pensador apresenta ainda indicações sobre como articular seu pensamento filosófico e a compreensão do homem concreto, permitindo o desenvolvimento de um novo modo de compreensão do paciente. Desse modo, percebemos a preocupação de Heidegger de orientar a maneira de ver, perceber, aproximar ou compreender a experiência do paciente concreto, esclarecendo também que a tarefa do terapeuta não é desenvolver o pensamento ontológico, e sim buscar o entendimento da pessoa específica que está à sua frente: "É decisivo que cada fenômeno que surge na relação de analisando e analista seja discutido em sua pertinência ao paciente concreto em questão a partir de si em seu conteúdo fenomenal, e não seja simples e genericamente subordinado a um existencial".[6]

O autor alerta que não é fácil a passagem do entendimento do "homem como ente vivo dotado de razão para o ser homem como *Dasein* (ser-aí)",[6] mesmo para aqueles que estão familiarizados com seu pensamento, e por isso, é necessário "ser constantemente examinado de novo".[6] Nesse sentido, destaca que, para poder aproximar de sua explicitação do existir como ser-aí, o estudioso, o pesquisador ou o terapeuta necessitam fazer a experiência dessa compreensão, não sendo suficiente assimilar apenas racionalmente suas explicitações.

Em *Seminários de Zollikon*,[6] o pensador propõe que a compreensão do ser humano como ser-aí ilumine e oriente não apenas o esclarecimento da psicoterapia daseinsanalítica ou fenomenológica existencial, mas também da experiência sadia ou patológica dos pacientes.

Em relação à temática do adoecimento ou, mais especificamente, do estar doente, a sua reflexão se baseia na noção de privação. O pensador diz que a privação é um tipo específico de negação, pois "quando negamos algo de forma que não o excluímos simplesmente, mas o retemos, justamente no sentido de que algo falta, essa negação chama-se privação".[6] Para esclarecer a noção de privação, ele exemplifica, dizendo "o tempo para esquiar me falta, embora eu tenha tempo, ele não 'me sobra para'... O tempo para isso não me está à disposição, de certa forma está tomado".[6]

O esclarecimento do "*não estar* são ou *estar doente*, como forma privativa do existir", visa conceber adequadamente a natureza do estar doente (grifo nosso).[6] De tal sorte que, quando o referido pensador[6] diz que *na doença o ser sadio não está ausente*, mas *perturbado* (grifo nosso), destaca tanto a copertinência da condição de saúde para a compreensão da doença quanto a necessidade da elucidação do estar saudável para o esclarecimento adequado da condição do estar doente.

UMA PROPOSIÇÃO DA CLÍNICA DASEINSANALÍTICA OU FENOMENOLÓGICA HERMENÊUTICA EXISTENCIAL

Quanto ao esclarecimento da psicoterapia, baseando-se no esclarecimento da fenomenologia, explicitada em *Ser e tempo*,[5] como "deixar e fazer ver por si mesmo aquilo que se mostra, tal como se mostra a partir de si mesmo",[5] o terapeuta daseinsanalítico visa ao entendimento do existir específico e concreto de cada paciente e, assim, não assume um referencial teórico explicativo prévio, seja o ser vivo dotado de razão ou o sujeito na relação sujeito-objeto.

Ao priorizar a compreensão do *paciente concreto e a situação concreta do viver do paciente* (grifo nosso), o terapeuta fica atento ao modo como o paciente se conduz na relação com o que vive, expressa ou visualiza. Ou seja, busca a compreensão da experiência do paciente a partir dele mesmo, na maneira como ele vive a partir dele mesmo, isto é, tendo como referência o próprio paciente.

Em *Seminários de Zollikon*, Heidegger lembra que o existir humano não é pensado como um sujeito isolado e sim como ser-no-mundo, quando afirma:

> O Dasein deve ser visto sempre como ser-no-mundo, como ocupar-se com as coisas e cuidar dos outros, como ser-com as pessoas que vem ao encontro, nunca como um sujeito existente para si. Assim, o Dasein deve ser visto sempre como um estar na clareira, como estada junto ao que vem ao encontro nela.[6]

Desse modo, na psicoterapia daseinsanalítica orientada pela explicitação heideggeriana do existir humano como ser-aí, o paciente, no contexto terapêutico, é compreendido como sendo no mundo.

> O mundo do paciente se revela como um contexto significativo, que se apresenta por meio da aproximação e distanciamento, assim como da solicitação e retração daquilo que apresenta para alguém específico, tanto de coisas, como de pessoas, que podem ser, por sua vez, concretas, imaginadas, desejadas etc.

No atendimento psicoterápico, o paciente é compreendido com base em seus modos de existir no mundo, isto é, como ele se relaciona consigo mesmo, com os outros e com tudo o que se apresenta em seu mundo, que se mostra sempre em um contexto significativo e temporal.

Spanoudis (1978)[13] esclarece que, nos encontros terapêuticos, procuraremos juntos clarear e tornar compreensível para o paciente "como ele se relaciona com tudo o que encontra, como se comunica com o próximo, como está afinado em relação a tudo o que vivencia, enfim, procuramos juntos tornar clara a maneira como o paciente vive e compreende o sentido de tudo o que encontra" (p. 58).

Ele mostra, desse modo, que a compreensão fenomenológica hermenêutica implica a compreensão da existência em sua totalidade, ou seja, da experiência do paciente situado em seu contexto de referência e significatividade, acompanhando, portanto, a indicação heideggeriana que diz que "o tema 'hermenêutica da investigação' é muito oportuno, uma vez que se move no *campo intermediário* (grifo do autor) não corre perigo de tornar-se muito filosófico".[6]

A atitude terapêutica deve favorecer que o paciente possa ser, na situação terapêutica, do modo como está podendo ser naquele momento da sua vida: imaturo, dependente ou distanciado dele mesmo.

A relação terapêutica está apoiada na explicitação heideggeriana dos modos de ser-com-o-outro, que Boss[14] denomina como um cuidar antecipativo em oposição ao modo substitutivo, quando diz que "o analista não deve substituir o paciente em seus encargos, mas procurar devolver-lhe o que tem que ser cuidado. [...] Esse modo de cuidar ajuda o outro a se tornar, em seu cuidar, transparente para si mesmo e livre para sua existência".[14]

Heidegger também esclarece que o profissional de saúde, médico ou psicólogo, precisa estabelecer um modo de relação que preserve o espaço necessário para que o paciente possa assumir aquilo que é específico ao seu existir: "Quando o médico sabe de ser mero ser-ocasião, o ser-com no caso de tal terapia pode muito bem ainda perdurar; mas se o médico achar que ele está operando a cura de um objeto, então o ser humano e o ser-com desaparecem".[6]

O trabalho psicoterápico daseinsanalítico não tem como objetivo, em cada sessão de atendimento, a eliminação das queixas, das dificuldades ou dos sintomas explicitados pelo paciente. Ao contrário, é importante que o terapeuta auxilie o paciente no esclarecimento dos motivos pelos quais este procurou ajuda, assim como do significado e do sentido de sua queixa, dificuldade ou sintomas, procurando a compreensão deles na totalidade de seu existir, uma vez que o querer ajudar médico "se trata sempre do existir e não do funcionar de algo".[6]

Nessa perspectiva, o objetivo principal do trabalho psicoterápico é favorecer a aproximação e a compreensão do paciente de sua própria experiência, pois a proximidade "significa o modo de dizer respeito a, do poder-ser no sentido de ser afetado, isto é, da solicitação do ser, do ser usado pelo ser. Mais próximo é aquilo que traz o poder-ser próprio".[6]

Para isso, muitas vezes é necessário ajudar o paciente, inicialmente, a aceitar o modo como está podendo viver naquele momento de sua vida, dado que a compreensão de si mesmo se apresenta, com muita frequência, de modo confuso e encoberto, podendo mostrar-se como um modo mais distanciado, restrito ou cristalizado em relação às suas possibilidades do viver.

> O homem é essencialmente necessitado de ajuda, por estar sempre em perigo de se perder, de não conseguir lidar consigo. Este perigo é ligado à liberdade do homem. Toda a questão do poder-ser-doente está ligada à imperfeição de sua essência. Toda doença é uma perda de liberdade, uma limitação da possibilidade de viver.[6]

Tendo em vista que o adoecimento é compreendido como privação da liberdade de alguém realizar o próprio existir, cabe ao terapeuta ajudar o paciente a perceber e compreender o sentido das restrições vividas, pois a aproximação e a compreensão do sentido das restrições podem favorecer o desvelamento de possibilidades que são mais pertinentes a ele mesmo.

Enfim, como psicólogos ou médicos daseinsanalistas simplesmente "devemos nos recolher e deixar o outro ser-humano ser".[6]

REFERÊNCIAS

1. Cunha AG. Dicionário etimológico da língua portuguesa. 4.ed. Rio de Janeiro: Lexicon; 2010. p.529.
2. Michaelis. Dicionário brasileiro da língua portuguesa on-line. Disponível em: https://michaelis.uol.com.br. Acesso em: 12/11/2021.
3. Cardinalli IE. A psiquiatria fenomenológica: um breve histórico. Revista Associação Brasileira de Daseinsanalyse. 2002;11:72-83.

4. Cardinalli IE. Daseinsanalyse e esquizofrenia. São Paulo: Escuta; 2012. p.54.
5. Heidegger M. Ser e tempo. Schuback MSC, translation. 2.ed. Petrópolis: Vozes; Bragança Paulista: Ed. Universitária São Francisco. [1927], (2007). p.74, 172, 178, 203.
6. Heidegger M, Boss M. (ed.). Seminários de Zollikon. Petrópolis: Vozes; Bragança Paulista: Ed. Universitária São Francisco; [1987], (2009). p.80.
7. Heidegger M. Meu caminho para a fenomenologia. In: Heidegger M. Os pensadores, São Paulo: Abril Cultural; 1983. p.295-302. [1963] (1983).
8. Nunes B. Passagem para o poético. São Paulo: Ática; 1986. p.10, 22, 25, 31, 42, 98-99, 122.
9. Critelli DM. Analítica do sentido: uma aproximação e interpretação do real de orientação fenomenológica. São Paulo: Brasiliense; 1996.
10. Casanova MA. Heidegger e o escuro do existir: esboços para uma interpretação dos transtornos existenciais. In: Evangelista PERA. (org.) Psicologia fenomenológico-existencial. Rio de Janeiro: Via Verita; 2013. p.35.
11. Cardinalli IE. Transtorno do estresse pós-traumático: uma compreensão fenomenológico-existencial da violência urbana. São Paulo: Escuta; 2016. p.55.
12. Cardinalli IE. Heidegger: o estudo dos fenômenos humanos baseados na existência humana como ser-aí (Dasein). Psicologia USP. 2015. p.254. Disponível em: http://dx.doi.org/10.1590/0103-656420135013. Acesso em: 12/11/2021.
13. Spanoudis S. Conhecer o outro na entrevista. Revista da Associação Brasileira de Daseinsanalyse. São Paulo: ABD; 1978.
14. Boss M. Psychoanalysis & daseinsanalysis. New York: Basic Books Publishers; 1963. p.73.

CAPÍTULO 3

A psicologia existencialista com base em Jean-Paul Sartre*

Daniela Ribeiro Schneider

INTRODUÇÃO

Jean-Paul Sartre[1,2] (1905-1980) é considerado um dos principais intelectuais do século XX. Ele foi sistemático e rigoroso em seus estudos, pois leu e discutiu os autores fundamentais de sua época (final do século XIX e início do século XX), referências nas áreas da filosofia, epistemologia, psicologia. O grande desafio de Sartre foi responder alguns dilemas que estavam propostos aos cientistas, filósofos e pensadores do período: aqueles trazidos pelo idealismo,[†,3] e racionalismo,[‡]

* Este capítulo foi inspirado na tese de doutorado da autora,[1] publicada na íntegra no livro *Sartre e a psicologia clínica.*[2]

† Idealismo, segundo Chauí (2000, p. 84),[3] é uma tendência na filosofia que se sustenta no estabelecimento de "uma diferença entre a realidade e o conhecimento racional que dela temos". Dizem eles (os filósofos idealistas) que, embora a realidade externa exista em si e por si mesma, só podemos conhecê-la tal como nossas ideias a formulam e a organizam e não tal como ela seria em si mesma. Não podemos saber nem dizer se a realidade exterior é racional em si, pois só podemos saber e dizer que ela é racional para nós, isto é, por meio de nossas ideias. Essa posição filosófica é conhecida com o nome de idealismo e afirma apenas a existência da razão subjetiva. A razão subjetiva possui princípios e modalidades de conhecimento que são universais e necessários, isto é, válidos para todos os seres humanos em todos os tempos e lugares. O que chamamos realidade, portanto, é apenas o que podemos conhecer por meio das ideias de nossa razão.

‡ No que se refere às teorias do conhecimento, "o racionalismo (reconhece que) a fonte do conhecimento verdadeiro é a razão operando por si mesma, sem o auxílio da experiência sensível e controlando a própria experiência sensível".[3]

por um lado e pelo realismo§ e empirismo,¶ por outro, concretizados em questões como a problemática do conhecimento, a discussão acerca da objetividade nas ciências e, mais especificamente, a questão epistemológica nas ciências humanas. Por isso mesmo, Sartre sentiu-se instigado pela necessidade de revisão da filosofia trazida pelo marxismo (que postulava um conhecimento que remetesse à realidade sócio-histórica, pois "bastava de contemplar o mundo, cabia, agora, transformá-lo!"), visando superar as polarizações acima mencionadas e superar a lógica metafísica predominante.

O contexto do início do século XX estava a exigir, pois, um conhecimento que partisse e voltasse ao homem *concreto*. Era o que reclamava a fenomenologia, escola filosófica que buscou superar as polarizações já descritas e tinha na "volta ao concreto" ou, ainda, na "volta às coisas mesmas", um de seus princípios fundantes.[4] Essa escola vai ser uma das grandes influências na elaboração da obra de Sartre. Da mesma forma, outros autores do início do século, como Politzer[5] na psicologia francesa e Vigostski[6] na psicologia russa, contemporâneos do existencialista, perseguiam objetivos semelhantes, ainda que por diferentes vias e em diferentes regiões do mundo.

Sartre inseriu-se no âmago mesmo das indagações presentes no contexto da evolução do pensamento daquele momento, problematizou suas questões elementares e propôs soluções que visavam superar impasses gerados, tanto no campo filosófico e epistemológico quanto no psicológico.

O existencialista, desde o início de seus estudos no campo da filosofia, havia compreendido a relevância do saber psicológico na definição do ser do homem. A psicologia, disciplina oficialmente nascida no século XIX, obteve franca expansão no final desse século e início do século XX, vindo a ser um dos alicerces do saber antropológico moderno, quer dizer, do conhecimento e postulação acerca do homem, de suas características, de suas possibilidades de ser. Com isso, ela contri-

§ "Chama-se realismo a posição filosófica que afirma a existência objetiva ou em si da realidade externa como uma realidade racional em si e por si mesma e, portanto, que afirma a existência da razão objetiva. (...) Falar numa razão objetiva significa afirmar que a realidade externa ao nosso pensamento é racional em si e por si mesma e que podemos conhecê-la justamente por ser racional. Significa dizer, por exemplo, que o espaço e o tempo existem em si e por si mesmos, que as relações matemáticas e de causa-efeito existem nas próprias coisas, que o acaso existe na própria realidade etc.".[3]

¶ "Para o empirismo, a fonte de todo e qualquer conhecimento é a experiência sensível, responsável pelas ideias da razão e controlando o trabalho da própria razão".[3]

buiu, sobremaneira, para a definição do horizonte de racionalidade da sociedade ocidental moderna, à luz de cujo saber passaram a se consolidar as relações entre as pessoas, as práticas sociais, as exigências normativas do comportamento.

Tendo clareza da importância do saber psicológico na modernidade, influenciado pela fenomenologia de Husserl, que era um crítico contumaz do psicologismo dominante no final do século XIX, Sartre começou suas incursões teóricas formulando proposições no campo da psicologia. Voltou-se, porém, à filosofia (ontologia) pela necessidade técnica de melhor fundamentar seus estudos da psicologia, como teremos oportunidade de observar adiante. Sendo assim, esse intelectual, mais conhecido por seu perfil de filósofo, foi também um pesquisador sistemático da psicologia, sendo que boa parte de sua obra técnica se inscreve nesse campo.

Poder-se-ia quase afirmar que a filosofia sartriana foi o meio, o fio condutor de grande parcela de suas elaborações psicológicas, posição perfeitamente compatível com o objeto central de toda a sua obra – o homem concreto.

Sendo assim, o projeto fundamental do trabalho de Sartre foi reformular a psicologia, realizando-o em moldes totalmente diferentes daqueles do racionalismo e do empirismo, perspectivas que determinaram a constituição histórica dessa disciplina.

AS INFLUÊNCIAS FILOSÓFICAS E CIENTÍFICAS DE SARTRE

A filosofia e a psicologia produzidas pelo francês Jean-Paul Sartre, a partir da década de 1930, foi uma síntese viva da influência de distintas filosofias, sociologias e perspectivas científicas, sendo principalmente as advindas do método fornecido pela fenomenologia de Husserl, da base antropológica (teoria do ser do homem) concretizada pelo existencialismo de Kierkegaard, pelo horizonte sociológico e epistemológico descortinado pelo materialismo histórico-dialético e pelos desafios impostos pela ciência contemporânea, principalmente a física da relatividade e a quântica.

A busca de uma sistematização rigorosa para a filosofia fez com que o alemão Husserl (1859-1938) desenvolvesse um método para as ciências denominado *fenomenologia*. Sua proposta fundamental é o retorno ao mundo vivido, tomado a partir das experiências dos sujeitos, já que as filosofias de até então sustentavam seus conhecimentos em abstrações da realidade. O princípio central da fenomenologia consiste na "volta às coisas mesmas", sendo o conhecimento formulado a partir da descrição da realidade concreta, deixando de lado pressupostos e preconceitos.[4,**]

O dinamarquês Kierkegaard (1813-1855) construiu um sistema filosófico denominado *existencialismo*, cujas concepções contrapõem-se ao hegelianismo no fato de este negligenciar "a insuperável opacidade da experiência vivida".[7] Com isso, resgata a singularidade da existência do homem, ressaltando-o como ser concreto no mundo. Chama a atenção, dessa forma, para a subjetividade como um componente irrevogável da realidade. Propõe o princípio crucial da filosofia existencialista, de que "a existência precede a essência", a partir da compreensão de que primeiro existimos, relacionamo-nos com o mundo, para ir, então, pouco a pouco, a partir das escolhas realizadas, definindo o nosso ser, a nossa essência. Portanto, nada de nossa vida está definido *a priori*, é preciso viver a vida, mergulhar nas situações concretas, com suas exigências e contradições, viver a angústia das escolhas, para, então, ir construindo o nosso ser e nos tornando o sujeito que desejamos, sempre no embate com os outros e a materialidade.

O *materialismo histórico-dialético*, desenvolvido por Marx (1818-1883) e Engels (1820-1895), tinha também como ponto de partida a crítica à filosofia de Hegel, pelo fato de esta ser uma dialética idealista, acabando por propor a conhecida "inversão hegeliana", onde a base para conhecer a realidade passa a ser a materialidade, mantendo, no entanto, a concepção dialética. Sendo assim, as condições materiais (as relações sociais de produção) determinam os sujeitos em sua forma de ser e pensar, na forma de organizar a sociedade.

O ponto de partida para a compreensão da realidade humana deve ser, portanto, sempre a história, pois o homem é um ser eminentemente histórico e social.

Como afirmam os próprios Marx e Engels,[8] não se trata, como na concepção idealista da história, de procurar uma categoria em cada período, mas sim de permanecer sempre no solo da história real. Deve-se inverter e explicar a *práxis* não a partir das ideias, mas, ao contrário, de explicar as formações ideológicas a partir da *práxis* material. Dessa forma, é preciso explicar que "as circunstâncias fazem os homens, assim como os homens fazem as circunstâncias".[8]

** O livro que você tem nas mãos é dedicado a aprofundar as várias contribuições da fenomenologia e da filosofia da existência para a psicologia. Assim, não é necessário fazer todo o resgate dessas perspectivas nesta introdução ao pensamento de Sartre, pois você as encontrará em outras partes da obra.

Essa concepção compreende, portanto, a realidade como um processo histórico sempre em curso, no qual as contradições são elementos constituintes. Assim, por exemplo, o homem é produto da história, ao mesmo tempo que a produz. Dessa forma, a subjetividade não existe em si mesma, mas sempre como um produto das relações sociais, ativamente apropriadas pelo sujeito.

Já a *ciência contemporânea*, por meio, principalmente, da física quântica e da relatividade, abalaram as bases da ciência mecanicista e, com isso, a epistemologia clássica, sustentada no princípio da razão suficiente. Descendo às partículas subatômicas já não é possível definir a mesma linearidade causal dos fenômenos observáveis a olho nu, "já que não podemos saber as razões pelas quais os átomos se movimentam, nem sua velocidade e direção, nem os efeitos que produzirão".[3] Com isso, a física, com a proposta do princípio da indeterminação, abala os alicerces da tradição epistêmica. Da mesma forma a física da relatividade, que trouxe o sujeito observador como parte da resolução da equação científica. Como afirma Chauí,[3] modifica-se o olhar sobre o sujeito do conhecimento, pois, a partir do ponto de vista do observador, o espaço e o tempo podem se modificar.

Todas essas modificações e contribuições ocorreram em um contexto histórico de transformação da sociedade, de tensões entre guerras mundiais, de conquistas científicas nunca antes vistas, e foram tomadas como desafios pelo filósofo francês. Sartre, mergulhado em seu tempo histórico, conceberá seu existencialismo moderno como uma síntese, de fato peculiar, desses quatro elementos, concretizando-se em uma filosofia e uma psicologia idiossincráticas, pois, ao mesmo tempo, aproxima-se das outras fenomenológicas, mergulhando na subjetividade, porém delas se distancia por seu embasamento materialista, ainda que, por outro lado, se afaste em certo sentido dos materialismos, por seguir as máximas da fenomenologia e do existencialismo, ao ter no sujeito singular seu ponto de partida, mas sem jamais perder a dialética histórica apreendida. Tudo isso amarrado pelos desafios da ciência contemporânea.

Sartre, com base nessa síntese singular, desenvolve sua proposta de ontologia fenomenológica a partir da compreensão da realidade como dialética, ao inteligir que o real se produz na relação constante entre as coisas, o em-si, o ser, representando o polo da materialidade e a consciência, o para-si, o nada, representando o polo da subjetividade. Essas duas dimensões são aspectos da realidade irredutíveis entre si, mas, ao mesmo tempo, não se sustentam nem se organizam um sem o outro, sendo correlativos em sua constituição.[9]

OS CAMINHOS PARA A ELABORAÇÃO DA PSICOLOGIA EXISTENCIALISTA

Os pressupostos ontológicos e epistemológicos são fundamentais para compreender o caminho que Sartre traça na direção da elaboração de uma psicologia existencialista.

Em seu livro *Esboço de uma teoria das emoções*,[10] Sartre discutirá as consequências que decorrem da pretensão da psicologia de ser "positiva", quer dizer, de querer extrair seus constructos a partir, exclusivamente, da experiência. Essa perspectiva, que se caracteriza pelo empirismo, definirá os contornos da psicologia no início do século XX. O princípio essencial que unifica as várias correntes da psicologia é a pretensão de que a investigação deve partir dos fatos.

Segundo Sartre,[10] os psicólogos não discutem se sua noção de homem é ou não arbitrária. Tanto o método da experimentação quanto o da introspecção serviram para fornecer dados aos quais os estudiosos da psicologia pretendiam unificar. Alcançavam, entretanto, uma "coleção de fatos heteróclitos".[10] Não percebiam que essa atitude metodológica inviabilizava a consolidação da ciência, pois sustentar-se em fatos, diz Sartre, é "priorizar o isolado, preferir o acidental ao essencial, o contingente ao necessário, a desordem à ordem".[10] E acrescenta: "os psicólogos não se dão conta que é tão impossível atingir a essência por simples acumulação de acidentes como chegar à unidade juntando indefinidamente algarismos à direita de 0,99".[10]

Quer dizer, fazer ciência não é somente colecionar dados, elencar fatos, mas sim saber questionar esses dados, compreendê-los em seu contexto, chegar a sua essência.

Se tomarmos a *emoção* como exemplo de *fenômeno psicológico* a ser estudado, a psicologia existencialista, com base na perspectiva proporcionada pelo método fenomenológico, compreende-se que ela é um dos modos de ser possíveis na realidade humana, um modo de o sujeito se relacionar com o mundo. Antes de tudo, devemos, então, esclarecer o que é o mundo e o que é o homem. Não podemos tomá-los como simples conceitos empíricos, como fazem os psicólogos. Há de se esclarecer rigorosamente a antropologia e a ontologia, que são bases de sustentação da psicologia.

O significado da emoção é fundamental ao psicólogo existencialista. Nessa perspectiva, todo fenômeno humano é significativo, e visando desvelar a essência da realidade humana há de se descortinar os seus significados.

> Dessa forma, o fenomenologista interrogará a emoção sobre a consciência ou sobre o homem, perguntando-lhe não só o que ela é, mas ainda o que tem para nos ensinar sobre um ser no qual uma das características é justamente a capacidade de estar emocionado. E, inversamente, interrogará a consciência, a realidade humana, sobre a emoção: o que deve ser pois a consciência para que a emoção seja possível, talvez mesmo para que seja necessária?[10]

A emoção, assim, não pode ser compreendida como uma simples intersecção de fatores de diferentes ordens (por exemplo, biológica, psicológica, social), mas sim como uma totalidade significativa. Ela é a própria vivência humana realizando-se como emoção. Logicamente que tem suas estruturas próprias, sua lógica de surgimento, sua significação, que devem ser pesquisadas, mas é nesse conjunto que deve ser compreendida, tomando o sujeito em situação como ponto de partida.

Em *O ser e o nada*,[9] Sartre retoma as críticas à psicologia empírica, mais especificamente em seu capítulo "Psicanálise existencial". Concorda com a afirmação da psicologia e da psicanálise de que "um homem em particular se define por seus desejos".[9] Porém, assinala que é preciso tomar cuidado com dois equívocos que podem estar pressupostos nessa afirmação: o primeiro quando essa ciência se pauta no que denominou "ilusão substancialista", ou seja, quando a psicologia "encara o desejo como existente no homem a título de 'conteúdo' de sua consciência, e supõe que o sentido do desejo é inerente ao próprio desejo. Evita, assim, tudo o que poderia evocar a ideia de uma transcendência".[9] Sob esse enfoque, os desejos tornam-se "entidades em-si", "traços psicológicos" localizáveis na consciência. Os fenômenos psicológicos são tomados, assim, com conteúdo da consciência, levando à "coisificação do psíquico", na medida em que a consciência adquire substância, opacidade, pois é preenchida por "dados internos". O existencialismo nega-se, portanto, a cair nessa ilusão, instaurada na modernidade por Descartes, com sua concepção do *ego* como *res cogita* ou "coisa pensante".

Na verdade, o existencialismo considera que os desejos não são "conteúdos internos", mas são a própria consciência em seu movimento de transcendência em relação ao mundo.

Com base na fenomenologia e em sua máxima da intencionalidade da consciência, Sartre discute que as reações emocionais, como a raiva, o ódio, o amor, a alegria, o medo, entre outros, são modos de relacionar-se com os outros e com o mundo, estabelecidos por uma relação dialética entre as condições materiais, as sociais e as subjetivas.

> Husserl reinstalou o horror e o encanto nas coisas. Restituiu-nos o mundo dos artistas e profetas: espantoso, hostil, perigoso, com ancoradouros de amor e de graça. Preparou o terreno para um novo tratado das paixões que se inspiraria nessa verdade tão simples e tão profundamente desconhecida pelos nossos requintados: se amamos uma mulher, é porque ela é amável. Ei-nos libertos [...] da vida interior. [...] Por que, no fim das contas, tudo está fora, tudo, até nós próprios.[11]

O segundo erro, já por ele demarcado no *Esboço de uma teoria das emoções*,[10] é definir o homem como "um feixe de tendências" e dar por concluída a investigação psicológica "uma vez alcançado o conjunto concreto dos desejos empíricos".[10] A psicologia se empenharia em conhecer a pessoa por "suas inclinações"; pretenderia explicar os diversos dados levantados a partir de "leis universais", as quais desvelariam o "comportamento humano". Sartre argumenta que, dessa forma, "o abstrato é, pois, por hipótese, anterior ao concreto, e o concreto é apenas uma organização de qualidades abstratas; o individual é somente a intersecção de esquemas universais".[9] Ou seja, dissolve-se o homem real em estruturas gerais, em esquemas universalizantes, e o sujeito concreto, com suas vivências, inserido em situações reais, desaparece. Esta é particularmente uma tendência forte dentro da psicopatologia descritiva e criteriológica,[12] que acaba por enquadrar a pessoa com sofrimento psíquico em algum quadro nosológico, com diagnósticos rígidos, deixando de lado as vivências profundas desse sofrimento e suas características singulares, ainda que vividas no contexto material e social específico em que essa pessoa está inserida. Por isso, o existencialista argumenta que a psiquiatria se torna reducionista quando "se satisfaz em esclarecer as estruturas genéricas dos delírios e não busca compreender o conteúdo individual e concreto das psicoses".[10]

Sartre passa, então, a explicitar como devem ser entendidos os aspectos psicológicos a partir de uma psicologia existencialista. Eles não são conteúdos ou propriedade de uma consciência. Outrossim, nem a hereditariedade, nem a condição social, nem a educação, nem a fisiologia podem explicá-los por si mesmos.

Os aspectos psicológicos devem ser compreendidos como fenômenos, portanto têm, ao mesmo tempo, as dimensões singular/universal.

São defrontados com sua contingência, isto é, não são necessários em si mesmos, mas são acontecimentos no mundo que indicam alguma coisa para além de si, por serem significativos. O desejo, o comportamento, as emoções, as reflexões, todos esses modos de agir se fazem no mundo, quer dizer que, "para-além de uma ambição, poderíamos captar algo mais, algo como uma decisão radical, a qual, sem deixar de ser contingente, consistiria num verdadeiro irredutível psíquico".[10]

Dessa forma, é esse "irredutível psíquico" que o existencialista persegue e pretende desvelar com sua psicanálise, já que o compreende como o fundo sobre o qual se estabelece todo ato de significação, ou seja, o *projeto fundamental de ser* do sujeito. O "irredutível" a ser elucidado, que permitiria compreender o seu ser, é, portanto, uma totalização ou uma unidade, experimentada enquanto livre unificação. "Ser, para Flaubert, como para todo sujeito de 'biografia', é unificar-se no mundo".[10] Deve-se compreender a pessoa como uma totalização: em cada ato, em cada gesto, em cada emoção, em cada escolha, em cada palavra, o sujeito se mostra integralmente, ainda que em perspectivas diferentes. Devemos buscar neles (atos, gestos, emoções) uma significação que os transcenda, que os totalize, e que demonstre, assim, a relação global da pessoa com o mundo, por meio da qual ela se reconheça. Cada escolha singular exprime a "escolha original em circunstâncias particulares; não é mais do que a escolha de si mesmo como totalidade em cada circunstância".[10] Sartre considera, portanto, que essa totalização, essa unificação, que nada mais é do que o projeto original, "deve revelar-se a nós como um absoluto não substancial".[10]

Sendo assim, o autor francês aponta a necessidade de outro método para compreender a realidade humana, que não o da pura descrição analítica ou empírica. Defende que o método de investigação de uma psicologia existencialista deve pesquisar, a partir de aspectos específicos, singulares do sujeito, "a verdadeira concretude, a qual só pode consistir na totalidade de seu impulso rumo ao ser e de sua relação original consigo mesmo, com o mundo e com o outro, na unidade das relações internas e de um projeto fundamental".[10] Esse método será a psicanálise existencial.

A PROPOSTA DE UMA PSICANÁLISE EXISTENCIAL

Sartre fundamentará parte de sua metodologia para a disciplina psicológica na psicanálise de Freud, devido à importância que essa disciplina tem para as ciências do homem, já que ela postula que os atos humanos têm um sentido além de si mesmos, são significativos, além de remarcar a importância da história e da infância do sujeito. Além disso, a psicanálise era o modelo clínico predominante no cenário da época de Sartre, aspecto que atraía o interesse do existencialista.

Ele esclarece em *O ser e o nada* o que o seu método tem em comum com o freudismo:[10]

1. As duas psicanálises consideram que os aspectos da vida psíquica são sustentados por "relações de simbolização", que explicitam as estruturas "fundamentais e globais que constituem propriamente a pessoa"; ou seja, os atos humanos, as emoções, o imaginário etc. são aspectos cujo sentido não se esgota em si mesmo, mas remete a uma estrutura fundante, a um irredutível psíquico: no caso da psicanálise, à estrutura intrapsíquica, e, no existencialismo, ao projeto de ser.
2. Ambas partem do pressuposto da inexistência de "dados primordiais – inclinações hereditárias, caráter etc."; quer dizer, não aceitam a noção de que o "homem vem pronto", seja pela hereditariedade, seja por um determinismo constitucional, mas consideram fundamental o processo histórico do sujeito, suas relações concretas.
3. Tanto uma quanto a outra consideram o homem "uma historialização perpétua", procurando ressaltar o sentido e as metamorfoses dessa história.
4. As duas psicanálises partem da consideração do homem no mundo, questionando-o a partir de "sua situação".
5. Ambas consideram que o sujeito "não está em posição privilegiada para proceder à investigação sobre si mesmo", ou seja, o paciente necessita de um mediador para compreender seus impasses psicológicos, pois sozinho acaba "cúmplice" de suas dinâmicas psíquicas.

Essas são as semelhanças que fazem Sartre designar seu método de "psicanálise". Porém, elas não vão além destas. As diferenças entre as duas são grandes o suficiente para situá-las em perspectivas opostas no campo da psicologia e das humanidades. Tais diferenças devem-se, principalmente, ao embasamento ontológico e antropológico diferenciado, fazendo com que a psicanálise freudiana seja duramente criticada por Sartre, por considerá-la vítima da "ilusão substancialista" (ao tornar a consciência e o inconsciente uma substância, uma coisa, concebendo os fenômenos psíquicos como seus conteúdos) e, portanto, mantenedora da posição "mentalista" (ao fixar o psíquico em termos de estrutura mental). Outrossim, condena-a por ficar presa a uma inteligibilidade "mecanicista" (por exemplo, com suas teorias da energia psíquica).

A psicanálise existencial, ao contrário, consiste na concepção de que "o homem é uma totalidade e não uma coleção (de desejos, de comportamentos); em consequência, ele se exprime inteiro na mais insignificante e mais superficial das condutas".[10]

O objetivo de seu método "é decifrar os comportamentos empíricos do homem". Para tanto, deve chegar à "escolha original" do sujeito. Deve viabilizar, assim, que ele chegue ao conhecimento de seu "projeto de ser", possibilitando que ele "toque" e veja o que ele mesmo é.[10]

O ponto de partida dessa psicanálise é a experiência concreta. Deve-se descrever o homem no mundo, no conjunto de suas relações, sempre em situação; buscar, assim, uma atitude fundamental que não se compreenda por definições lógicas, nem por explicações racionais, mas por experiências que são anteriores à lógica. A reflexão, portanto, não é a base da psicanálise existencial. Ela "... fornece materiais em bruto acerca dos quais o psicanalista deverá tomar a atitude objetiva".[10] Seu método é comparativo, estabelecendo relações entre os diversos desejos, condutas, emoções, buscando chegar à "revelação única" que todos exprimem, cada um à sua maneira.

A psicanálise sartriana rejeita todas as causações mecânicas, bem como todas as "interpretações genéricas", que se sustentem em uma "simbólica universal", como já discutimos. Considera que nessas concepções subtrai-se o sujeito concreto, como havia assinalado anteriormente em relação à psicologia empírica e à psiquiatria, bastante influenciadas pela psicanálise.

O existencialista afirma que sua psicanálise rejeita o postulado do inconsciente que, "por princípio, furta-se à intuição do sujeito",[10] como também já visto. O fato psíquico é, na verdade, coextensivo à consciência. Porém, ressalta que o projeto fundamental, mesmo sendo plenamente vivido pelo sujeito e, portanto, consciente, não implica, necessariamente, que ele seja inteiramente conhecido (o que é muito diferente de considerá-lo inconsciente). Sartre lembra, aqui, da distinção que faz entre consciência e conhecimento, aspecto central de sua ontologia e que a distingue das filosofias e psicologias substancialistas, propondo a noção de má-fé para superar tais equívocos.

O francês declara que o existencialismo concebe todo ato como um fenômeno compreensível, e não cabe nele o "acaso determinista" presente em Freud.[10] Aqui é fundamental a influência de Jaspers, que questiona o modelo causal das ciências naturais e da psiquiatria clássica, que embasaram, sobremaneira, a perspectiva freudiana, e sustentam sua lógica analítica, substituindo-o pelo modelo compreensivo, ou seja, pela "intuição do psíquico adquirindo por dentro",[13] compreendido esse princípio como estando "por dentro da experiência vivida". A *compreensão* segue, portanto, uma lógica sintética, levando em consideração os diferentes níveis e aspectos que compõem o fenômeno, que é, dessa maneira, multideterminado.

Sartre afirma ainda que, se aceitarmos o método da psicanálise, devemos aplicá-lo no sentido inverso: em lugar de compreender a situação considerada a partir do passado, devemos conceber o ato compreensivo como um retorno do *futuro* rumo ao presente.

Aqui é fundamental a compreensão da temporalidade dinâmica proposta pelo existencialista, com sua ênfase no futuro, no devir, fundamentando-se na noção de projeto, rompendo com o determinismo causal.

O objetivo de sua investigação deve ser "a descoberta de uma escolha, e não de um estado",[10] ou seja, a descoberta da determinação livre e consciente. Pretende elucidar, com isso, de forma "rigorosamente objetiva, a escolha subjetiva pela qual cada pessoa se faz pessoa, ou seja, faz-se anunciar a si mesmo aquilo que ela é".[10] Busca, assim, definir uma "*escolha de ser*".

Sartre fecha o capítulo da *Psicanálise existencial* afirmando:

> Esta psicanálise ainda não encontrou o seu Freud; quando muito, pode-se encontrar seus prenúncios em certas biografias particularmente bem-sucedidas. Esperamos poder tentar alhures dois exemplos, acerca de Flaubert e de Dostoiévski. Mas aqui pouco importa que tal psicanálise exista ou não: para nós, o importante é que seja possível.[10]

Essa reflexão demonstra a clara intenção de Sartre de levar sua psicanálise às vias da *clínica*, argumentando que sua viabilização já se encontra em seus *empreendimentos biográficos*, mas que deve e pode ir além, no caminho de uma prática psicoterapêutica.

Em seu livro *Questão de método*,[7] Sartre continuará aprofundando sua proposta metodológica para a psicologia. Reafirma concepções elaboradas anteriormente, tais como a da distinção entre consciência e conhecimento, entre consciência e psíquico, bem como a perspectiva do sujeito como ser-no-mundo e, portanto, a do ego como transcendente e objeto mundano, e, ainda, a questão do homem nada mais ser do que seu projeto-de-ser. Aprofundará, além disso, aspectos fundamentais da constituição histórico-dialética do ser do sujeito.

Aproximar-se-á cada vez mais do marxismo, sobre o qual faz uma reflexão crítica, assinalando seus postulados irrevogáveis e, ao mesmo tempo, seus limites, que devem ser superados. Seu objetivo é fundar uma "*antropologia estrutural e histórica*", que deveria ser estabelecida no "... interior da filosofia marxista, porque considera o marxismo como a filosofia insuperável de nosso tempo", bem como do existencialismo, pois o considera "um território encravado no próprio marxismo, que o engendra e o recusa ao mesmo tempo".[7]

O francês discorda da perspectiva do marxismo clássico acerca da subjetividade. Ao descrever a passagem de Engels segundo a qual "um tal homem e precisamente aquele, se eleve em tal época determinada e em tal país dado, é naturalmente um puro acaso. Na falta de Napoleão, outro teria preenchido o seu lugar",[7] Sartre argumenta que o acaso não existe, pois são os sujeitos concretos que fazem a história, mesmo que em condições dadas. É preciso, por isso, compreender a concretude da vida. Dessa forma, argumenta que a *história de vida* de uma pessoa, desde sua *infância*, é fundamental para se entender o *sistema social*. Nesse ponto, reaproxima-se da psicanálise, como o método que permite estudar o processo no qual uma criança vai chegar a desempenhar o papel social que lhe foi imposto, assimilando-o, sufocando-se nele ou rejeitando-o. Assinala que "o existencialismo acredita, ao contrário (do marxismo) poder integrar este método (a psicanálise) porque ele descobre o ponto de inserção do homem em sua classe, isto é, a *família* singular como mediação entre a classe universal e o indivíduo".[7] Faz-se necessário pôr em relevo a ação que a infância tem sobre nossa vida de adulto, perspectiva fundamental para compreender o entrelaçamento da realidade humana. Portanto, não podemos fazer como o marxismo, que rejeita a atenção ao sujeito individual e sua história idiossincrática, pois é justamente a partir dela que se dá a tessitura da vida coletiva.

Porém, a perspectiva marxista, da análise dos macrodeterminantes e os processos de mediação social também são cruciais. Para tanto, é preciso refletir acerca da relação indivíduo/grupo. Como vimos, o suporte dos *coletivos*, dos *grupos*, são as atividades concretas dos indivíduos.

> **O grupo é, assim, uma multiplicidade de relações concretas; não é nunca uma totalidade fechada, ou um hiperorganismo, como querem alguns sociólogos positivistas, mas sim uma totalidade nunca terminada, uma "totalidade destotalizada".[7]**

Isso quer dizer que está em constante processo de construção dialética, determinado pela ação dos indivíduos, ao mesmo que os determina. Assim descreve Sartre:

> Produto de seu produto, modelado pelo seu trabalho e pelas condições sociais da produção, o homem existe ao mesmo tempo no meio de seus produtos e fornece a substância dos "coletivos" que o corroem; a cada nível da vida, um curto-circuito se estabelece, uma experiência horizontal que contribui para modificá-lo sobre a base de suas condições materiais de partida: a criança não vive somente na sua família, ela vive também – em parte através dela, em parte sozi-

nha – a paisagem coletiva que a circunda; e é ainda a generalidade de sua classe que lhe é revelada nesta experiência singular.[7]

Sendo assim, o homem faz a *história*, ao mesmo tempo que é feito por ela. Porém, o faz em condições dadas. Eis o processo dialético que engendra a realidade sociocultural. No entanto, é preciso assinalar que a história não está em meu poder, ela me escapa, e "isto não decorre do fato de que não a faço: decorre do fato de que o outro também a faz".[7] O homem se objetiva na história e nela se aliena. Ela lhe aparece como uma força estranha, na medida em que não consegue reconhecer, muitas vezes, o sentido de sua ação em seu resultado final. Isso se deve ao fato de que o resultado é uma objetivação no mundo que, portanto, extrapola-o, posto que se torna coletivo. A história é, assim, "uma realidade provida de significação e alguma coisa que ninguém possa reconhecer-se inteiramente, enfim, uma obra humana sem autor".[7]

A ação humana, sustentada nas condições dadas, por mais alienada que seja, sempre transforma o mundo. Isso porque o que caracteriza o sujeito é sua transcendência, pois ele "sempre faz alguma coisa daquilo que fizeram dele",[14] mesmo que ele não se reconheça em sua ação. Ainda que alienados, somos sujeitos de nossa história.

Essa transcendência, que faz o sujeito ir além daquilo que lhe é determinado pela materialidade, pela sociedade, é o que Sartre denomina projeto, como já vimos.

O projeto é circunscrito pelo "*campo dos possíveis*", quer dizer, pelas condições materiais, sociais, históricas que definem a existência concreta de um sujeito, bem como pela direção que o indivíduo transcende em sua situação objetiva (devir), perfazendo as possibilidades concretas de vida.

Os possíveis sociais são, assim, apropriados pelos sujeitos, definindo os contornos das escolhas individuais. Por isso, é que a pessoa tem de ser sempre compreendida como um sujeito social. "O subjetivo aparece, então, como um momento necessário do processo objetivo".[7] As condições materiais só adquirem realidade quando vividas na particularidade de uma *situação*. O projeto é uma apropriação subjetiva da objetividade, cujo sentido é, por sua vez, objetivar-se, em atos, sentimentos, paixões, trabalho, ideologia. Ele é, portanto, uma "*subjetividade objetivada*".[7] Dessa forma, no existencialismo a ação de um sujeito não pode ser julgada pela intenção, mas sim por sua realização concreta no mundo.

Esse projeto é engendrado historicamente, quer dizer, desde a mais tenra infância o sujeito vive em direção a um certo futuro, que vai sendo, aos poucos, definido: os gestos, a vivência dos papéis sociais, os sentimentos, são constituídos, desde cedo, dentro da perspectiva de um devir. Sendo assim, tal projeto vai aparecer de diferentes maneiras em vários momentos da vida de uma pessoa, sendo retomado, reconfigurado, mas sempre presente. Essa perspectiva leva Sartre a conceber que *a vida se desenvolve em espirais*: "ela volta a passar sempre pelos mesmos pontos, mas em níveis diferentes de integração e complexidade".[7] Essa concepção de "espiral" deve estar presente na tentativa de inteligibilidade da vida de um homem; é por isso que ela está presente nas várias biografias elaboradas pelo autor.

A compreensão da realidade humana passa, portanto, pelo movimento dialético de compreensão entre o objetivo e o subjetivo. É o que Sartre vai chamar de *método progressivo-regressivo*:

> Nosso método é heurístico, ele nos ensina coisas novas porque é regressivo e progressivo ao mesmo tempo. Seu primeiro cuidado é, como o do marxista, recolocar o homem no seu quadro. Pedimos à história geral que nos restitua as estruturas da sociedade contemporânea. [...] De outro lado, temos certo conhecimento fragmentário de nosso objeto, por exemplo, conhecemos já a biografia de Robespierre na medida em que [...] é uma sucessão de fatos bem estabelecidos. [...] O método existencialista não terá outro meio senão o "vaivém": determinará progressivamente a biografia (por exemplo), aprofundando a época, e a época, aprofundando a biografia.[7]

Pretende-se chegar, com isso, à singularidade contextual e histórica do objeto, em nosso caso, do sujeito humano. Para tanto, deve-se partir das significações das diversas situações que são engendradas nessa relação entre o objetivo e o subjetivo e que se expressam por meio do projeto. Isso significa que o homem deve ser encontrado inteiro em todas as suas manifestações. O modo de vida, os trajes, a postura política e moral, a fala etc. remetem sempre ao projeto do indivíduo, que, como vimos, é fruto das condições materiais, sociais e históricas em que ele está inscrito (objetivo) e de sua apropriação ativa por parte do sujeito (subjetivo).

CONSIDERAÇÕES FINAIS

Sartre estudou, em seu curso de filosofia, a psicologia em voga na França, nas décadas de 1920 e 1930, tomando-a como objeto constante de suas preocupações filosóficas. Tinha convicção de que a psicologia era uma das ciências que melhor elucidava a realidade humana, sendo necessário, no entanto, recolocar-lhe sobre outras bases. A síntese das reflexões contidas na *Psicanálise existencial*, de 1943, com a análise empreendida na *Questão de método*, de 1960, definem a perspectiva sartriana para a compreensão objetiva da vida de um sujeito, empreendida no conjunto de sua obra.

Em sua trajetória filosófica e em seus escritos de cunho psicológico o existencialista desenvolveu: 1) uma nova ontologia do eu, concluindo que o ego não é um habitante da consciência, mas um ser do mundo, objetivo, o que permite que a personalidade possa ser inteiramente conhecida; 2) uma nova teoria do imaginário, consciência irredutível e autônoma, considerada por ele uma das formas possíveis de o homem se relacionar com a realidade; 3) uma nova teoria das emoções, compreendidas como uma forma de a pessoa lidar com certas situações, significativas para seu ser, na medida em que exprimem sua escolha fundamental; 4) uma nova teoria dos processos de socialização e constituição dos grupos, fundamentada na dialética da realidade humana e no papel essencial do indivíduo na organização social, bem como no dos grupos e da cultura para a estruturação dos sujeitos. Construiu, enfim, nesse conjunto de teorias, uma nova proposta de inteligibilidade da dimensão psicológica do sujeito, sustentadas em noções como projeto e desejo de ser, alienação e liberdade; a dialética da relação eu/outro, indivíduo/sociedade, subjetividade/objetividade; enfim, aspectos que redundaram em sua acepção da personalidade como um processo constante de construção de si, no qual a "existência precede a essência", o que coloca o homem como sujeito de seu ser.

Com base nesses fundamentos Sartre delineou sua elaboração de *biografias* sobre Baudelaire, Jean Genet e Flaubert, inclusive sua própria autobiografia, nas quais buscou comprovar a viabilidade desses novos caminhos para sua psicanálise existencial. Tais perspectivas técnicas se encontram inscritas no horizonte da proposição de Sartre de uma psicologia concreta, cujos postulados já podem ser vislumbrados na descrição anteriormente realizada, mas que devem ser encontrados, pelos interessados na psicologia existencialista, no conjunto de sua obra técnica, filosófica e psicológica.

REFERÊNCIAS

1. Schneider DR. Novas perspectivas para a psicologia clínica: um estudo a partir da obra "Saint Genet: comédien et martyr" de Jean-Paul Sartre. [Tese]. São Paulo: Pontifícia Universidade Católica de São Paulo; 2002. Disponível em: http://www.psiclin.ufsc.br/files/2010/05/Tese.pdf. Acesso em: 8/3/2021.
2. Schneider DR. Sartre e a psicologia clínica. Florianópolis: EDUFSC; 2011. Disponível em: https://repositorio.ufsc.br/bitstream/handle/123456789/187669/Sartre%20e%20a%20psicologia%20cl%C3%ADnica%20e-book.pdf?sequence=1&isAllowed=y. Acesso em: 8/3/2021.
3. Chauí M. Convite à Filosofia. São Paulo: Editora Ática; 2000.
4. Dartigues A. O que é a fenomenologia. São Paulo: Centauro; 1992.
5. Politzer G. Psicologia concreta. Buenos Aires: Jorge Alvarez; 1965.

6. Vigotski LS. Teoria e método em psicologia. São Paulo: Martins Fontes; 1996.
7. Sartre J-P. Crítica da razão dialética: precedido por Questão de método. Rio de Janeiro: DP&A; 2002.
8. Marx K, Engels F. A ideologia alemã. 6.ed. São Paulo: Hucitec; 1987.
9. Sartre J-P. O ser e o nada: ensaio de fenomenologia ontológica. Perdigão P, translator. 5.ed. Rio de Janeiro: Vozes; 1997.
10. Sartre J-P. Esboço para uma teoria das emoções. Neves P, translator. Porto Alegre: L&PM; 2014.
11. Sartre J-P. Uma ideia fundamental da fenomenologia de Husserl: a intencionalidade. In: Situações I. Lisboa: Publicações Europa-América; 1968.
12. Serpa Jr O, Leal EM, Louzada RCR, Silva Filho JF. A inclusão da subjetividade no ensino da psicopatologia. Interface (Botucatu) [on-line]. 2007;11(22):207-22. Disponível em: http://dx.doi.org/10.1590/S1414-32832007000200003. Acesso em: 8/3/2021.
13. Jaspers K. Psicopatologia geral: psicologia compreensiva, explicativa e fenomenologia. 2.ed. Rio de Janeiro: Atheneu; 1979.
14. Sartre J-P. Saint Genet: ator e mártir. Magalhães L, translator. Petrópolis: Vozes; 2002.

CAPÍTULO 4

Contribuições do pensamento de Hannah Arendt para a psicologia

Dulce Critelli

PSICOLOGIA FENOMENOLÓGICA E EXISTENCIAL: FUNDAMENTOS FILOSÓFICOS E CAMPOS DE ATUAÇÃO

Pode parecer estranho considerar que o pensamento de Hannah Arendt é capaz de oferecer à psicologia alguma contribuição peculiar, dado que mais usualmente ela é identificada como uma teórica da política, e é assim que a própria Arendt se define.

No entanto, é um equívoco restringi-la à condição de teórica da política, pois Arendt é, antes de tudo, uma pensadora. Sócrates, para quem o pensamento atuava como um moscardo (porque picava, provocava e atentava contra nossas certezas), como uma parteira (porque nos ajudava a trazer à luz a verdade de nossas opiniões) e como um tufão (porque derrubava as verdades adquiridas), serviu-lhe de inspiração e modelo. E é, portanto, como pensadora que ela se volta para a compreensão dos acontecimentos, ainda que prioritariamente políticos.

Para a seguidora de Sócrates, pensar é uma atividade incessante que nos obriga a sempre pôr em questão nossas verdades e convicções. Nisso ela concorda com Heidegger, para quem o pensamento ou reflexão (a filosofia) é uma espécie de coragem de colocar em questão nossos princípios, verdades e fins. E concorda igualmente com Kant, para quem o pensar é uma "necessidade urgente" da razão de buscar significado, e, com isso, acaba por iluminar a existência não apenas de uma faculdade espiritual, como se compreendia à época, mas de duas faculdades, razão e intelecto. Enquanto a razão quer pensar, isto é, buscar o significado, o intelecto quer conhecer, buscar verdades objetivas e aplicáveis. Arendt associa a filosofia com o pensar, e as ciências com o conhecer. Este é o primeiro elemento de diálogo que se pode estabelecer entre seu pensamento e a psicologia, a distinção entre pensar e conhecer. E, como suas considerações sobre o pensar não se desdobram como uma teoria do conhecimento ou do pensamento, a leitura de suas obras acaba sendo um convite para uma experiência do pensar.

Toda a sua reflexão sobre o pensar está, originariamente, associada a uma compreensão de homem, que ela recria a partir do pensamento fenomenológico de Husserl, Heidegger e de Jaspers, e que delineia por meio do que considera serem as "condições humanas". Certamente, é essa compreensão de homem, o segundo elemento de diálogo com a psicologia.

> Arendt tem nas condições humanas uma lente fundamental que a guia na leitura de todos os fenômenos que busca compreender, sejam esses fenômenos atividades práticas, atividades espirituais ou eventos da vida cotidiana, da história ou da política, a exemplo do totalitarismo.

As "condições humanas" e sua correspondente compreensão do homem constituem o assunto central de nossas considerações neste texto e que serão tratadas a seguir.

NOTAS SOBRE AS CONDIÇÕES HUMANAS

A compreensão que Hannah Arendt tem do homem é encontrada em referências esparsas no todo de sua obra, uma vez que seu estilo de escrita não é formal nem analítico, mas reflexivo, e alguns comentadores o definem como ensaístico. Ressalto duas obras, a que recorrerei aqui, decisivas para nos fornecer as indicações principais para a estruturação de tal compreensão do homem, *A condição humana*[1] e *A vida do espírito*.[2]

Em *A vida do espírito*, no empenho de compreender as atividades espirituais, Arendt refere-se ao homem como uma criatura dotada de corpo, alma e espírito. O corpo não é apenas um ente concreto, mas se perfaz como um processo biológico e como sede das sensações. A alma é citada como o complexo das emoções, a sede dos sentimentos. O que corpo e alma têm em comum é que aparecem. São visíveis, digamos. Entre eles há uma integração constante, pois todas as emoções dependem do corpo para aparecer, e as experiências do corpo podem suscitar nossos sentimentos, às vezes até mesmo se confundindo com eles. Corpo e alma, portanto, aparecem no mundo.

Em contraste com o corpo e a alma, o espírito é uma dimensão humana que acontece, mas não aparece, é invisível. O espírito é composto por três faculdades – o pensar, o querer e o julgar.

Se a tristeza, por exemplo, aparece em uma lágrima ou em uma prostração do corpo, o que se passa conosco quando pensamos só se expressa tardiamente e nunca em sua totalidade, por meio da linguagem. Enquanto pensamos, porém, o máximo de evidência que o pensamento possui é certo alheamento do olhar. O mesmo se dá com o querer e o julgar, que só se tornam aparentes, respectivamente, em uma decisão e em uma ação.

O espírito, segundo Hannah Arendt, não tem dimensão sobrenatural, assim como a alma não tem as conotações que regularmente as religiões emprestam a ela.

O espírito, sinônimo de consciência, é um saber comigo (penso e sei que penso, sinto e sei que sinto, ajo e sei que atuo), um acompanhamento inexorável de tudo o que se passa comigo durante meu existir.

É pela consciência que se realiza nos homens uma duplicação originária, a saber, eles se desdobram, tornando-se outros para si mesmos. Em outras palavras, a consciência é um fenômeno que instaura e exibe essa capacidade que só os homens têm de se distinguirem de si mesmos e não apenas de tudo o que está além deles e aí o mundo.

Para Arendt, embora os homens sejam dotados de corpo, alma e espírito, não são compostos por eles. As expressões *ser composto por* e *ser dotado de* não são sinônimas. Essa diferença fica clara quando compreendemos que, ainda que dotados de corpo, alma e espírito, estes não são determinações dos homens. Os homens determinam-se a si mesmos e entre si, por meio de seus atos e palavras, circunstanciados pelas condições nas quais a vida lhes é dada – as condições humanas.

As condições humanas também não compõem os homens, porque não são nem estruturas nem qualidades ou categorias constitutivas. Habituados aos paradigmas do pensamento metafísico ocidental, somos tentados a entender tais condições como elementos que pertencem a cada criatura humana, a exemplo de seus órgãos, ou de seu corpo. As condições humanas não são, repito, qualidades dos homens. Elas são como circunstâncias existenciais oferecidas a eles e que os transcendem. Equivalem, por exemplo, às cláusulas de um contrato social, financeiro, trabalhista... que estabelecem às partes interessadas os limites, o âmbito de sua alçada e ocorrência.

Para Arendt, são sete as condições que circunstanciam a vida humana ou, em outras palavras, as condições nas quais a vida é dada aos homens.

A primeira delas é a Terra. O planeta Terra interfere na configuração da criatura que somos. Se tivéssemos nascido em Marte, por exemplo, certamente seríamos criaturas muito diferentes daquela em que reconhecemos nossa humanidade. A Terra, portanto, é a condição da nossa possibilidade de vida, mobilidade, aparência etc., mas não pertence a cada um de nós.

A segunda condição humana é a vida biológica. Trata-se de um processo que implica nascimento, crescimento, metabolização da natureza, declínio e morte. A vida não nos é dada sob a condição de sermos minerais, por exemplo. Às criaturas que somos nos foi dado – sem nenhuma escolha – um corpo biológico que tem um processo cíclico e ao qual a morte pertence como uma de suas etapas, e não como interrupção desse processo. Isto é, a vida biológica finda, portanto, é constituída pelo morrer. O processo da vida biológica é realizado por nosso corpo, mas em relação com tudo o que está fora dele, a exemplo da metabolização da natureza, que se dá mediante comer uma fruta, beber água, respirar o ar, proteger-se da chuva etc.

A terceira das condições humanas é a mundanidade. Trata-se do fato de sermos incapazes de morar no puro mundo, de sermos compelidos a construir sobre o mundo natural outro mundo artificial, isto é, um ambiente formado por artefatos. Assim, construímos instrumentos que nos ajudam a lidar com a terra, como enxadas e pás, ou erguemos casas, pontes, estradas, jardins... O que chamamos de mundo é um lugar artificial que erguemos sobre o ambiente natural.

A quarta condição humana é a pluralidade. É o fato de a vida nos ter sido dada para ser vivida em conjunto. Arendt alude aos romanos, para quem viver e estar entre homens e morrer e deixar de estar entre homens eram expressões sinônimas. A pluralidade indica que "somos todos os mesmos, isto é, humanos, sem que ninguém seja exatamente igual a qualquer pessoa que tenha existido, exista ou venha a existir".[1] É no seio dessa pluralidade, e a partir dela, que ao longo da existência se elabora nossa singularidade, nossa identidade mais pessoal e particular. O Eu se estabelece por sua individualidade, mas também por meio de uma particularização do nós, tanto em sua identidade quanto em sua diferença. Isolados e por si sós, os homens nem sequer chegam a ser humanos, ou as pessoas que são.

A quinta condição humana é a natalidade. Essa criatura a quem foi dado viver entre homens não vive entre eles senão por meio de sua própria diferença. Como dito anteriormente, cada homem é um indivíduo exclusivo, que nunca ninguém vai poder replicar, pois aparece no mundo como uma novidade que porta a capacidade de inovar. Independentemente de sua intenção ou vontade, cada criatura humana aparece no mundo nas palavras de Agostinho, como um início e um iniciador. O nascimento de uma criança é o reinício de um modo de vida, é a introdução de uma nova possibilidade no mundo já dado e estruturado, que interfere no viver de outros. Uma criança é surpreendente; quem e como ela será é algo que não podemos antecipar ou prever. Também nós somos, ininterruptamente, uma novidade para nós mesmos ao logo de nossa existência. Ser uma novidade e ter o dom da iniciativa são expressões sinônimas, mas são, também, o motor da história que cada homem realiza durante seu existir, por meio de seu falar e do seu agir.

A sexta condição humana, a mortalidade, encerra o que começa com a condição da vida biológica e se desenvolve a partir da condição humana da natalidade, isto é, encerra uma história de vida, uma biografia. É ideia sempre reafirmada por Arendt, o fato de que é impossível precisar quem um homem é, somente quem ele foi.

A sétima e última condição humana é o condicionamento.* A mais genérica de todas as condições humanas. Nossa existência se desenrola sempre em correspondência às condições históricas, culturais, econômicas e políticas que circunstanciam nossa existência. Essas condições são mutáveis, pois estão sempre sujeitas, também, à ação humana. Diz Arendt que tudo o que aparece em nosso meio e dura certo tempo entre nós torna-se nossa nova condição de existência. A informática, que, entre outras coisas, tornou-se nossa nova linguagem e alterou nosso modo de vida, é um exemplo dessa condição do condicionamento. A mais ampla entre as condições humanas, o condicionamento circunstancia todas as demais.

As condições humanas interagem entre si, codeterminando-se. Alterações no planeta Terra, por exemplo, interferem direta e imediatamente nas demais. Um gesto ou criação humanos põe a Terra em perigo.

O condicionamento, a Terra, a natalidade e a mortalidade são condições humanas que Arendt considera genéricas, ao contrário da vida biológica, da mundanidade e da pluralidade, que têm características mais particulares e, especialmente, porque estas últimas exigem de nós atividades bastante definidas.

A condição da vida biológica não sobrevive sem uma intervenção humana; ela exige de nós uma atividade que garanta sua permanência. Suas necessidades básicas, vitais, precisam ser supridas, caso contrário ela deixa de ser. A ativida-

* A autora considera o "condicionamento" (expressão cujo significado é diferente daquele usado pelo behaviorismo) uma sétima condição humana, a mais básica e mais geral, à medida em que, como afirma a pensadora, todas as demais condições humanas são codeterminadas pelo fato de homens serem entes condicionados, ainda que não de modo absoluto.

de requerida pela condição humana vida biológica, Arendt nomeia como labor,[†] cuja finalidade, então, é a preservação da vida individual e da espécie e a satisfação das necessidades vitais.

A condição da mundanidade, que tem por finalidade a construção artificial do mundo e de seus artefatos, exige a atividade a que nomeia trabalho. E a condição humana da pluralidade, que tem por finalidade a incessante negociação das condições, estruturas, regras e afins de nossa vida em conjunto, exige uma atividade que Arendt nomeia ação.

Labor, trabalho e ação são, portanto, atividades demandadas pelas condições humanas da vida biológica, da mundanidade e da pluralidade, respectivamente, e são atividades que acabam por constituir a esfera da *vita activa*, expressão utilizada por Arendt para distinguir nossa vida cotidiana e objetiva das atividades espirituais do pensar, do querer e do julgar, já mencionadas, e que constituem a "vida contemplativa".

As atividades que compõem tanto a *vita activa* quanto a vida contemplativa são atividades inexoráveis, das quais não podemos declinar ou que não podemos escolher não realizar. No caso da *vita activa*, o labor, por exemplo, é em grande medida realizado pelo próprio corpo, que atende às necessidades vitais e preserva a vida, mesmo quando nada faz e apenas dorme, por exemplo. O labor gera bens de consumo, que precisam ser consumidos para realizar sua finalidade de satisfazer as necessidades vitais e preservar a vida individual e da espécie. Bens cuja duração e solidez são mais imediatas e precisas, ou seja, têm o que poderíamos chamar de prazo de validade.

A atividade do trabalho, como Arendt diz, é realizada pelas nossas mãos. Escrever um simples bilhete, por exemplo, já é trabalho, na medida em que de alguma forma acrescenta um objeto ao mundo. Os frutos do trabalho são feitos para durar, pois devem erigir o mundo artificial e não são, portanto, destinados ao consumo, são objetos de uso, cuja solidez e durabilidade são muito mais extensas. Sua característica é permanecerem no mundo muito além de nossas vidas humanas limitadas. Seu desgaste vem pelo uso ou pela ação do tempo. Um carro é um objeto de uso, uma ponte, um lápis, uma vestimenta também. O trabalho, porém, não produz apenas objetos destinados ao uso, mas também à contemplação, a exemplo das obras de arte e dos monumentos.

† Alguns tradutores, como Adriano Correia, preferem a expressão "trabalho" para a atividade do labor, e a expressão "obra" para trabalho, mas neste ensaio, dá-se preferência à tradução de Roberto Raposo, que parece mais afeita às expressões originais.

A terceira atividade, a ação, à diferença do labor e do trabalho, não deixa objetos, ou seja, rastros tangíveis atrás de si, pois se realiza por meio de gestos e palavras. Gestos e palavras são fúteis, quer dizer, duram o tempo de seu exercício ou pronunciamento. Com gestos e palavras os homens fazem a política e a história.

É em *A condição humana* que Hannah Arendt se dedica à compreensão das condições humanas, como fundamento da *vita activa*, assim como em *A vida do espírito* se dedica à compreensão das atividades espirituais dos homens. *Vita activa* e vida contemplativa são termos usados pela pensadora para caracterizar essas duas dimensões da existência como modos de vida que, como tais, e ao contrário das atividades espirituais ou da *vita activa*, são eletivos. Porém, no âmbito da vida cotidiana, e em termos mais gerais, essas duas dimensões se desenvolvem enquanto relações entre pensamento e ação. Destaque-se que, embora o foco de atenção de Arendt seja declaradamente a ação, o todo de seu pensamento se realiza mediante a ininterrupta tensão entre pensar e agir.

Não é demais repetir e ressaltar que Arendt não identifica as condições humanas com qualidades estruturantes. Espécies de dinâmicas, não eletivas, as condições humanas circunstanciam a existência dos homens, sujeitas sempre às intervenções humanas e a eventos que independem dos homens, como certas ocorrências climáticas e geológicas. Os homens realizam sua humanidade e o indivíduo singular que é, respondendo, com seus gestos e palavras, a todas essas condições.

A relação entre as condições humanas e a compreensão arendtiana dos homens será brevemente ilustrada a seguir.

AS CONDIÇÕES HUMANAS E UMA COMPREENSÃO DE HOMEM

Conta a lenda que, em meio às suas viagens, o rei Ulysses passou pela Feácia. O rei dos feácios era um grande admirador seu e, quando soube que ele estava por suas terras, convidou-o para um banquete no palácio. O rei pediu a um bardo que fizesse um canto para homenagear seu convidado. Durante o banquete, o bardo dedilhou um canto narrando os feitos de Ulysses. Quando este ouviu o canto do bardo, teve uma catarse, caindo em um choro que não conseguia estancar.

Ora, Ulysses chorou porque na boca do bardo os seus atos, que para ele não passavam de meras ocorrências, tornaram-se significativos. Na boca do bardo, atos corriqueiros se tornaram um feito. Ganharam rumo, alcance, fizeram sentido.

O que aconteceu com Ulysses é o que acontece em nossa vida do dia a dia. Nossos atos se circunscrevem ao atendimento de incessantes demandas, e, na maioria das vezes, ou nem percebemos o que fazemos, ou não compreendemos seus resultados e consequências. Em si mesmas, tanto a vida como um todo quanto a nossa vida particular não têm um sentido explícito. Na verdade, em si mesmas, elas não fazem sentido algum; são o que podemos chamar de caos.

Em *A condição humana*, Arendt insere duas importantes ideias por meio de uma epígrafe. A primeira é de Isak Dinesen e diz "Todas as mágoas são suportáveis quando fazemos delas uma história ou contamos uma história a seu respeito". A segunda é de Dante Alighieri: "Pois em toda ação a intenção principal do agente, quer ele aja por necessidade natural ou vontade própria, é revelar sua imagem. [...] Assim, ninguém age sem que (agindo) manifeste seu eu latente".[1] Temos aqui duas questões fundamentais e indissociáveis. Uma diz respeito às palavras, a outra, aos atos. Ambas se entrelaçam na constituição da história humana.

A frase retomada a Dinesen torna explícito que homem algum consegue viver uma vida que não faça sentido.

Encontrar um sentido para esse caos aparente é a luta incessante que organiza nosso viver.

Precisamos, sempre e urgentemente, encontrar um canto do bardo que nos enuncie o sentido da vida.

No dito de Dante está o complemento necessário à primeira questão. Ele afirma que em nossos atos se revela nosso eu. Nos diz que somos o que fazemos. Entretanto, o que fazemos não se revela por si; ele aparece por meio de uma narrativa que articula nossos feitos e é capaz de nos mostrar a outra grande demanda de sentido para a vida, ou seja, compreender o sentido que fazemos na vida.

Qual o sentido da vida e qual sentido eu faço nela são as duas mais importantes questões que a todo momento, desde nosso nascimento até a nossa morte, nos preocupam e desassossegam incessantemente. E onde encontramos resposta para elas? Na leitura de nossos feitos, na compreensão de nossa história.

Como diz Dante, o eu que somos está em nossos atos, não como entidade e sim como imagem. Uma imagem que aparece, que se revela em nossas ações e atividades, e que se renova durante toda a nossa vida. A imagem é o que vemos no espelho, que desaparece quando deixamos de olhar no espelho e nos envolvemos com os afazeres. Imagens e reflexos são múltiplos, diversos. Só uma narrativa os unifica e equipara. O eu se recolhe na narrativa do feito, do vivido, do experimentado. O eu se espalha em atos pelos acontecimentos da vida, e a narrativa os recolhe em história. É o canto do bardo.

Esse bardo somos nós mesmos, mas também são todos aqueles com os quais convivemos. Pode ser aquele personagem que vimos em um filme, o autor de um texto que lemos, um avô que nos fez uma reprimenda, um pai que nos ponha limite, uma mãe que nos elogie, um amigo que nos valorize ou engane, ou nos traia. E pode ser todos eles em conjunto. O canto do bardo é o canto da nossa pluralidade. Ela se enuncia a partir de tudo que já foi negociado antes mesmo de nós – leis, valores, anseios, projetos.... É a voz diluída de nossos acordos. Jamais as narrativas do eu a seu respeito são exclusivamente suas; suas narrativas são a trama de todas as narrativas sobre ele.

O eu que age é o indivíduo, mas sua singularidade, ou quem ele é, é resultado do que ele faz, e o que ele faz é algo que só se define lá adiante, nas consequências que provocaram, no alcance que tiveram.

Um ato não se conclui no gesto imediato, mas em sua reverberação, e, como lembra Arendt, um ato se complementa e se constitui também pela interferência dos outros.

Como vivemos em conjunto, cada um de nós pode iniciar, com seu gesto ou sua palavra, um acontecimento. Mas esse gesto provoca, ou inicia, uma cadeia de reações.

O que um ato é não está em seu início, mas em sua conclusão.

O sentido dos feitos do eu, portanto, nunca está no que o eu faz agora, mas no resultado desse ato, do qual outros participaram e complementaram.

A condição humana da pluralidade implica que os atos do eu sejam os atos do nós. Implica que a autoria dos gestos ou da história pessoal seja coautoria, inexoravelmente.

A coautoria dos gestos e discursos de alguém não elimina o protagonismo do indivíduo, apenas não reconhece seu controle total do acontecimento. Afinal, cada homem está no mundo sob a condição da natalidade, sob a condição de ser o novo no mundo, e nessa condição está sua diferença em relação aos outros.

Cada homem responde individualmente pelo seu gesto, mas jamais responde pela totalidade do acontecimento.

Quando lemos uma biografia, entendemos que o protagonista, para ser o herói ou o carrasco que foi, teve todos os seus atos circunstanciados pelos valores, acordos, projetos da comunidade político-social em que vive, de seu tempo histórico, e até dos eventos inesperados que o sucederam.

Mas o que um ato é ou foi não está em sua consecução apenas; está na narrativa que o recolhe e expõe. Contudo, um acontecimento precisa ter chegado a sua conclusão para que cada ato empreendido por cada ator ganhe significado. É no âmbito de um acontecimento que os atos particulares chegam a ser o que são. E é na narrativa dos outros, sobre o acontecimento e sobre os atos particulares, que seu sentido se articula. A vida é conjunta, os atos se realizam em coautoria e os acontecimentos se realizam por coparticipação.

As condições humanas do condicionamento, da pluralidade, da natalidade, prioritariamente, estruturam a história humana, que, em sua particularidade, realiza-se no seio de uma história comum.

Essas considerações nos levam a uma compreensão de homem. Um homem não se define por suas qualidades: talentos, características físicas, deficiências, mas por seus atos e palavras, empreendidos na relação com os eventos e as demandas que os eventos lhe trazem e nas circunstâncias delimitadas pelas condições do condicionamento, da vida biológica, da pluralidade, da natalidade, prioritariamente.

Quem somos, e o sentido que fazemos na vida, revelam-se em nossa história vivida e na narrativa que a recolhe. O sentido da vida e o sentido que nela fazemos está na compreensão de nossa história, que só se articula no meio de uma história.

Cada homem é uma história condicionada e, portanto, circunstanciada.

Os homens são personagens que agem e falam e com isso constituem um mundo (uma história), constituindo-se a si próprios (uma história). O significado de seus feitos e palavras, uma vez que, e de imediato, são puras ocorrências, só se revela nas narrativas sobre eles.

Narrativas que cada homem constrói sobre si mesmo por intermédio de e em associação àqueles com os quais convive. O eu está entre a narrativa que faz de si mesmo e a narrativa que os outros fazem dele. Entre o ator que ele é, o espectador que ele pode ser de si mesmo e o espectador que o outro é dele. Nossos problemas mais peculiares, nossos feitos mais pessoais... nascem, crescem e se resolvem no seio de uma história e de uma política, à medida que nascemos em um mundo que já tem uma história, e no meio de outros, com os quais temos que negociar os termos de nossa vida conjunta até a nossa morte.[‡]

REFERÊNCIAS

1. Arendt H. A condição humana. Raposo R, translator. 10.ed. Rio de Janeiro: Forense Universitária; 2002.
2. Arendt H. A vida do espírito. Abranches et al., translator. Rio de Janeiro: Civilização Brasileira; 2009.
3. Critelli D. História pessoal e sentido da vida. São Paulo: Educ; 2012.

[‡] Minhas atividades como professora de filosofia e como orientadora existencial têm se estruturado sob a luz do pensamento de Hannah Arendt. Acabei por estruturar essas orientações em uma metodologia que chamei Historiobiografia, e que publiquei no livro *História pessoal e sentido da vida.*[3] Nele há, de modo mais alargado, um desenvolvimento do diálogo entre Arendt e a psicologia.

CAPÍTULO 5

Contribuições do pensamento de Simone de Beauvoir para a psicologia

Joanneliese de Lucas Freitas

À GUISA DE INTRODUÇÃO: SIMONE DE BEAUVOIR, FILÓSOFA

Receber o convite para escrever o presente capítulo é uma honra, mas também uma surpresa pelo ineditismo do tema no contexto de um livro sobre fenomenologia, existencialismo e psicologia. As surpresas e inquietações se multiplicam quando falamos de uma autora da envergadura de Simone de Beauvoir, por vários motivos. O primeiro é, sem sombra de dúvida, o crescente, mas ainda parco, reconhecimento no Brasil da autora como filósofa e como representante da corrente fenomenológica, mais especificamente em sua expressão existencial – reconhecimento já consolidado no exterior. Seu reconhecimento – ou a falta a dele – como filósofa é tema de debate e até mesmo fruto de uma declaração por parte da própria autora, ou talvez de uma crítica profunda de sua parte ao modo como se faz filosofia em certos círculos acadêmicos: a própria Beauvoir, certa feita, em suas memórias, adverte que não é filósofa. Contudo, essa questão já está superada entre pesquisadoras e comentaristas de renome da obra beauvoiriana dentro da fenomenologia, do existencialismo e também do feminismo, sendo a autora hoje reconhecida pelo trabalho filosófico autoral e original.

A falta de reconhecimento de sua obra durante muito tempo ocorreu devido a uma cultura sexista predominante na academia até os dias de hoje, além de uma interpretação restrita sobre o que significa ser uma "filósofa": fazer uma filosofia não apenas "sobre as mulheres", mas "das mulheres", talvez seja também abrir as possibilidades de questionar a própria filosofia e o fazer filosófico.[1,2,3,4]

Esse cenário só torna mais necessário que se dedique espaço ao pensamento de Simone de Beauvoir. Outra lacuna talvez notada pelos organizadores do livro seja o fato de que a autora é pouco referenciada no campo da psicologia. Quando muito, sabe-se por algumas autoras do campo psi que Beauvoir dedicou-se aos estudos sobre a mulher e sobre a velhice, tema esse que ainda conta com parca referência de sua obra até mesmo entre estudiosas da psicologia do desenvolvimento, por exemplo.

Não pretendo neste capítulo responder completamente à questão anunciada em seu título, mas abrir reflexões iniciais sobre possíveis implicações do pensamento da autora ao campo da psicologia. Aqui, abre-se uma nova pergunta: de que psicologia falamos? Talvez esse seja o questionamento implicado pelo tema do capítulo, que é o mais difícil. A psicologia é um campo muito diverso, e cada autora se posicionará a partir de sua história e de sua perspectiva. Destarte, assumindo meu lugar de pesquisadora em psicologia fenomenológica e existencial, no campo da saúde e da clínica, proponho uma reflexão a partir desse lugar. Mantenho, porém, a advertência de que as reflexões aqui levantadas podem ser estendidas a outras perspectivas psicológicas, haja vista a extensão das implicações do pensamento de Beauvoir.

Há vários caminhos possíveis de serem percorridos a partir do pensamento beauvoiriano, mas há dois mais explícitos. O primeiro, como crítica social e epistemológica à própria construção do saber sobre ser humano; o segundo, um caminho de exploração e desenvolvimento de temas e conceitos. É notória a denúncia de Beauvoir do fato de que nosso pensamento e todo saber é situado, desde nossas posições existenciais, sociais e – de gênero!

> Beauvoir nos mostra que pensamos o que pensamos por sermos quem somos. Ao longo da história da filosofia ocidental, é justamente a situação social, existencial e de gênero que operou de modo que homens entendessem a si mesmos como a referência do universal, do neutro, do essencial, colocando não só a mulher no lugar do Outro mas também os negros e negras, os velhos e velhas e toda sorte de pessoas e povos que se constituíram para o Ocidente como marginalizados.

Talvez por isso a autora seja ainda vista com tanta desconfiança em um meio acadêmico dominado por um saber pretensamente "neutro" que tenta eliminar os pensamentos desviantes rotulando-os como parciais, não conseguindo vislumbrar a própria parcialidade.

Logo no início de *O segundo sexo*, Beauvoir nos conta que ouviu diversas vezes de homens que ela pensava do modo que pensava por ser uma mulher, afirmação que desqualificava seu trabalho e tentava sustentar que ela não poderia alcançar um pensar neutro, universal e positivo. Talvez essa seja a primeira contribuição à psicologia que a obra da autora nos lega, assim como à toda a epistemologia: a evidência de que todo saber é localizado. Sem discordar de seus interlocutores, ela nos relata que invariavelmente pensava: "'Você pensa o contrário porque é um homem', pois está subentendido que o fato de ser um homem não é uma singularidade; um homem está em seu direito sendo homem, é a mulher que está errada".[5]

Tomando o caminho temático, os temas de mais óbvio impacto do pensamento de Beauvoir para o modo como a psicologia tem sido pensada e praticada são os da mulher e da velhice, como dito anteriormente. Contudo, as discussões que envolvem tais problemáticas na verdade se sustentam em compreensões outras, mais centrais em seu pensamento fenomenológico-existencial e de onde derivam certamente suas mais importantes contribuições para o saber psicológico e a prática da psicologia: o problema do corpo, a relação entre as condições sociais e a liberdade e a ambiguidade como fundamento da moral. Embora esse seja um caminho de exploração de temas, pretendo mostrar como ela os faz sempre por meio de uma crítica social e epistêmica, revelando que não é possível nos aproximarmos de qualquer problema sem parcialidade.

O CORPO FENOMENOLÓGICO: SITUAÇÃO, LIBERDADE E AMBIGUIDADE

Para começar, insisto em lembrar que Beauvoir tem sido reconhecida como uma autora da fenomenologia (e não apenas do existencialismo), com pensamento próprio, e não mais como uma escritora ou simples discípula das ideias sartrianas, ou de qualquer outro autor, sendo inclusive reconhecida por influenciar a compreensão de Sartre sobre liberdade e situação.[2,3,6,7,8,9,10] De qualquer modo, faz-se mister reconhecer heranças, diálogos e confrontos, aproximações e afastamentos, pois nenhum pensamento se constitui no vazio.

Por ter sido frequentemente associada a Jean-Paul Sartre, não foi de forma imediata para o grande público o reconhecimento de sua relação teórica com outros autores da fenomenologia, mesmo com Merleau-Ponty, com quem partilhou anos de seu trabalho, menos ainda o reconhecimento de sua originalidade e o modo como avança de forma muito particular certos conceitos do existencialismo. Muitas comentadoras já reconheceram que a compreensão de corpo em Beauvoir é herdeira especialmente de Merleau-Ponty e Husserl, apresentando uma concepção sobre corporeidade mais vinculada a esses autores do que à concepção sartriana.[2,3,8,9,11] Para além de suas vinculações com outros autores, suas concepções sobre corpo, liberdade e situação social são fruto de uma nova e rica apreensão dos temas no escopo da fenomenologia e que podem ser de relevância para a psicologia, como pretendo mostrar adiante. Para compreender tais afirmações é preciso compreender, antes, a própria noção de corporeidade para a fenomenologia.

Husserl, fundador da fenomenologia moderna, diferencia o corpo como organismo físico (*Körper*) e como órgão perceptual das experiências subjetivas (*Leib*).[12] O filósofo, preocupado com a fenomenalidade do mundo, ou sobre como esse mundo aparece para nós, demonstra que a percepção do espaço e dos objetos pressupõe um corpo vivo, sendo esse corpo vivente, portanto, um corpo intencional. O corpo é descrito por Husserl como engajamento ativo no espaço por meio da relação com os outros. Tais relações constituem, por meio das relações intercorporais, o "eu posso" no mundo, abrindo minhas possibilidades de ação nesse mesmo mundo. O corpo é, portanto, constituinte-constituído na percepção dos objetos, ou, em outras palavras, o mundo me é dado a partir desse corpo, ao mesmo tempo que esse corpo me é revelado como tal, a partir da exploração do mundo.[13]

Aprofundando as análises husserlianas de que o corpo não é apenas percebido como um objeto (*Körper*), mas é também experienciado como "eu sou" (*Leib*), Merleau-Ponty[14] nos mostra que não tenho simplesmente consciência de que tenho um corpo, mas antes sou esse corpo que tenho: nem sujeito, nem objeto, mas ambas as coisas. Meu corpo é, para mim, *um objeto que eu sou*, orientado e aberto ao que ele mesmo não é – os outros e o mundo – e que, paradoxalmente, é revelado a si mesmo nessa abertura, por meio da sua expressividade, ativamente atuando no mundo.

À medida que avançamos, notamos que qualquer reflexão que procure compreender o que é consciência, ao aplicar a redução fenomenológica,* encontrará inescapavelmente um resíduo que é a corporeidade, pois o corpo é a ancoragem dessa consciência.

* A redução fenomenológica é um dos passos do método fenomenológico proposto por Husserl que consiste em "suspender", "reduzir" ou "colocar entre parênteses" todas as teorias prévias (atitude natural) acerca de um fenômeno, especialmente a consciência, para alcançar os constituintes presentes no fenômeno e, assim, descrever sua experiência.

Isso não quer dizer, obviamente, que a consciência seja um produto corporal, tal como defendido por perspectivas biologistas, pois o uso que fazemos de nossos corpos é transcendente em relação ao corpo como objeto biológico. Somos consciência encarnada, na qual o corpo mesmo é dotado de uma intencionalidade própria.

Transcendendo o imanente, a corporeidade é para Merleau-Ponty[14] o ponto de contato entre sujeito e mundo, "nó de significações vivas" entre ser e mundo, assim como é a fundação do "eu posso", do meu campo de liberdade, ou melhor, de um "campo de possíveis que me precede".[15] Ser esse corpo-sujeito que abre campo de possibilidades de ser no mundo como um eu posso (*Leib*) e não como um eu penso (*cogito, ergo sum*) enraíza a consciência espacial e temporalmente, organizando os sentidos de si e do mundo por meio do esquema corporal. Ao conquistar o mundo com um eu posso, sendo no mundo, essa corporeidade vivida é conquistada como expressão – revelando-se por seus gestos a si e ao mundo, junto dos outros. O corpo é, portanto, fundamento do ser, abertura que nos permite nos encontrarmos a nós mesmos no mundo, aos outros e ao próprio mundo, é situação.

A leitura apressada de *O segundo sexo*, ou de forma descontextualizada de sua matriz fenomenológica e existencial, pode dar margem a uma interpretação biologicista do pensamento de Beauvoir. Tal interpretação não é incomum e tem sido creditada à tradução equivocada de sua obra ao púbico estadunidense.[3,4] Beauvoir muitas vezes é erroneamente referenciada como uma autora que defende uma "natureza feminina" ou "da mulher".

Contudo, ela não aceitava a ideia de "natureza humana",[†] tampouco, portanto, abraçou uma noção de corporeidade como entidade biológica e determinante do ser, mas empreendeu em seu trabalho uma análise fenomenológica em busca da descrição da condição humana, ou, em outras palavras, da situação humana, que do ponto de vista fenomenológico é sempre corporal.

Tal empreendimento pode ser vislumbrado muito claramente em especial nas obras *O segundo sexo* e *A velhice*, por meio do que entendo se constituir como uma *fenomenologia do corpo*.

Logo no início do primeiro volume de *O segundo sexo*, a filósofa reafirma sua filiação à fenomenologia, assim como situa a problemática do corpo: "o cor-

† A própria Beauvoir aponta em uma entrevista o equívoco da tradução estadunidense de "la realité humaine" para "feminine nature".[4]

po não é uma coisa, mas uma situação: é a nossa tomada de posse do mundo e o esboço de nossos projetos".[5‡] Ser situação significa que estamos sempre posicionadas no mundo a partir de uma perspectiva corporal e, portanto, também espacial, temporal e social, incluindo-se aí as relações com a alteridade e, desse modo, suas relações de poder e de reciprocidade. Assumindo essa perspectiva sobre a situação, Beauvoir também assume uma perspectiva ética e política sobre a existência humana.

Em suas obras mais conhecidas, *O segundo sexo* e *A velhice*, Beauvoir nos demonstra que a corporeidade de mulheres e velhos é vivida como experiência imediata da impossibilidade, dada pela sua situação social, deixando sua marca em nossos corpos e existências:

> Não seria possível obrigar diretamente uma mulher a parir: tudo o que se pode fazer é encerrá-la dentro de situações em que a maternidade é a única saída; a lei ou os costumes impõem-lhe o casamento [...] é impossível, vê-se por esse exemplo, encarar a mulher unicamente como força produtora; ela é para o homem uma parceira sexual, uma reprodutora, um objeto erótico, um Outro através do qual ele se busca a si próprio.[5]

O trabalho de Beauvoir nos ajuda a compreender o peso das instituições, das estruturas sociais e eventos sobre as existências que se mostram como resistências à liberdade. Aqui, abrimos um parêntese para lembrar que o tema da liberdade é central para o existencialismo sartriano e também para a fenomenologia de Merleau-Ponty. Como uma existencialista, este não poderia deixar de ser um tema central também no trabalho de Beauvoir.

No existencialismo, a liberdade não diz respeito a escolhas ordinárias e cotidianas, mas é uma condição ontológica que aponta para o fato de que não somos predeterminados, e que a consciência não pode ser tratada como coisa em-si.

O que aparece como novidade no pensamento beauvoiriano é certa provocação à concepção sartriana de liberdade e certamente uma ultrapassagem dessa, quando a autora nos mostra que nem todas as situações são iguais e que não há possibilidade de tomar a liberdade como deslocada da situação intersubjetiva e não apenas da situação fática. Ao longo de sua obra, Beauvoir demonstra que há

‡ É curioso notar que o conceito de situação também sofreu apagamento na tradução da obra da autora, comprometendo a interpretação de sua obra como fenomenológica.[6]

resistências à liberdade que se engendram a partir da opressão social e da história pessoal. Ao fazer isso, a autora abandona certo viés do existencialismo sobre a liberdade que ela mesma chama de individualista e idealista.[16] Sair do idealismo também significa pensar efetivamente nas situações concretas às quais os diferentes indivíduos estão sujeitos. Ela então se pergunta: "qual a superação possível para uma mulher encerrada no harém?".[16]

Em resumo, Beauvoir demonstra que, em vez da livre escolha de uma situação totalmente aberta, tal como defendida no existencialismo sartriano, nós mulheres (e outros grupos oprimidos) existimos limitadas por certas opressões que se constituem como resistências à liberdade e à transcendência, condicionando-nos à situação.

Sartre e outros existencialistas não podiam decerto vê-las desde seu lugar privilegiado como homens. O corpo não pode ser compreendido fora de sua situação sexual, e as diferenças sexuais não podem ser compreendidas fora de seu horizonte histórico, tampouco a velhice, pois os corpos são atravessados por determinadas normas que restringem as subjetividades, assim como se abrem a partir de determinadas condições impostas por seus corpos particulares. Assim, tanto em *O segundo sexo* quanto em *A velhice*, a filósofa se coloca a avaliar minuciosamente as concepções vigentes sobre a mulher e o velho na primeira parte de ambas as obras, cotejando-as na segunda parte com a *experiência vivida* de mulheres e velhos.

Beauvoir descreve, portanto, especialmente em *O segundo sexo* e *A velhice*, sobre a institucionalização dos diversos discursos sobre os corpos, *historicizando* a subjetividade corporificada.[17§] Além disso, ela recoloca a história e o *bios* na existência: não somos simplesmente determinadas pelas relações intersubjetivas, mas, como situação, elas nos restringem à possibilidade de escolhermo-nos, fazendo com que para certos grupos não escolher seja destinado e não de fato vivido como possibilidade ontológica. Ser mulher, ser velho, ser negro, são condições do existir essencializadas *a priori* e marcadas no corpo. Ter útero, pele escura ou enrugada, assim como cabelos brancos, marcam lugares sociais, (im)possibilidades de ação, valorações sobre sua ação no mundo. Isso se dá porque, conforme demonstrado por Beauvoir, embora o corpo seja essa abertura que aponta para aquilo que podemos fazer e podemos ser, esse fazer está localizado em um mundo que tem modos de sustentar tais possibilidades ou de restringi-las. Do mes-

---

§ Nota-se que, sobre o tema da liberdade, Beauvoir já se diferenciava da perspectiva sartriana desde os trabalhos anteriores, *Por uma moral da ambiguidade* e *Pyrrhus et Cinéas*.

mo modo que Husserl e Merleau-Ponty descrevem como a corporeidade é um eu posso, Beauvoir descreve como ela se torna um "não posso".

No caso da mulher – e também do velho –, o homem branco, adulto, europeu, se vê como essencial, como referência para o humano, o humano absoluto.

Qualquer um que não se encaixe nesse padrão é colocado no lugar da alteridade total, no lugar de Outro.

O Outro é a mulher, o Outro é o velho: "O drama da mulher é esse conflito entre a reivindicação fundamental de todo sujeito que se põe sempre como o essencial e as exigências de uma situação que a constitui como inessencial",[5] ou ainda, "para os demais, o velho constitui objeto de um conhecimento; para si mesmo ele possui de seu próprio estado, uma experiência vivida".[18]

Ao descrever a situação da mulher como Outro, Beauvoir desloca a análise da existência como consciência pura e individual para o campo da análise intersubjetiva. Do ponto de vista do existencialismo, a novidade é, portanto, a inclusão dessa reflexão a partir do problema da alteridade e o modo de condução dessa reflexão, atrelada ao problema do corpo e da sustentação de uma moral. Em sua obra, portanto, torna-se fundamental o reconhecimento do papel do Outro como constituinte da experiência, e ainda, da experiência de *ser* Outro:

> Nenhum sujeito se define imediata e espontaneamente como o inessencial; não é o Outro que se definindo como Outro define o Um; ele é posto como Outro pelo Um definindo-se como Um. Mas para que o Outro não se transforme no Um é preciso que se sujeite a esse ponto de vista alheio. De onde vem essa submissão na mulher?[5]

O problema da relação eu-outro, onde esse outro é marginalizado por sua diferença (seja sexual, racial, de idade), implica uma compreensão muito própria do tema da liberdade, que deixa de ser tão somente condição ontológica para se apresentar também como liberdade de situação, sempre engajada na relação intersubjetiva:

> Digo respeito aos outros e é a mim que eles dizem respeito; esta é uma verdade que não pode ser decomposta: a relação eu-outro é tão indissolúvel quanto a relação sujeito-objeto [...] querer ser livre é também querer os outros livres; essa vontade não é uma fórmula abstrata, ela indica a cada um as ações concretas a serem realizadas.[19]

Aqui, o sentido de situação seria um pouco diferente daquele encontrado em Merleau-Ponty, para quem a situação é sempre enraizada no corpo, e em Sartre, para quem a situação está vinculada à facticidade.[15] Uma vez que ela assume a ambiguidade da existência corporificada tal como Merleau-Ponty e a insere na situação concreta, em sua facticidade, tal como em Sartre, de certa forma se mantém entre um e outro autor. Mas não só isso:

Beauvoir analisa o modo como essas relações com a alteridade se institucionalizam e se tornam opressões sociais ancoradas essencialmente nas características e nas especificidades corporais dos sujeitos, seja no sexo, na cor de pele, na idade, avançando de forma decisiva o pensamento de ambos os autores ao incluir a existência nas dimensões ética e política.

Embora o corpo não seja um destino, nem uma origem ou causa, ele é uma situação e, como tal, é abertura ao mundo. O corpo no mundo é a situação de cada sujeito, seu campo possível, assim como o *locus* das opressões, ancoradas em uma relação de não reciprocidade entre as liberdades:

> Todo sujeito coloca-se concretamente através de projetos como uma transcendência; só alcança sua liberdade pela sua constante superação em vista de outras liberdades; não há outra justificação da existência presente senão sua expansão para um futuro indefinidamente aberto. Cada vez que a transcendência cai na imanência, há degradação da existência em "em si", da liberdade em facticidade; essa queda é uma falha moral, se consentida pelo sujeito. Se lhe é infligida, assume o aspecto de frustração ou opressão. Em ambos os casos, é um mal absoluto. Todo indivíduo que se preocupa em justificar sua existência sente-a como uma necessidade indefinida de se transcender. Ora, o que define de maneira singular a situação da mulher é que, sendo, como todo ser humano, uma liberdade autônoma, descobre-se e escolhe-se num mundo em que os homens lhe impõem a condição do Outro. Pretende-se torná-la objeto, votá-la à imanência, porquanto sua transcendência será perpetuamente transcendida por outra consciência essencial e soberana.[5]

Como em Merleau-Ponty, o corpo é analisado por Beauvoir como um eu posso, como potência, mas, como dito anteriormente, ela vai adiante: ela demonstra como corpos delineados e compreendidos a partir de suas desvantagens são, ambiguamente, potência e restrição. Ao falar de potência e restrição, de transcendência e opressão, de essencialização do Outro como restrição de sua liberdade, a autora articula as contradições da existência, mantendo-as sempre tensionadas, inserindo o problema da existência e da liberdade no campo da moral.[19]

> **Ao aprofundar a situação vivida, Beauvoir nos mostra, de forma ainda inédita na fenomenologia e no existencialismo de até então, como essa situação corporal é atravessada pela cultura e pelas opressões estruturais.**

Ou ainda, como diz Merleau-Ponty[20] em um conjunto de anotações de curso sobre instituição: Simone de Beauvoir mostra "o que existe entre o social-objetivo e a instituição biológica ou a consciência de uma [situação?] de 'psiquismo'". Embora não sejamos biologicamente nem socialmente determinados, as relações com outrem se constituem como opressões institucionalizadas quando determinam *a priori* o que é ser mulher e o que é ser velho, essencializando suas subjetividades e impedindo que sejam ontologicamente livres, circunstanciando sua liberdade: qual a possibilidade de uma mulher que vive no harém transcender a sua condição?

Homens, mulheres, negros,[*] crianças, velhos: todos vivemos uma situação corporal que nos abre determinado mundo, mas um mundo que nos interpela com situações que também são instituições sociais. A intersubjetividade se institui como campo do possível: a existência é um tornar-se, porém um tornar-se dentro de uma história, com o outro: "Ninguém nasce mulher, torna-se mulher".[21]

Aqui começamos a vislumbrar o que haveria em sua compreensão sobre corporeidade que podemos entender como contribuição à psicologia: a tese de que ser sujeito no mundo diz respeito também a ter sua liberdade condicionada pelas relações intersubjetivas e pela história, ou, ainda, que corpo é potência, mas também é *locus* da restrição operada socialmente vivida por uma existência: "A maneira pela qual [o existente] se sente como corpo diante dos outros corpos traduz concretamente sua situação existencial".[5] A partir de sua obra, torna-se possível pensar como diversos grupos existem como marginalizados,

---

[*] Aqui deixei propositadamente "negros" sem a referência a "negras". Como disse no início, a própria Beauvoir nos mostra que qualquer perspectiva é sempre localizada e parcial. Também a parcialidade ocorre em Beauvoir, como já notado frequentemente pela literatura. A "mulher" da qual fala é a mulher branca europeia, estando a condição da mulher negra invisibilizada em sua obra. É curioso notar que, em *O segundo sexo*, Beauvoir fala do "negro", mas não de "negros" e "negras". De qualquer modo, ela não era indiferente às condições de exploração e violência vivida pelas mulheres colonizadas. Vide, por exemplo, Beauvoir. *Djamila Boupacha*. Paris: Gallimard; 1962.

assim como a liberdade opera dentro de certos limites, o que se torna tema relevante para as psicologias que tradicionalmente atuam com uma perspectiva de ser humano de forma generalizada e descontextualizada de suas condições históricas e sociais.

Como última observação, destaco que a perspectiva da filósofa assume ainda outro aspecto para as relações intersubjetivas, que diz respeito ao modo como as existências se relacionam como liberdades, quando toca o campo da moral. É necessário sempre compreender seu pensamento a partir do fundamento do que ela considera a moral existencialista, fundada na ambiguidade (eu-outro, possibilidade-restrição, vida-morte, corpo-transcendência, individuo-social, transcendência-imanência). A liberdade, portanto, é também ambígua e nunca individual. Por mais que uma mulher alcance um lugar diferente na sociedade, não estará ainda livre, pois "o indivíduo não tem liberdade de moldá-la [a ideia de feminilidade] à vontade. [...] Recusando atributos femininos, não se adquirem atributos viris".[21] A questão, então, não é simplesmente rejeitar um lugar do ponto de vista individual, mas permitir uma transformação nas *relações entre diferentes liberdades*, uma vez que, lembremos, sua filosofia insere a intersubjetividade como campo do possível. Isso só é possível em uma compreensão na qual a liberdade jorre da intersubjetividade e não de uma consciência pura. Beauvoir afirma:

> *Para ser um indivíduo completo, igual ao homem, é preciso que a mulher tenha acesso ao mundo masculino assim como o homem tem acesso ao mundo feminino, que tenha acesso ao outro; só que as exigências do outro não são em ambos os casos simétricas.*[21]

Em *O segundo sexo*, a autora acaba desenhando o amor e a sexualidade como formas de alcançar a reciprocidade e, portanto, a liberdade. Porém, essa não é uma questão que está apenas circunstanciada ao problema das diferenças sexuais, mas é para ela uma questão moral, já discutida em *Por uma moral da ambiguidade*, quando afirma que a liberdade "não é um solipsismo, uma vez que o indivíduo apenas se define pela sua relação com o mundo e com os outros indivíduos: ele só existe como transcendência e sua liberdade não pode ser completa senão por meio da liberdade do outro".[19] Essa reflexão nos leva a outra, definitiva: querer a liberdade é querer um engajamento moral no mundo, pois não posso ser livre enquanto o outro não o é. Minha transcendência é um apelo à liberdade e só se constitui intersubjetivamente, "Querer-se moral e querer-se livre é uma única e mesma decisão".[19]

CONSIDERAÇÕES FINAIS: POSSÍVEIS IMPLICAÇÕES PARA A PSICOLOGIA

Como vimos, Beauvoir traz à luz como as existências das mulheres e de outros grupos sociais são essencializadas, por meio da institucionalização e do controle de nossos corpos e dos discursos, valores e práticas sobre o que é ser mulher ou o que é ser velho, ao sermos colocadas como Outro. Colocar alguém no lugar de Outro absoluto, ou seja, sem condição de reciprocidade, é recusá-la como sujeito, como semelhante. Essa não é uma compreensão qualquer. Mas como pensar essas conclusões e suas implicações para o campo da psicologia?

As psicologias fenomenológicas e existenciais têm enfrentado diversos desafios relacionados exatamente ao que diz respeito à relação entre seu aporte filosófico e seu campo de atuação. Historicamente houve uma tentativa de transpor ou aplicar certos conceitos da filosofia à prática psicológica, especialmente à prática clínica, equívoco já denunciado incansavelmente pela literatura.[22,23,24,25] No caso da filosofia existencial esse problema se torna ainda mais complexo dada a centralidade do tema da liberdade, tornando impossível qualquer prática que seja determinante *a priori* de quem esse sujeito deva ser ou tornar-se, por meio de intervenções ou ações predeterminadas.

A partir de tais ponderações, consideramos que o pensamento de Beauvoir pode contribuir para uma compreensão situada das diferentes experiências de ser no mundo e que essas experiências não excluem o que hoje chamamos de interseccionalidade: ela nos ensina que nossas experiências são invariavelmente gendradas, racializadas e estão vinculadas à classe a que pertencemos.

> Nossas vivências se dão no mundo com os outros e não como teorizações abstratas e generalizantes, tampouco se revelam a partir de reflexões filosóficas descontextualizadas no contexto da prática profissional.

Uma pergunta que permanece das reflexões do existencialismo beauvoiriano é: a quem é permitido efetivamente o movimento do tornar-se? Ainda que seu trabalho também seja localizado e que a própria Beauvoir não tenha conseguido aprofundar as reflexões para além de sua própria situação, invisibilizando certas mulheres, tais como as mulheres negras, ele nos oferece subsídios para pensar tais questões. Beauvoir nos oferece ferramentas para compreender que a experiência humana é vinculada ao modo como nossos corpos estão no mundo, com suas significações atreladas às relações com a alteridade em um campo institucionalizado que ultrapassa o indivíduo. A implicação desse aspecto de seu pensamento para a prática psicológica é enorme, pois quer dizer que não é o empreendimento individual de um psicólogo que será capaz de produzir mudanças em uma condição que está para além de seu controle. Contudo, por outro lado, nos lembra que são de muita potência as relações de reciprocidade. Portanto, é também de muita potência que a escuta clínica seja implicada nesse tipo de relação. Isso significa que as objetivações teóricas e ontológicas sobre o que é o "ser" devem ser abandonadas em prol de uma relação que se constitua na reciprocidade e no reconhecimento do outro como Sujeito e não a partir de intervenções ou concepções previamente organizadas, com fins prévios, engendradas desde posturas essencializantes e objetivantes. Essencializantes de seu ser, de seu gênero, de seu sofrimento, de sua condição social, raça ou classe, de sua deficiência.

Podemos nos propor a ouvir esse Outro a partir de um princípio segundo o qual a diferença possa falar como expressividade de sua condição, acolhendo seu projeto e permitindo que fale de seu lugar no mundo, de sua situação, sem patologizar essa situação ou compreendê-la como má-fé.

Empreender uma prática situada em uma relação libertadora é também jamais perder de vista a essencialização sofrida pelo outro em diferentes situações, sem permitir que a psicologia seja uma prática de reprodução de tais essencializações, tipicamente vividas individualmente como culpabilização de seu sofrimento.

As diferenças devem aparecer como viabilidade das liberdades, desafiantes de nossas próprias perspectivas, de nossos engajamentos ontológicos como profissionais da saúde. Atuar a partir de uma perspectiva beauvoiriana é assumir a ambiguidade da existência e a acepção moral de que só podemos ser livres com a efetivação da liberdade dos outr(o)(a)(e)(s).

REFERÊNCIAS

1. Andrew BS. Beauvoir's place in philosophical thought. In: Card C (org.). The Cambridge Companion to Simone de Beauvoir. New York: Cambridge University Press; 2003.
2. Heinämaa S. The body as instrument and as expression. In: Card C (org.). The Cambridge Companion to Simone de Beauvoir. New York: Cambridge University Press; 2003a.
3. Heinämaa S. Toward a phenomenology of sexual difference: Husserl, Merleau-Ponty, Beauvoir. Oxford: Rowman & Littlefield Publishers; 2003b.

4. Simons MA. Beauvoir and the second sex: feminism, race, and the origins of existentialixm. Oxford: Rowman & Littlefield; 2001.
5. Beauvoir S. O segundo sexo. 5.ed. Rio de Janeiro: Nova Fronteira; 2019a. v.1. p.12, 14, 26, 62, 89, 90. (Trabalho original publicado em 1949.)
6. Candiani HR. A tessitura da situação: a trama das opressões na obra de Simone de Beauvoir. [Tese]. Campinas: Universidade Estadual de Campinas; 2018.
7. Gothlin E. Reading Simone de Beauvoir with Martin Heidegger. In: Card C (org.). The Cambridge Companion to Simone de Beauvoir. New York: Cambridge University Press; 2003.
8. Kruks S. Simone de Beauvoir: between Sartre and Merleau-Ponty. Simone de Beauvoir Studies. 1988;5:74-80. Disponível em: http://www.jstor.org/stable/45173384. Acesso em: 12/4/2021.
9. Langer M. Beauvoir and Merleau-Ponty on ambiguity. In: Card C (org.). The Cambridge Companion to Simone de Beauvoir. New York: Cambridge University Press; 2003.
10. Simons MA. Beauvoir and Sartre: the philosophical relationship. Yale French Studies. 1986;72:165-79. Disponível em: https://www.jstor.org/stable/2930233. Acesso em: 12/11/2021.
11. Cataldi SL. The body as a basis for being: Simone de Beauvoir and Maurice Merleau-Ponty. In: O'Brien W, Embree L. The existential phenomenology of Simone de Beauvoir (Contributions to Phenomenology. 2001;43:85-106). Springer.
12. Drummond J. Historical dictionary of Husserl's philosophy. New York: Scarecrow Press; 2007.
13. Zahavi D. Merleau-Ponty on Husserl: a reappraisal. In: Toadvine T, Embree L. Merleau--Ponty's Reading of Husserl (Contributions to Phenomenology. 2002;45:3-30). Dordrecht, Boston, London: Kluwer Academic Publishers.
14. Merleau-Ponty M. Fenomenologia da percepção. São Paulo: Martins Fontes; 1994. p.210. (Trabalho original publicado em 1945.)
15. Moutinho LDS. Natureza e liberdade em quiasma. É: Revista Ética e Filosofia Política. 2020;1(15-23).
16. Beauvoir S. A força da idade. Rio de Janeiro: Nova Fronteira; 2009. E-book.
17. Miller SC. The lived experience of doubling: Simone de Beauvoir's phenomenology of old age. In: O'Brien W, Embree L (orgs.). The existential phenomenology of Simone de Beauvoir (Contributions to Phenomenology. 2001;43:127-47).
18. Beauvoir S. A velhice. São Paulo: Difusão Europeia do Livro; 1970. p.14.
19. Beauvoir S. Pour une morale de l'ambiguité: suivi de Pyrrhus et Cinéas. Paris: Gallimard; 2019c. p.32, 92, 193. (Trabalhos originais publicados em 1947 e 1944, respectivamente.)
20. Merleau-Ponty M. L'institution la passivité. Paris: Belin; 2003.
21. Beauvoir S. O segundo sexo (v.2). 5.ed. Rio de Janeiro: Nova Fronteira; 2019b. v.2. p.11, 506, 508. (Trabalho original publicado em 1949.)
22. Alt F, Campos CM, Barata A. Dificuldades, desafios e possibilidades para uma clínica Sartreana. Revista da Abordagem Gestáltica. 2011;17(2):198-204. Disponível em: http://pepsic.bvsalud.org/scielo.php?script=sci_arttext&pid=S1809-68672011000200011&lng=pt&tlng=pt. Acesso em: 17/4/2021.
23. Feijoo AMLC. Clínica psicológica: filosofia e praxis. In: Feijoo AMLC (org.). Psicologia clínica e filosofia [p. 41-72]. Belo Horizonte: Fundação Guimarães Rosa; 2009. p.41-72.
24. Schneider DR. (2006). Liberdade e dinâmica psicológica em Sartre. Natureza Humana. 2006;8(2):283-314. Disponível em: http://pepsic.bvsalud.org/scielo.php?script=sci_arttext&pid=S1517-24302006000200002&lng=pt&tlng=pt. Acesso em: 12/11/2021.
25. Silva NAC, Freitas JL. "A questão da técnica" em Heidegger: considerações sobre a clínica psicológica. Revista do Nufen. 2019;11(1):137-56. Disponível em: https://dx.doi.org/10.26823/RevistadoNUFEN.vol11.nº01ensaio46. Acesso em: 12/11/2021.

CAPÍTULO 6

Contribuições do pensamento de Frantz Fanon para a psicologia existencial

Nilson Lucas Dias Gabriel

INTRODUÇÃO

Ao longo da construção deste livro, temos acompanhado os fundamentos, as práticas e os campos de atuação da psicologia fenomenológica e existencialista. Neste capítulo nossos esforços somam-se a esse itinerário científico e filosófico, desta vez na companhia mediada por Frantz Fanon, que, devido a seu trabalho clínico, teórico e político, tem recebido maior atenção da comunidade acadêmica nos últimos anos.

Nosso objetivo cumpre-se ao abordar o existencialismo em sua obra *Pele negra, máscaras brancas*, à luz de sua breve porém distinta trajetória revolucionária, enfatizando suas principais contribuições para a psicologia existencial.

Inicialmente problematizaremos o silêncio em torno de sua obra, para então apresentar os principais aspectos de sua biografia nos entrelaçamentos com o existencialismo. Posteriormente, discutiremos as apropriações e superações existencialistas em seu pensamento concomitante às contribuições para o campo.

No decorrer do capítulo nos depararemos com noções familiares às ontologias fenomenológicas, como *não ser*, *essência*, *existência* e *liberdade*, entrelaçadas às temáticas permeadas pelo pensamento fanoniano, como *colonização*, *ser acional*, *reconhecimento* e *descolonização*, entre outras.

Fanon, um existencialista?

Ao analisarmos estudos fenomenológicos e existencialistas tendo como foco as obras de Frantz Fanon, sejam elas suas produções filosóficas, psiquiátricas, psicológicas, políticas ou de dramaturgia, alguns dos questionamentos que emergem dessas relações – não raras vezes – remetem ao ano de 1995, quando o sociólogo jamaicano Stuart Hall[1] (1932-2014), no encontro promovido pelo Instituto de Arte Contemporânea (ICA), iniciou sua fala com o seguinte questionamento: "Por que Fanon?".

No artigo originado dessa mesma fala, publicado no ano seguinte sob o título "A vida após a morte de Frantz Fanon", Hall[1] tenciona o silenciamento em torno do nome desse intelectual, questionando a retomada controversa dos estudos centrados exclusivamente em *Pele negra, máscaras brancas*, que, mesmo após anos de negligência, voltava a suscitar o debate intelectual de então.

Exatamente dez anos depois, a mesma pergunta foi levantada, dessa vez em solo brasileiro. Em sua tese de doutoramento,* que culminou no livro *A disputa em torno de Frantz Fanon*: a teoria e a política dos fanonismos contemporâneos, Deivison Faustino[2] investiga as diferentes vias de acesso e apropriação referentes ao pensamento fanoniano no Brasil. O pesquisador argumenta que a herança intelectual deixada pelo psiquiatra martinicano – outrora negado – atravessa um momento de reivindicação e de diversas disputas; entre elas encontram-se as perspectivas existenciais.

Hall[1] defende que essa perspectiva existencial fanoniana corresponde a uma espécie de diálogo inter-relacionado, mas que não está concluído. Imbuídos do debate podemos considerar: Wilhelm Hegel (1770-1831), Søren Kierkegaard (1813-1855), Friedrich Nietzsche (1844-1900), Edmund Husserl (1859-1938), W. E. B. Du Bois (1868-1963), Martin Heidegger (1889-1976), Jean-Paul Sartre (1905-1980), Simone de Beauvoir (1908-1986), Merleau-Ponty (1908-1961), Richard Wright (1908-1960) e Albert Camus (1913-1960).

Nosso empenho não está voltado a tentar comprovar se Frantz Fanon foi ou não um existencialista. Como veremos ao longo do capítulo, Fanon foi um psiquiatra revolucionário que objetivou a descolonização em todas as suas formas e lugares e por isso considerou todo o seu alcance, seja histórico, ontológico, econômico, físico ou subjetivo.

Se você o conhece, pode ser que saiba de suas relações com o existencialismo e por isso não se surpreenda ao ler a proposta deste capítulo; é possível também que o conheça, mas desconheça sua influência sobre o pensamento de algumas das nossas principais referências e suas importantes contribuições para o campo; outra grande possibilidade é que ainda não tenha ouvido falar dele ou sequer de seu trabalho.

* Referida tese, defendida em 2015, intitula-se *Por que Fanon, por que agora?* Frantz Fanon e os fanonismos no Brasil.

Pelo menos até o início da leitura deste capítulo, é de esperar que surjam questionamentos como "O que Fanon tem a ver com a psicologia existencial?". Perguntas como essa são direcionadas ao estatuto teórico de um psiquiatra martinicano que, em razão do privilegiamento de várias outras bibliografias, foi negligenciado durante muitos anos pela psicologia como ciência e profissão praticada no Brasil.

Mas esse silenciamento não pode e não deve de forma alguma ser naturalizado entre nós, visto que são muitas as psicólogas e psicólogos negros, autoras[†] e autores negros com grandes contribuições para a psicologia, mas que estão à margem dessa ciência, mesmo quando serviram de referência, inclusive para nossos referenciais considerados canônicos.

Isso nos leva a questionar também a naturalidade com a qual estudiosos daquilo que se convencionou chamar de fenomenologia existencial relativizam seu desconhecimento da obra fanoniana.

Nosso interesse não é responder às indagações referentes a seu apagamento,[‡] entretanto sabemos, pautados no movimento dialético, que, ao abordarmos as relações teórico-políticas entre Fanon e o movimento político-filosófico existencialista, certamente se tornarão evidentes as razões colonialistas, pelas quais o estudo desse autor foi por tanto tempo negado a nós e por nós, estudantes, profissionais e pesquisadores.

Tendo em vista a negligência para com a obra e a biografia fanoniana, uma simples pergunta se mostra valiosa para darmos continuidade ao capítulo: Afinal, quem foi Frantz Fanon? De modo que sua biografia possa iluminar seu pensamento e seu pensamento iluminar sua biografia, a indagação feita não visa apenas responder "quem ele foi", mas sim compreender em que medida seu testemunho de vida pode auxiliar-nos na realização de uma psicologia existencial verdadeiramente humana, por intermédio de uma existência condenada à libertação.

[†] Nomes como Virgínia Bicudo (1910-2003), Lélia Gonzalez (1935-1994), Neusa Santos Souza (1948-2008), Maria Lucia Silva, apenas para citarmos algumas dentre a vasta produção negra em psicologia e para a psicologia.

[‡] Ler a tese de doutoramento de Sueli Carneiro, *A construção do outro como não-ser como fundamento do ser*. Aqui a filósofa aborda o processo de aniquilamento da racionalidade e da cultura negra como uma forma de genocídio epistêmico.

FANON, EXISTÊNCIA E REVOLUÇÃO

Frantz Omar Fanon nasceu no dia 20 de julho de 1925 em Fort-de-France, capital administrativa da Martinica, uma colônia francesa fortemente marcada pelos processos civilizatórios da colonização e da escravidão.

Trinta anos depois, tornar-se-ia dramaturgo, médico psiquiatra antimanicomial, ensaísta, revolucionário engajado nas lutas por libertação, professor, periodista e embaixador itinerante na África Negra em favor da descolonização.

O comprometimento político de Fanon se mostra incontornável para a compreensão de seu pensamento, não havendo distinção entre seu trabalho clínico e sua clínica política. Por isso, de antemão, é necessário que saibamos que, ao longo de sua produção teórica, as palavras precisam estar ao alcance da ação e que precisamos agir se quisermos ampliar seus sentidos e significados.

Aos 36 anos, e com muita relutância, internado em uma clínica de Bethesda, nos EUA, Fanon morreria precocemente de leucemia, em 1961. Essa fase da vida, que costuma demarcar o começo das trajetórias intelectuais de muitos pensadores, fatalizava a idade de sua morte, mas também anunciava sua última e mais conhecida obra, *Os condenados da terra*.

Sartre[3] ficou responsável pela escrita do prefácio dessa obra. Nele, o filósofo francês afirma: “verão que Fanon é o primeiro, depois de Engels, a dirigir o foco para a parteira da história”, pois, como ninguém, o psiquiatra martinicano foi capaz de evidenciar a dialética encoberta por um mundo maniqueísta, cindido entre o colonizador e o colonizado, o branco e o negro, os aventureiros e os povos originários.[§]

Nascidos na violência

Parido pela história colonial, que ele mesmo analisou, desde a infância Fanon foi ensinado a falar como um francês, o que equivalia a falar como um branco. Tão logo falou, aprendeu a pensar como um: “quando desobedeço, ou faço barulho demais, me dizem: ‘não se comporte como um preto’”.[¶][4]

Em 1940, com a derrocada da França e a invasão alemã no país durante a Segunda Guerra Mundial, vários soldados franceses refugiaram-se na capital marti-

§ Neste tópico, para privilegiarmos o fluxo da leitura e da escrita, não aprofundaremos ainda as noções e os conceitos. Esse empreendimento conceitual e teórico será realizado no tópico seguinte, de maneira que se complementem à biografia fanoniana.

¶ Não à toa, seu capítulo de abertura do seu livro de estreia, é sobre o fenômeno da linguagem e a sua importância na compreensão das relações humanas severamente desumanizadas nas colônias europeias.

nicana e lá empreenderam um regime racista totalitário. Esse episódio significou a primeira experiência metafísica martiniquense,[5] pois, perante os soldados, ditos filhos legítimos da pátria-mãe, aquele povo não tinha consigo nenhuma resistência ontológica construída ao longo da história capaz de reivindicar sua humanidade.

Se, anteriormente, falar francês representava a linha de corte entre a esmagadora maioria negra marginalizada economicamente e a minoria branca aristocrata da ilha,[**] agora o passaporte para a humanidade cedido pela França era um projeto objetivamente inalcançável para uma pessoa negra: ser branco.

Severamente decepcionado com os franceses que encontrara naquele momento, Fanon alistou-se junto a outros voluntários caribenhos para o quinto batalhão na guerra contra a Alemanha e disse a seu irmão Joby: "Cada vez que a liberdade for afetada, sejamos nós brancos, negros, amarelos ou kakos... Eu juro a você que nesse dia, não importa onde seja, cada vez que a liberdade for ameaçada, eu estarei lá".[6] E assim o fez.

Absorvido pela tensão racial alimentada pelo desprezo dos soldados franceses que lutavam a seu lado e o das pessoas que seu batalhão, em nome da França, libertara na guerra, Fanon retornou à Martinica. E, por liderar uma importante missão e ter sido ferido em combate, foi condecorado por sua brilhante conduta, recebendo uma bolsa para estudar na França.

Em seu retorno ao país natal no ano de 1945, Fanon conheceu Aimé Césaire (1913-2008), político e poeta[††] surrealista martinicano, e participou ativamente de sua campanha política para a prefeitura de Fort-de-France.[‡‡] Além de vencer as eleições daquele ano, Césaire viria a influenciar fortemente a escrita fanoniana. Apesar das discordâncias em prol das revoluções africanas, os dois construíram uma bela amizade.

** Naquele período a Martinica tinha 300 mil habitantes. Os *bèkes*, como eram chamados os colonos pertencentes à aristocracia branca, eram donos de grande parte das terras da ilha, das grandes empresas, das lojas e dos estabelecimentos, e giravam em torno de mil pessoas; a família Fanon era parte dos 25 mil habitantes negros considerados de classe média, sendo o restante da ilha habitado por uma maioria de trabalhadores semianalfabetos descendentes de pessoas escravizadas nas plantações francesas.

†† Em sua chegada, em 1931, à França, Césaire, junto a Léopold Senghor (1906-2001) e Léon Damas (1912-1978), começou a desenhar o que se tornaria o movimento de negritude, como prática poética e política da subversão racial negra.

‡‡ Césaire foi o grande responsável pelo reconhecimento da Martinica como um departamento ultramarino insular francês no ano de 1946, o que na prática não alterou o funcionamento de sua lógica à base colonial, que até os dias de hoje mantém a ilha como colônia francesa.

O dramaturgo e ensaísta

Fanon então aproveitou a bolsa que recebera e mudou-se para Paris a fim de cursar odontologia. Tão logo desistiu do curso, aproximou-se das ciências humanas e em 1947 iniciou a faculdade de medicina em Lyon. Alimentando suas aspirações intelectuais e militantes, cumprindo os estudos acadêmicos e assumindo cada vez mais compromissos políticos, entre manifestações e debates, passou a nutrir grande interesse pela fenomenologia, tendo acesso a várias obras, incluindo as de seu professor, Merleau-Ponty, a quem mais tarde Fanon revelaria achar "muito distante".[7]

O contexto pós-guerra foi um momento de amplo acesso ao teatro para Fanon, que, muito impressionado com as peças sartrianas, cogitou uma carreira como dramaturgo. Em meados de 1949 concebeu a primeira delas, *O olho se afoga,* que, dentre alguns temas, evoca o drama do existir desumanizado. Adotando um estilo mitológico trágico, escreveu logo em seguida *Mãos paralelas*, peça que aborda a tentativa de resolução da existência.[8] Há indícios de uma terceira peça, chamada *La conspiration;* entretanto, se foi materializada, dela não há qualquer vestígio.

Em 1951, tendo a necessidade de defender seu trabalho de conclusão de curso em medicina, Fanon compôs seu *Ensaio sobre a desalienação do negro*. Logo que o TCC foi rejeitado pela banca avaliadora, compôs outro, dessa vez privilegiando as bases fisiológicas em detrimento dos fenômenos psicológicos, o que pode ser facilmente percebido em seu título: *Alterações mentais, mudanças de personalidade, transtornos psíquicos e deficiência intelectual na heredodegeneração espinocerebelar.*[9]

Após concluir o curso de medicina, Frantz casou-se com a jovem estudante francesa conhecida por Josie (1930-1989), responsável por datilografar vários de seus manuscritos, incluindo *Pele negra, máscaras brancas*, que nada mais era que o texto rejeitado pela universidade.

Com o auxílio do intelectual de esquerda francês Francis Jeanson (1922-2009), que acolheu o texto fanoniano com demasiado entusiasmo, Fanon publicou seu primeiro livro em 1952 pela Éditions du Seuil. Por conta da morna recepção que a obra recebeu na época, mal soube Fanon que este seria considerado um marco para o existir negro.

Em *Pele negra,*[4] o psiquiatra martinicano empreende uma análise psicológica do colonizado, objetivando "ajudar o negro a se libertar do arsenal complexual que brotou do seio da situação colonial".

Mas para isso será preciso não perder o branco de vista, e, já que "o colonizador faz o colonizado",[3] a intenção é "esquentar o lombo do homem e partir", para que daí possamos ter a humanidade "mantendo vivo esse fogo por autocombustão". Para tanto, Fanon lança mão da investigação psicanalítica; do método fenomenológico; da linguagem surrealista, ontológica e existencial atravessada pelo materialismo histórico dialético.

O psiquiatra antimanicomial

Nesse mesmo período, Fanon optou pela residência médica em Saint Alban, e lá estabeleceu uma parceria com o psiquiatra catalão François Tosquelles (1912-1994), militante influente na reforma psiquiátrica e um dos maiores nomes na desinstitucionalização dos hospitais psiquiátricos. Essa cooperação mútua impactaria fortemente as atividades psiquiátricas de ambos.

Após colocar-se à disposição de Senghor[§§] para trabalhar no Senegal e dele não obter resposta; rejeitar um convite para atuar na Martinica; e assumir um cargo médico em Pontorson, no noroeste da França, em 1953 Fanon passou com distinção no concurso para atuar como médico diretor no hospital psiquiátrico de Blida, na Argélia.

> **O hospital era regido sob a mesma lógica colonial que Fanon conhecera: separação entre pacientes árabes e franceses; alojamentos análogos a cárceres; psiquiatras agindo como agentes policiais; e pacientes tratados como prisioneiros.**

Infenso à realidade colonial institucionalizada, Fanon modificou radicalmente o funcionamento do hospital: ampliou a liberdade de escolha dos pacientes para ir e vir e poder participar das tomadas de decisão; viabilizou o trabalho remunerado de funções anteriormente impostas; e desinstitucionalizou a loucura, permitindo-a, na mediação sociopsicoterápica.

Segundo o psiquiatra,[9] a socioterapia consiste na tentativa de "criar uma sociedade dentro do próprio hospital", pois "trata-se de introduzir novas relações", e, nesse caso, "significa negar o sistema colonial" ao passo que "arranca o paciente de seus fantasmas e o obriga a confrontar a realidade".

No final de 1954 iniciou-se a guerra pela libertação da Argélia, fenômeno de independência que eclodiria em outros países regidos sob o colonialismo, aos quais Fanon não hesitaria em engajar-se. Conclamado pela Frente de Libertação

---

§§ Na época o político senegalês era deputado na Assembleia Nacional Francesa.

Nacional da Argélia (FLN) em 1955, Fanon passou a atender clandestinamente combatentes torturados pelo Estado francês, seus familiares e as famílias de presos políticos, além de guarnecer a frente de batalha com materiais médicos.

Fanon conciliaria sua participação clandestina com as atividades médicas até 1956, mesmo ano em que participou do Primeiro Congresso de Escritores e Artistas Negros, apoiado por Sartre e Simone de Beauvoir,[¶¶] na França.

Ao retornar para a Argélia, integrado à luta por libertação, Fanon enviou uma carta de demissão ao ministro residente, afirmando: "a loucura é um dos meios que o homem tem de perder a sua liberdade"; e acrescentou: "a condição da Argélia? Uma desumanização sistematizada". Por meio dessa carta, pediu demissão do cargo de chefia: "Minha decisão é não manter um cargo a qualquer custo, sob o falacioso pretexto de que não há mais nada a fazer".[5]

Um revolucionário, particularmente negro[***]

E então, logo no início de 1957, Fanon foi expulso do território argelino, aderindo completamente à revolução. Após uma breve estadia na França a fim de realocar-se com sua esposa e seu filho Oliver, na época com 2 anos de idade,[†††] Fanon mudou-se com a família para a Tunísia, onde manteve suas atividades revolucionárias.

Lá, ele voltou a atuar como médico-chefe, dessa vez no Hospital Geral Charles-Nicolle, em Túnis, capital, e iniciou a escrita de seu segundo livro, *Sociologie d'une révolution:* l'an V de la révolution algérienne, publicado em 1959, editado por François Maspero (1932-2015), que também editaria sua próxima e última obra.

Segundo Faustino,[10] "o livro é uma verdadeira etnografia do processo revolucionário, ao descrever com detalhes o processo no qual o autor estava inserido". No entanto, destaca o biógrafo: "O texto não fala apenas da luta de libertação, mas explora também as diferentes estratégias adotadas pelo governo colonial francês para preservar aquelas terras que há muito considerava suas". De toda forma, "o livro transcende os limites geográficos da Argélia e levanta importantes questionamentos e reflexões a respeito de um processo popular revolucionário".

[¶¶] Ver o documentário *Lumière noires*, de 2006, que retrata o contexto político e intelectual do encontro entre 52 intelectuais negros, de países e continentes diferentes, para tratar do problema colonial e as possibilidades de se pensar uma identidade negra africana.

[***] Referência à primeira biografia de Fanon publicada no Brasil, em 2018, pelo Ciclo Contínuo Literário, escrita por Deivison Faustino, intitulada: Frantz Fanon: um revolucionário particularmente negro.

[†††] A essa altura Fanon teve outra filha, chamada Mireille, que não assumiu em vida. Foi somente anos depois da morte do pai que Mireille, por intermédio de Joby, seu tio, conheceu a família paterna.

Nesse ínterim, além de continuar com suas atividades médicas, o psiquiatra martinicano foi designado para ser correspondente do periódico *El Moudjahid* e também para ministrar aulas e cursos dentro e fora da universidade, incluindo a análise da obra sartriana *Crítica da razão dialética*, que o agradou muito. Por intermédio da antiga FLN, atual Governo Provisório da República de Argélia (GRPA), foi nomeado embaixador itinerante na África Negra quando intentou viabilizar uma espécie de "legião africana", um "*front* que partiria do Mali para atravessar o Saara e juntar-se aos combatentes argelinos".[3]

Entre idas e vindas, atentados contra sua vida e pontos de discordância com os rumos que a luta por libertação tomara em suas alianças com a burguesia francesa em Túnis, Fanon foi diagnosticado com leucemia mieloide. Viajou para a Rússia e para a Itália em busca de tratamento e, sem sucesso, mesmo muito doente, dedicou-se dia e noite às atividades revolucionárias. Como bom médico que era, sabia que não tinha muito mais tempo de vida e em menos de um ano iniciou e concluiu a escrita de *Os condenados da terra*.

Tal como nas obras anteriores, a análise fanoniana empreendida realizou-se no campo do vivido.[3] Nela, a descolonização só se tornaria realidade se fosse total, circunscrita a uma nova ética, pautando novos valores potencializados de novas relações humanas que não teriam mais na violência o seu fundamento, e nem na contraviolência o seu rito de passagem necessário, possibilitando o nascer de uma nova humanidade em um solo anteriormente condenado.[3]

Nessa perspectiva adotada por Fanon, as pessoas condenadas não buscam mais a subversão da maldição colonial, destacada por Sartre em *Orfeu negro*, texto de 1943 que influenciou em muito o pensamento fanoniano. Informado pela guerra anticolonial em curso, o intelectual martinicano nos mostra que todos aqueles condenados querem o pão e a terra roubada de volta. Ao contrário do enfoque à violência dado pelo mesmo Sartre em seu prefácio de 1961, a inveja e a emulação correspondem a mera etapa ínfima do movimento corporal e do espírito colonizado que se descobre humano em sua desumanização constante pelo colonizador.

Assim, Fanon desvela a dialética encoberta pelo mundo maniqueísta vendido sob os desejos do capitalismo, realinhando em sua análise os momentos de partida e de retorno inerentes à vida humana, os modos de subjetivação e a constituição dos sujeitos.

Os condenados da terra miram a "descolonização do ser"[3] para que nesse campo fértil seja capaz de florescer uma verdadeira humanidade, incluída no ciclo da história, translúcida para escolher aquilo que decidir ser, com o propósito de garantir uma nova vida e verdadeiramente condenada à liberdade.

A PSICOLOGIA EXISTENCIAL: INCURSÕES FANONIANAS

Originalmente, as publicações de Frantz Fanon compõem um total de cinco obras, e podemos categorizá-las entre seus livros publicados em vida, já citados, e os posteriores à sua morte: *Por uma revolução africana,* de 1964, e *Écrits sur l'aliénation et la liberté,* de 2015.

O primeiro reúne ensaios filosóficos, cartas, conferências e artigos políticos organizados por Josie Fanon; o segundo foi editado por Khalfa e Young, que compila o restante de seus manuscritos, incluindo sua tese de exercício e seu teatro filosófico.[‡‡‡]

É importante ressaltar que, ao longo de toda a sua produção bibliográfica, há o princípio sociogênico que as unifica, de modo a possibilitar enfoques e objetivos diferentes, sem abandonar sua análise dialética, seja ela voltada para a subjetividade, seja para a sociedade.

Fanon compreende que, ao lado das dimensões individuais de perspectiva ontogenética, estabelecidas pela psicanálise freudiana à psicologia, e da tendência filogenética que relaciona o comportamento humano à fisiologia, criando uma correlação entre as propriedades corporais e as psicológicas,[2] deve haver a via da sociogenia,[§§§] uma espécie de sociodiagnóstico capaz de restaurar a dialética encoberta pela configuração colonial do mundo.

Portanto, Fanon[4] postula que "uma solução deve ser apresentada tanto no nível objetivo quanto no subjetivo". Como ele mesmo diz: "a sociedade, ao contrário dos processos bioquímicos, não está imune à influência humana. O homem é aquilo que faz com que a sociedade exista".[4]

Devido a sua abordagem sociogênica, Fanon figura entre as primeiras referências intelectuais a historicizar a ontologia, campo de tamanha importância para as

‡‡‡ No Brasil, até o momento, grande parte da bibliografia fanoniana já foi publicada, com algumas diferenças específicas das originais, na falta apenas de alguns artigos e de seu livro de 1958.

§§§ Curiosamente, tal concepção foi citada por Fanon uma única vez e em seu primeiro livro.

psicologias existenciais. Desde suas peças teatrais já esboçava um mundo cósmico e até mesmo divino interpelado por uma existência interditada pela estrutura social. Em *Pele negra*, foi o primeiro a questionar a pessoa negra no mundo branco, mantendo um estrito debate com Sartre, Beauvoir, Merleau-Ponty e Heidegger.

Isto posto, quais as aproximações e distanciamentos entre o pensamento fanoniano e o existencialismo sartriano? Qual a concepção de existência em seu pensamento? Se há alguma, emergem contribuições para a psicologia existencial?

A seguir discutiremos a possibilidade de uma concepção existencial fanoniana em *Pele negra, máscaras brancas*, por se tratar de uma investigação psicológica na qual o intelectual martinicano mais se apropriou do debate existencialista, e dele nos ofereceu algumas superações,[2] o bastante para inferirmos importantes contribuições para a psicologia existencial.

Aproximações e distanciamentos em relação ao existencialismo sartriano

Em conformidade com o existencialismo sartriano, Fanon admite a existência de uma zona ontológica do não ser, própria e originária do ser-humano. Como é sabido, por ser nadificante, a realidade humana pode ser descrita ontologicamente como um não ser, pois esta "não é, inicialmente nada".[11]

Esse nada deve ser entendido como negação, uma anulação de "fulgurações precípuas",[4] um não – que persegue – o ser, somente para negá-lo, daí não ser. Essa região originária é descrita por Fanon como "extraordinariamente estéril e árida, uma encosta perfeitamente nua", que acredita ser um lugar "de onde pode brotar uma aparição autêntica".[4]

Verifica-se a angústia em existir, pois, não havendo nenhuma natureza humana capaz de teleguiar suas ações, o sujeito nada mais é que aquilo que faz de si mesmo. Devendo escolher-se todos os dias, tem na liberdade o próprio fundamento de seu ser,[12] tornando-se responsável por si e por toda a humanidade. Uma condição infernal, que não lhe permite abdicar de sua liberdade, assim "o homem está condenado a ser livre"; consequentemente, sua existência precede sua essência.[11]

Em consonância com essa perspectiva existencialista, é marca do sujeito ser acional, ou seja, define-se na e pela ação, revelando-se por meio de seus atos como pessoa singular e ao mesmo tempo reverberando-se em toda a humanidade. Posto isso, Fanon[4] assinala: "não se deve tentar fixar o homem, pois o seu destino é ser solto", visto que para ele a liberdade é o que há de mais próprio do ser qualificado como não ser, e o que faz do ser humano seu próprio fundamento.

Em linhas gerais, Sartre[11] denomina o existir humano, a consciência ou a subjetividade de para-si, sendo os animais, os objetos etc., e tudo aquilo que é em sua essência, um em-si. Sobre o ser-em-si, Sartre[11] evoca seu caráter absoluto sobre o qual não há muito o que falar – segundo Fanon,[4] uma realidade presa no campo do "aqui-agora", já que o ser-em-si é em-si mesmo pura determinação. Já a concepção de para-si equivale à concepção existencial do eu fanoniano, dado que, quando este diz "eu sou o meu próprio fundamento",[4] está reafirmando a liberdade como condição fundamental de sua existência.

Outra dimensão fundamental e momento marcante no pensamento fanoniano tão logo serão subvertidos e alvo de superações: é a estrutura do ser-para-outro. Inspirado na dialética de Hegel, Sartre afirma: "a realidade humana, em um único e mesmo surgimento, deve ser em seu ser Para-si-Para-outro".[11] Destarte, no existencialismo sartriano, a dimensão para-outro indica o conflito inerente entre consciências que se lançam em direção ao mundo e defrontam-se com outras consciências, igualmente para-si e equivalentemente livres por condição ontológica.

Apesar do uso das belas metáforas irreconciliáveis para descrever as zonas ontológicas, é aqui, na base de seus tensionamentos, que o caminho para pensarmos a concepção de existência fanoniana toma rumos contrários aos do existencialismo sartriano.

Ao lançar mão do questionamento "O que quer o homem negro?", que, a rigor, com o comprometimento devido, nos colocaria adiante e diante de outros paradigmas científicos, Fanon também coloca em xeque os estudos sobre o ser, inclusive os de base fenomenológica.

Do inferno existencial aos ciclos infernais

Em *Pele negra*, dentre outras tarefas, o psiquiatra martinicano se ocupa em questionar aquele que até então não era colocado jamais em questão, o ser negro. Por ser julgado demasiadamente opaco, um buraco negro vivo, mas inanimado, o ser negro em geral não foi preocupação para qualquer ontologia, e, quando aconteceu, foi para desumanizar-se, retirando-se da esteira humana do vir-a-ser e sendo jogado no lodo sujo e cristalizante da essencialização.

Objetificados ao longo de uma história mal contada sobre si, resumida ora no "povo negro" ou na "alma negra", pessoas negras tiveram seus corpos vendidos para alimentar a gigante boca da economia europeia, financiadora de aventuras coloniais que usurpariam incontáveis culturas até destruí-las, para então estereotipar o que sobrasse e, ao final, oferecer a saída civilizatória e vender o capitalismo como garoto-propaganda.

Alguns anos de estrago e o alienado colonial descendente de pessoas escravizadas e habitante de uma sociedade colonizada agora fala a língua daquele que o civilizou, ama a cultura daquele que o colonizou e, objetivamente negro, acredita subjetivamente poder ser como o branco.

Sem embargo, o colonizador reconhece objetivamente esses indivíduos, doa a eles uma essência servil, particulariza-os e se autonomeia senhor e universal. O ser humano passa a ser visto como branco, e o negro precisa constantemente atender alguns pressupostos para que objetivamente possa se sentar à mesa e cear subjetivamente sua humanidade concedida.

Os colonizados, portanto, nomeiam-se de outros nomes, reconhecem em si mesmos sua humanidade, riem de sua desumanização e pedem que o seu outro os reconheça. Seguros de si, por meio de suas tradições de opressão, os filhos e filhas do autodeclarado senhor respondem que não há mais o que reconhecer, e que os atritos em suas relações são erros dignamente humanos.

Assim, o alienado colonial em vias de libertar-se nota que é preciso mais que uma concessão, pois requisitar um assento não o impede de ter de ser ele a recolher a sujeira após o jantar, e então o colonizado reivindica sua liberdade, exige seu reconhecimento e toma-o organizado na violência.

Ora, nessa anedota, à luz da biografia fanoniana, encontram-se fenômenos incontornáveis para a compreensão dialética da vida humana, uma vez que a configuração colonial de caráter estrutural da sociedade, tendo o racismo como uma de suas expressões, predispôs dois seres em sua violência sistemática: o branco e o negro.

A desumanização da pessoa negra reside em ter sido colonizada e escravizada pelo branco, que, por meio de todas as suas tradições de opressão, matou "o homem em algum lugar" de seu ser.[4] Assim feito, o colonizado corresponde a "todo povo no seio do qual nasceu um complexo de inferioridade".

Essa inferiorização, plantada na colonização e cultivada por seu colonizador, germinará uma "série de aberrações afetivas" próprias do plantio colonial, de modo a estabelecer hierarquias de superioridade e inferioridade em todos os âmbitos que envolvem a vida humana.

E, já que nessa equação colonial ser branco é cabalmente ser humano, o negro tentará ser tão branco quanto lhe for possível ser. No entanto, engana-se quem pensar que essa anomalia se deu puramente no campo ontológico; apesar de acometê-la em seu mais íntimo, deu-se primordialmente por meio do atravessamento mortal da colonização.

Assim sendo, a investigação psicológica das subjetividades em situação colonial se faz de fundamental importância, tendo em vista que "o problema da colonização comporta, assim, não apenas a intersecção de condições objetivas e históricas, mas também a atitude do homem diante dessas escolhas".[4]

No entanto, de igual modo, qualquer trabalho psicológico deve reconhecer em sua imediatez as realidades econômicas e sociais, pois, segundo Fanon,[4] a inferiorização de um sujeito perante o outro é resultado de um duplo processo, primeiramente econômico, para então tornar-se um empobrecimento subjetivo.

Dessa forma, o ser-negro e o ser-branco não são condições originárias do existir, oriundos da violência colonial, tampouco existem ontologicamente. Fruto de uma interdição histórica racial, configurada pelos processos econômicos da colonização e epidermizados por meio do olhar do outro, estão ambos enraizados em solo infértil, do qual é preciso retirá-los. O negro assimilado em sua negrura animalesca, e o branco mistificador e mistificado em sua brancura, que apelidou de humanidade.

A dialética do reconhecimento

Subvertendo a reciprocidade presente na dialética da dependência de Hegel, ao introduzir o negro intragável na lógica hegeliana e superando a conflitualidade inerente ao ser-para-si-para-outro em Sartre, ao injetar doses de fluxo contínuo dialético em sua teoria do reconhecimento, Fanon distingue o processo do reconhecer em duas diferentes frentes, que podem desembocar em oposição. A primeira refere-se ao reconhecimento da realidade humana, e a segunda ao da realidade natural.

O primeiro momento diz respeito ao reconhecimento humano recíproco entre as consciências para-si-para-outro. Mas, para que ocorra verdadeiramente, é preciso que este seja uma exigência imposta diante do outro, e que o outro, por sua vez, faça o mesmo movimento. E assim haja na luta aberta a reciprocidade do processo de fazer-se reconhecer, tanto subjetivamente, no reconhecimento de si, como objetivamente, no reconhecimento do outro. Opera-se aqui uma relação dialética.

Já na realidade natural, a consciência de si não é reconhecida em sua humanidade; pelo contrário, nessa etapa há o reconhecimento de si pelo outro como mero objeto fatídico, uma realidade encerrada em-si que, enclausurada, petrifica o sujeito não reconhecido em uma espécie de coisidade. Uma fotografia eterna de uma consciência transcendental, que só sabe de sua condição humana no plano subjetivo e não tem um retorno objetivo aos olhos do outro. Aqui, a relação se dá unilateralmente.

Enquanto perdurar esse movimento objetificador, o sujeito objetificado deixa de ser acional para projetar seu sentido de ação no outro, não passando de um ser reativo, e torna-se uma espécie de sombra humana que vive sempre em vias de justificar-se.

Em termos da fenomenologia da percepção de Merleau-Ponty,[13] o corpo deixa de ser uma estrutura fundamental da consciência para ser o próprio objeto da consciência. Da consciência como atividade transcendental, o negro é preso em seu corpo objetificado pelo olhar branco, que o desmembra, desmantela-o, arrebenta-o, ocorrendo um processo de epidermização dessa inferioridade.

De acordo com Fanon,[4] vale destacar que o objetificador também é acometido na objetificação, uma vez que em certo grau se desumaniza no ato de desumanizar. À medida que "fecho o circuito" e "torno irrealizável o movimento em duplo sentido, mantenho o outro no interior de si", e a única forma de romper com esse "círculo infernal" – o oposto do inferno da existência – é por meio do risco que envolve a luta por reconhecimento. Do contrário, este estará condenado "a morder e a se morder".[4] E, se a realidade humana se configura como para-si, é da própria vida humana que estamos tratando.

Dessa forma, o branco não reconheceu o negro, pelo menos não humanamente; o negro quer se fazer reconhecido, simplesmente poder ser humano, mas encontra no branco seu único destino possível.

O negro, mais do que objetificado pelo olhar do outro, foi desumanizado. Morto em seu ser, colonizado a ponto de ter o seu para-si tomado, Fanon[5] descreve esse fenômeno como uma "morte em vida".

Nesse sentido, se é verdade que a existência pode ser considerada infernal por preceder sua essência, "na maior parte dos casos, o negro não goza da regalia de empreender essa descida ao verdadeiro inferno",[4] pois, discriminadas as circunstâncias pelas quais a humanidade está condenada, o atravessamento mortal da colonização por seu caráter violento pode tornar a essência precedente do existir negro.[14]

O colonizado negro experiencia sua dimensão de para-a-morte, diferente do "ser-branco-no-mundo-europeu" universalizado e bem descrito por Heidegger.[15] Ameaçado por todos os perigos que o rondam, à vista de um reconhecimento falho, o negro enfrentará dificuldades em reconhecer a si próprio, e, numa relação unilateral, sua luta corpo a corpo com o colonizador será também com a morte. Cansado em sua objetificação, o negro se percebe já sem vida morrendo diariamente.

Na descrição desse processo reside uma desumanização incontornável que nem Hegel, Heidegger ou Sartre, este "hegeliano inato", provocado por Fanon,[4] propuseram-se a compreender. A tese existencial fanoniana, contributo à psicologia existencial, é a de que a conflitualidade das relações humanas não é estruturante do ser-para-si, e, se é inerente, é somente onde a humanidade foi desumanizada, pois essa descrição sartriana só dá conta de um momento inautêntico da existência, quando o colonizador desumanamente faz unilateralmente o colonizado.

Diante desse panorama, Fanon[4] alerta para os perigos que rondam os psicólogos existencialistas ao buscarem compreender os fenômenos originados no seio do terreno colonial, uma vez que nem Sartre, em seu ensaio de ontologia fenomenológica, como vimos, foi capaz de conseguir descrever a existência autenticamente, a partir das possibilidades de reconhecer e ser reconhecido humanamente.

Para o psiquiatra martinicano, essa perspectiva unilateral, quase maniqueísta, do filósofo francês – admitida posteriormente pelo próprio[16] –, em vez de conter toda a humanidade, reflete apenas uma particularidade europeia que tentou tornar-se ontológica a todo custo. A princípio essa pode parecer uma proposta de morte à ontologia; entretanto, Fanon mira em seu caráter moribundo porquanto abandona o ser de sua própria investigação ao não levar em consideração o ser negro.

A ideologia existencial no pensamento fanoniano

As peças teatrais de Fanon, recém-publicadas no Brasil e por isso pouco abordadas entre seus estudiosos, trazem consigo uma importante chave para a compreensão de sua ideologia existencial calcada em *Pele negra*, e abundante em suas obras posteriores.

Ancorado no debate existencial da época, transmitido, quase vivencialmente, por meio de uma linguagem visceral e explosiva, tão viva na obra cesariana, o teatro fanoniano é sedento pelas palavras que se engajam na ação e pode ser considerado uma forma de dramaturgia existencial e surrealista.[8]

Apesar de negar o caminho da dramaturgia, quando Fanon pediu que o irmão destruísse suas peças em virtude de julgar não estarem à altura de seu desenvolvimento intelectual e político, *O olho se afoga* pode ser compreendido sob diferentes perspectivas, obtendo-se diferentes interpretações. Ademais, preserva em si o movimento dialético.

O olho se afoga acontece em um único ato, comporta cinco cenas e possui três personagens centrais: François, amante de Ginette; Ginette, amante de François que flerta com Lucien; e Lucien, irmão mais novo de François, também interessado em Ginette; além de um mordomo e um gato que pouco aparecem, ambos cegos. Nenhum dos personagens é racializado, porém, ao desenrolar das cenas são várias as alegorias expostas que apontam para uma brancura de Ginette e Lucien, e uma transitoriedade racial em François, pendendo entre o humano esbranquiçado e o negro particularizado.

Acometido por uma experiência cósmica e metafísica na infância, François age como um filho bastardo diante de seu irmão mais novo e exige ser reconhecido por Ginette, que por sua vez o estereotipa e o ama às cegas, sem sequer saber lhe dizer o porquê de seu amor. No entanto, esse amor não enche os olhos de François, que busca o sim e não a idolatria de sua amante, abrindo caminho para a aparição de Lucien, seu irmão mais velho. Este, ao contrário, realiza-se naquilo que Ginette tem para lhe oferecer.

Podemos notar uma leve aproximação com a peça *Entre quatro paredes*, ligadas na conflitualidade do olhar expressa na máxima sartriana "o inferno são os outros",[17] mas demarcadamente distantes em sua resolução. A penúltima cena, que provavelmente abordaria o conflito entre François e Lucien, foi perdida até a publicação da primeira edição, sobrando, ao final da cena 5, Ginette implorando que François a molde com seu amor, e ele levando-a rumo ao absoluto da vida.

Fanon[8] estende-se ao conflito como via de reconhecimento humano, que, avesso às súplicas, abre margem para a compreensão e a construção de um amor verdadeiramente autêntico, embebido em suas imperfeições.

No que diz respeito ao existencialismo, Fanon vislumbra caminhos possíveis para o sim, o todo, o cheio, a vida, a afirmação... em vez de buscar os essenciais existencialistas da má-fé, do vazio, do nada, do não, da negação, apontados por Camus[18] como o próprio Deus dos existencialistas.

Podemos perceber isso no diálogo entre Ginette e Lucien, que tenta conquistá-la provando de seu amor-negação, em detrimento do amor-afirmação oferecido por seu irmão mais velho, que ela emula em resposta:

Lucien: Venha, Ginette, eu te amo e vou protegê-la, vou ensiná-la a viver e a amar.
Ginette: Amor?
Lucien: Sim, Ginette, amor! [...] Amar é viver com o outro.
Ginette: No outro.
Lucien: Para o outro.
Ginette: Pelo outro.

Em *Pele negra* podemos notar sua ideologia existencial concretizar-se, tendo como sul o embate filosófico existencial ao conservar a possibilidade de negação da existência humana, mas reiterar seu caráter afirmativo, valorizando aquilo que mais tarde desembocará, mediado pelo marxismo, em seu humanismo radical.

Mediante tudo isso, se não podemos afirmar um existencialismo fanoniano, Fanon nos possibilita compreender sua concepção de existência em uma constante relação dialética entre o não e o sim, a afirmação e a negação, a contradição e a compreensão. E, entre esses dois polos, "o homem é um SIM que vibra com as harmonias cósmicas".[4]

Ora, a pessoa negra já conhecia, em cada um de seus atos desumanizados pelo próprio "homem", sua dimensão de morte em vida, a negação sistematizada de sua humanidade, que, no mínimo contato desumanizador, fora transmutado em seu ser, a ponto de precisarmos reconhecer a negação: "o negro não é um homem", isto é, "o negro é um homem negro".[4]

No entanto, se o "homem" é aquilo que faz, até pelo obedecer da dialética, as contradições e a negação projetadas no mundo em direção aos seus congêneres humanos, tão logo para sua superação, não passam de uma espécie de escolha existencial, na qual se optou por inflar o mundo com seu ser-europeu, contraditoriamente carregado de antinomia.

Desta feita, a humanidade também se caracteriza por negar a negação sistematizada da desumanização: "o homem é também um não. Não ao desprezo do homem. Não à indignidade do homem. À exploração do homem. Ao assassinato do que há de mais humano no homem".[4] Como tão logo é afirmativa: "se o branco questiona a minha humanidade, haverei de lhe mostrar, fazendo todo o meu peso de ser humano pesar sobre sua vida".[4]

A colonização, a escravidão, animalizam os sujeitos colonizados, mas não são capazes de adestrá-los,[3] pois, assim como o branco, o negro ontologicamente não existe; ambos são fruto da interdição colonial em toda a sua abrangência. Isto posto, o negro não é e não deve ser feito "prisioneiro da história", pois nela não está seu destino. Mais uma vez, seu destino é ser livre. Dessa forma, a solidarização ao ser se dá apenas na medida em que o superamos.

Destarte, a liberdade e a humanidade são correspondentes. Nessa perspectiva, ser livre consiste também em superar o dado histórico dos processos escravocratas e colonizatórios, de modo a introduzir na existência um caráter de invenção. Visto que "eu não sou escravo da escravidão que desumanizou meus pais", e tampouco "tenho o direito de me deixar enredar pelas determinações do passado. Nem ter no passado as determinações para predizer o meu futuro".[4]

Ora, o problema colonial se encontra na temporalidade, dado que pertencemos ao nosso tempo, e não podemos abdicar do presente em função de um passado, pois a existência humana se dá somente em vias de seu futuro. Eis o único dever humano segundo Fanon: "o de nunca renunciar à nossa liberdade por meio das nossas escolhas".

Fanon não foi um existencialista, tampouco se preocupou em escrever um ensaio que enraizasse suas diretrizes existenciais. Apesar disso, a partir de sua inserção da compreensão do ser negro, fincou no coração do existencialismo demasiada compreensão da história e da cultura.

Depois de percorrermos esse longo caminho fanoniano, tenhamos em mente que a psicologia existencial deve atender, sim, à compreensão da liberdade humana, bem como ao chamado de sua libertação, uma vez que querer ser livre é também querer livre o outro.[12]

CONSIDERAÇÕES FINAIS: A PSICOLOGIA EXISTENCIAL RUMO A UM NOVO HUMANISMO?

Vimos ao longo deste capítulo que o existencialismo europeu pautado em um humanismo particularizante e muitas vezes racista, por muito tempo visando oferecer uma descrição do ser universal, amputou várias realidades, vários modos de ser que, por não estarem circunscritos em seus moldes ocidentais, foram reduzidos, por vezes ao pó, em suas análises. Entre eles estão as pessoas negras.

Daí as adaptações apressadas, os olhares generalizantes e a retórica demagógica na fala: "somos todos livres, portanto, escolhamos". Como pudemos perceber, a psicologia existencial corroborou para a essencialização negra, tornando o negro um ser reativo e não acional, correspondente a uma espécie de existência patológica por fugir da normatividade social hegemônica branca.

E quando a existência não se apresenta como campo fértil para nossas realizações, apenas glamourizadas por obstáculos a serem superados? E quando existir torna-se perigoso antes mesmo, sequer, de nossa aparição no mundo? E quando, mais do que adverso, o mundo se mostra um verdadeiro moinho no qual você é a matéria-prima?

> Fanon nos oferece em sua análise psicológica um caminho compreensivo em direção às pessoas concretas, cotidianas, próprias do mundo da vida, que se fazem no dia a dia, no corpo a corpo com os outros, interditadas pela configuração colonial, e massacradas pelas tradições opressoras próprias das sociedades capitalistas.

Sua proposta demasiadamente humana é, no entanto, em direção a um novo humanismo, rumo ao nascimento de uma nova humanidade, que tampouco poderá ser chamada de "homem", uma vez que só esse nome não é suficiente, é pequeno demais para acolher todos os nomes em que a humanidade poderá a vir reconhecer-se.

Toda psicologia traz consigo seus pressupostos ontológicos, epistemológicos e científicos, e as ontologias de base fenomenológica, que depois se alargariam em complexos sistemas para compreender o mundo da vida, mostram-se fundamentais. No entanto, conhecer apenas não é o bastante, e as contribuições fanonianas urgem por transformação. Se nos reduz, é ao nosso tempo, e certamente nos amplia a perspectiva de análise para transformá-lo.

Conhecer os processos subjetivos e as constituições dos sujeitos acometidos pela configuração colonial, tanto em seus aspectos universais e particulares de cada continente e país, invariavelmente deve estar acompanhado de um engajamento para a mudança, não só no que diz respeito às suas técnicas de intervenção ou de seus pressupostos teóricos e ontológicos mas também direcionados para as mudanças estruturais da sociedade.

Como ocorreu com o existencialismo, as ditas psicologias fenomenológicas, existencialistas e hermenêuticas rejeitaram a própria essência de suas práticas na medida em que abandonaram a pessoa negra à sorte de sua contemplação humanista apressada. Como já fora dito, "a perspectiva existencialista em Psicologia abandonou a existência ao esquecer do negro".[14]

Mais uma vez, debruçar-se sobre a produção técnica, intelectual e revolucionária de autores como Fanon e outras várias referências esquecidas ao longo da produção de conhecimento humano mostra-se tarefa indispensável. Mas, inspirados em Fanon, alertamos: mais do que um repensar, o tempo presente exige mudanças, transfigurações, rumo à descolonização dos seres e tão logo à descolonização da realidade!

Devemos, como psicólogos e psicólogas, assumir nossas responsabilidades. Se somos aquilo que fazemos, as reproduções opressoras em nossa ciência e profissão estão a nosso encargo de serem expectoradas.

Este capítulo, com foco em *Pele negra, máscaras brancas,* não foge à crítica levantada por Hall,[1] mas também evidencia sua necessidade, uma vez que essa obra, que registra um marco para pensarmos o existir negro, não teve o devido reconhecimento entre os existencialistas.

Um estudo mais aprofundado do existencialismo em Fanon, além de seu diálogo com Sartre, levaria em conta obras de outras figuras intelectuais de seu tempo, assim como o estudo do impacto fanoniano no movimento existencialista nos entregaria algumas superações políticas e teóricas inspiradas em sua biografia, atuação e pensamento.

A esta altura é importante dizer que a atitude tomada neste capítulo não comportou nenhuma súplica ou pedido para que se incorporem os estudos referentes ao autor martinicano ou qualquer outra intelectualidade ao cânone filosófico existencialista. Os estudos fanonianos mostram-se imprescindíveis se tivermos por objetivo uma psicologia existencial que não se afaste do próprio existir.

Mais do que uma bússola moral, Frantz Fanon foi um revolucionário, e todos os seus atos revelam o desejo no mais íntimo de seu ser pela libertação de toda e qualquer pessoa apedrejada e enterrada pela dominação do outro.

Inspiremo-nos também nele, pois sua prática clínica, atuação revolucionária e intelectualidade, para além destas poucas páginas, têm muito a nos ensinar sobre a construção de uma psicologia existencial verdadeiramente humana.

REFERÊNCIAS

1. Hall S. The after-life of Frantz Fanon. In: Read A. The fact of blackness: Frantz Fanon and visual representation. London/Seattle: Institute of Contemporary Arts, Bay Press; 1996. p.12-37.
2. Faustino D. A disputa em torno de Frantz Fanon: a teoria e a política dos fanonismos contemporâneos. São Paulo: Intermeios; 2020.
3. Fanon F. Os condenados da terra. Rio de Janeiro: UFJU; 2015.
4. Fanon F. Pele negra, máscaras brancas. São Paulo: UBU; 2020.
5. Fanon F. Por uma revolução africana. São Paulo: Zahar; 2021.
6. Gordon LR. What Fanon said, a philosophical introduction to his life and thought. New York: Fordham University Press; 2015.
7. Beauvoir S. A força das coisas. Rio de Janeiro: Nova Fronteira; 2017. v.2.
8. Fanon F. O olho se afoga / Mãos paralelas: teatro filosófico. Salvador: Segundo Selo; 2020.
9. Fanon F. Alienação e liberdade. São Paulo: Ubu; 2020.

10. Faustino D. Frantz Fanon: um revolucionário, particularmente negro. São Paulo: Ciclo Contínuo Editorial; 2018.
11. Sartre J-P. O ser e o nada. Petrópolis: Vozes; 2011.
12. Beauvoir S. O segundo sexo. Rio de Janeiro: Nova Fronteira; 2016.
13. Ponty MM. Fenomenologia da percepção. 5.ed. São Paulo: WWF Martins Fontes; 2018.
14. Gabriel NLD. A liberdade em Frantz Fanon: a existência aos olhos dos condenados. Guarapuava: Apolodoro Virtual Edições; 2021.
15. Heidegger M. Ser e tempo. 13.ed. Petrópolis: Vozes; 2005.
16. Beauvoir S. A cerimônia do adeus. Rio de Janeiro: Nova Fronteira; 2012.
17. Sartre J-P. Entre quatro paredes. 4.ed. Rio de Janeiro: Civilização Brasileira; 2008.
18. Camus A. O mito de Sísifo. 4.ed. Rio de Janeiro: Edições BestBolso; 2014.

CAPÍTULO 7

Pensamento decolonial e psicologia existencial

Gustavo Alvarenga Oliveira Santos

"*... soy America latina, un pueblo sin piernas, pero que camina.*" (Calle 13)

INTRODUÇÃO

O tema abordado neste capítulo veio à tona pela primeira vez em uma publicação de minha autoria no ano de 2017 na *Revista do Nufen*, v.9, intitulado "Psicologia existencial e pensamento decolonial: um diálogo necessário". Desde então, têm-se tornado cada vez mais comuns referências ao pensamento decolonial entre psicólogos e filósofos de embasamento fenomenológico-existencial. É justo ressaltar, no entanto, que a articulação entre a psicologia fenomenológico-existencial e a obra de autores como Fanon, considerado um expoente do pensamento pós-colonial, bem como Paulo Freire, um dos ícones do pensamento libertário latino-americano, já vem sendo feita há décadas, o que contribui para esse diálogo mais atual.

De minha parte, tenho trabalhado com esse tema com muito afinco, pois acredito que, na fertilidade dessa relação que envolve epistemologia, metodologia e *práxis*, muitas contribuições podem surgir. Do ponto de vista epistemológico, este texto demonstrará a proximidade desses distintos campos; a psicologia fenomenológico-existencial é vizinha de longa data do pensamento decolonial, e estão só agora se conhecendo, pois, apesar de suas distinções, ambas têm um ponto de partida em comum: a valorização do vivido cotidiano imediato. No entanto, divergem em outro ponto sumamente importante; a pretensa universalidade dos pressupostos da primeira será contestada pela visão crítica, situada e reivindicativa da segunda. De todo modo, como defendi no artigo citado, o diálogo entre esses dois campos é extremamente necessário, principalmente para nós, psicólogos latino-americanos, carentes de saberes que digam respeito a nossa especificidade.

A proximidade e a divergência desses pensamentos serão exploradas neste capítulo em dois momentos. No primeiro discutirei a relação de alguns autores que compõem o pensamento decolonial com o pensamento fenomenológico; em um segundo momento, demonstrarei como essa relação pode impactar a *práxis* do terapeuta fenomenológico-existencial.

Esse impacto epistemológico deve gerar revisões importantes do ponto de vista metodológico e, por conseguinte, nas atitudes do terapeuta fenomenológico-existencial, promovendo maior engajamento e comprometimento do profissional com a libertação de quem lhe procura. A proposta é ainda um programa de pesquisas e reflexões, não ainda totalmente demonstrada, mas pode servir de inspiração para acadêmicos e profissionais envolvidos em outros campos de atuação da psicologia, pois a potencialidade desse encontro, psicologia fenomenológico-existencial e pensamento decolonial, aponta para múltiplas possibilidades críticas e situadas na realidade latino-americana.

PENSAMENTO FENOMENOLÓGICO E PENSAMENTO DECOLONIAL

O que hoje se denomina pensamento decolonial, segundo Ballestrin,[1] deve seu início ao pensamento crítico latino-americano, importante nas décadas de 1960 e 1970, cujos pensadores se reuniam principalmente na Universidad Nacional de Cuyo, na Argentina. Para o que interessa a este texto, destacaremos dessa época dois pensadores, Enrique Dussel e Rodolfo Kusch, uma vez que, para esses filósofos, o pensamento fenomenológico expresso em pensadores como Husserl, Heidegger, Sartre e Levinas foram centrais em suas problematizações.

Dussel herda de Levinas uma questão fundamental para sua filosofia, denominada *filosofía de la liberación*. Para o filósofo argentino, a crítica do autor judeu à concepção de totalidade do pensamento ocidental, expressa também no pensamento de Heidegger, como crítica à totalidade metafísica, poderia ser aplicada ao contexto latino-americano. Levinas aponta que o esquecimento do Outro havia sido o grande problema da filosofia ocidental, que promoveu pensamentos solipsistas e individualistas que totalizavam a verdade do mundo, a partir da experiência de um mundo em particular. Assim, a filosofia grega não considera os estrangeiros, as mulheres e os escravos seres dotados de liberdade e razão tal como o cidadão grego masculino, único dotado plenamente de *logos*.

Dussel entende, a partir do pensamento de Levinas, que a alteridade dos povos ameríndios, e do sul global em geral, permanece fora do escopo de problematizações da filosofia europeia. O pensamento evolucionista de Hegel ou Marx, por exemplo, subsidia o entendimento dos povos ameríndios, asiáticos ou africanos como atrasados, desprovidos da razão ilustrada. Desse modo, Levinas torna-se um dos principais filósofos inspiradores para Dussel, pois a ideia de sua filosofia de erigir a ética como ciência primeira em substituição à episteme torna possível argumentar por uma filosofia que tem o Outro oprimido e pobre como ponto de partida. Essa filosofia se preocuparia prioritariamente com as possibilidades de libertação desse Outro, que é entendido, hegemonicamente, como exterior à totalidade do Sistema. Portanto, a filosofia não deve partir da episteme, promovendo análise ou entendimento sobre determinado tema, mas da ética, promovendo justiça.

Assim nasce a filosofia da libertação, situada na América Latina, como um pensamento capaz de pensar a colonização como fato histórico de opressão, repressão e genocídio praticado pelo afã moderno de colonização e domínio e, ao mesmo tempo, oferecer estratégias de libertação baseada em uma utopia conhecida como transmodernidade.

A transmodernidade nada mais é do que a possibilidade de que o sistema social promova justiça, ao acolher a multiplicidade de povos, sentidos e ontologias em um plano de equidade e horizontalidade.

Para que isso ocorra, os coletivos sociais, bloco social dos oprimidos, devem organizar-se e reivindicar ao Sistema sua dignidade humana. Cabe ao filósofo pensar o mundo e a realidade a partir dessa realidade e trilhar caminhos para uma modernidade mais justa e equânime. Segundo Dussel:[2]

> Chamo por isso um programa "trans-moderno" à tentativa de partir do núcleo gerador de novos desenvolvimentos culturais, da tradição vivente das culturas diferentes da identidade moderna, em diálogo com a modernidade. O projeto futuro não seria uma cultura homogênea, única, mas um pluriverso diferenciado criando um diálogo entre a tradição excluída das grandes culturas (ainda mais as menos universais ou secundárias) da periferia pós-colonial com a Modernidade Ocidental (uma das culturas hoje existente, a dominante e que por sua própria tendência tenta destruir todas as outras culturas; valendo-se do mercado global no qual as mercadorias do capital transnacional são igualmente portadoras das matérias da cultura espiritual. [tradução livre]

> [...] de la periferia postcolonial con al Modernidad occidental (una de las culturas hoy existente, la dominante y la que por su propia tendencia intenta destruir

todas las otras culturas, aun por su mercado global, en el que las mercancías del capital trasnacional son igualmente portadores materiales de cultura espiritual.

A ideia de uma modernidade em que convivam pluriversos de distintas culturas, para além da hegemonia engendrada pela modernidade ocidental, move a ética de *la liberación* proposta por Dussel, que também é herdeira do princípio de liberdade e dignidade humana de dois autores ocidentais que ele considera vitalistas: Marx e Heidegger. Falaremos do segundo.

Dussel entende que Heidegger oferece um arcabouço conceitual capaz de produzir uma filosofia da cotidianidade que valoriza as experiências populares não refletidas e imediatas, possibilitando libertar as culturas particulares do hegemonismo ocidental.

No entanto, ao acompanhar o argumento de Levinas, entende que a filosofia heideggeriana tinha deficiências substantivas em relação à alteridade. O Outro em Heidegger é um existenciário de um *Dasein* singular que se valoriza quão mais se torna próprio, o que faz que a alteridade seja apenas extensão do próprio singular e não um Outro livre, outro mundo. O Outro faz parte da existência, mas não se mostra como Outra existência no pensamento heideggeriano. Segundo Dussel:[3] "O que é a filosofia e o pensamento existencial senão a descrição de um eu ou um *Dasein* desde o qual se abre um mundo, o próprio sempre? [tradução livre de "Que es la filosofía y el pensamiento existencial sino la descripción de un yo o un Dasein desde el cual se abre un mundo, el propio siempre?"].

O mesmo problema se nota na filosofia sartreana de *O ser e o nada*, na qual o Outro ora se mostra como um obstáculo a ser transposto para a realização da liberdade do Para-Si, ser-humano, ora como um ente ao qual o Para-si se submete, perdendo sua condição de ser livre. Ou seja, diante do Outro, cabe ao humano reificar ou deixar-se reificar. A obra de Sartre, por sorte, tornou-se crítica de si-mesma e a ideia do Outro, originária de *O ser e o nada*, passará por modificações importantes em outras obras desse autor, que aposta na liberdade como valor coletivo.

Rodolfo Kusch, outro pensador do pensamento latino-americano, manteve uma relação estreita com o pensamento de Heidegger e Husserl. Tomando a questão do ser da cotidianidade como ponto de partida, tal como proposta por Heidegger, Kusch elabora a original instância ontológica do *mero-estar* como modo de ser típico do popular latino-americano.

O *mero-estar* é próximo ao *Dasein* de Martin Heidegger, mas reivindica a especificidade do estar na América.

De um lado o *Dasein* expressa o mero-estar; no entanto, segundo Kusch, quando Heidegger diferencia o *Dasein* próprio do impróprio, incorre no erro de justificar o modo ontológico do Ser burguês como superior, subjugando o popular enquanto massa indiferenciada.

A filosofia de Kusch propõe um retorno ao que antecede o *Ser*, sendo por ele denominada uma hermenêutica do pré-ôntico. Para Kusch, o Ser é expressão de algo anterior, o *Estar*. Desde o Estar é que se expressam todos os projetos do que se pretende *Ser*. Na América Latina essa relação é mais evidente, uma vez que o humano americano é mais propenso a *Estar* do que a *Ser*, mais disposto ao espaço que ao tempo, uma vez que, em relação a este último, ele é marginal ao Ser europeu, detentor da história e do sentido que tem, na modernidade como modelo hegemônico, o Sujeito Burguês ilustrado que nunca somos, mas idealizamos. Na América pode-se pretender Ser tal como o europeu, podemos nos fazer de Ser, fingir que somos, mas isso faz com que nos distanciemos da nossa condição básica de Estar e percamos as verdadeiras possibilidades de Ser enquanto americanos a partir de onde estamos.

O pensamento decolonial inicia-se no começo dos anos 2000, quando se consolidam os processos de redemocratização dos países latino-americanos. Nas décadas de 1960 e 1970, auge do movimento da filosofia latino-americana, nosso continente sofreu com ditaduras que geraram perseguições a todos os que pensavam de forma crítica, o que não permitiu que o grupo continuasse a se reunir, embora o pensamento crítico tenha permanecido. Dos autores aqui citados, Kusch faleceu em 1979 na cidade de Maimará, interior da Argentina, onde se refugiou dos militares e pôde estar com o povo do interior, a quem ele deve sua filosofia. Dussel continua atuante ainda hoje como professor catedrático da Faculdade de Filosofia da Universidad Nacional Autónoma de Ciudad de México (Unam). Alguns de seus cursos e seminários estão disponíveis nas redes sociais, sobretudo no YouTube, assim como a maior parte de sua obra é disponibilizada para *download* em seu *site* pessoal. Cabe destacar que há aqui outra relação com o conhecimento: a gratuidade disponibiliza, comunitariza e possibilita a horizontalidade.

A formação do grupo de estudos e pesquisas conhecido como modernidade-colonialidade consolida o pensamento decolonial já no início do milênio.[1]

Para esse grupo de autores, a modernidade só pode ser analisada se considerarmos o fato de que a colonização das Américas, da África e do Oriente foi o traço mais importante e o mais ocultado na história da modernidade, que, do ponto de vista eurocêntrico, mostra-se apenas como um progresso em face da chamada Idade Média.

Esses pensadores agregaram tanto às referências do antigo grupo de filosofia latino-americana de décadas passadas quanto as contribuições do pensamento africano e oriental que pensavam a colonização histórica recente em seus territórios, conhecido como pensamento pós-colonial. Nesse pensamento, conhecido como pós-colonial, destaca-se a obra de Frantz Fanon, psiquiatra martinicano, simpático ao pensamento de Jean-Paul Sartre que prefaciou sua mais famosa obra, *Os condenados da terra,* de 1961. No que concerne ao diálogo com o pensamento fenomenológico por parte do grupo modernidade-colonialidade, destacam-se Dussel, a quem já nos referimos, e Maldonado-Torres, autor mais jovem de origem porto-riquenha que contribuiu para a elucidação do conceito de colonialidade do ser, que já tinha sido esboçado pelo autor peruano Alberto Quijano.

O conceito de colonialidade é o que distingue o pensamento decolonial do pós-colonial e do pensamento crítico latino-americano de que já falamos, pois, se de um lado a colonização de nosso território por países europeus já foi superada historicamente, por outro se perpetua ainda hoje em nossa condição subalterna em relação aos países do hemisfério norte.

Somos dependentes economicamente, nossas culturas e modos de ser-no-mundo são inferiorizados, os saberes ancestrais dos povos ameríndios e africanos são desconsiderados em relação aos modos de Ser, Saber e Poder advindos da Europa e que se apresentam como únicos e válidos.

Como aponta Ballestrin:[1]

O conceito como empregado aqui, e pelo coletivo modernidade/colonialidade, não pretende ser um conceito totalitário, mas um conceito que especifica um projeto particular: o da ideia da modernidade e do seu lado constitutivo e mais escuro, a colonialidade, que surgiu com a história das invasões europeias de *Abya Yala, Tawantinsuyu* e *Anahuac,* com a formação das Américas e do Caribe e o tráfico maciço de africanos escravizados.

Ao entender a modernidade articulada à colonialidade, nos livramos do eurocentrismo dos que pensam a humanidade como um contínuo que vai da Grécia à modernidade.

A pretensa evolução histórica europeia, de onde parte a maioria dos filósofos que estudamos e de quem tomamos conceitos como verdades universais, ignora que a modernidade foi construída à custa do maior genocídio de que se tem notícia, a colonização europeia. E que esse genocídio hierarquizou humanos entre os que possuem o Ser da razão e os não racionais, quase animais. A modernidade cria a diferença subontológica que se apresenta como diferença étnico-racial, como demonstra Maldonado-Torres.[4] Grosso modo, a modernidade inaugura o racismo estrutural e estruturante de muitos países que surgem pós-colonização. Na concepção moderna/colonial, o índio e o negro não pensam, portanto não são, são aqueles que pensam, e pensar é o mesmo que dominar e controlar a natureza, principal bastião epistêmico da ciência moderna que se mostra como única realidade possível.

A fenomenologia enquanto crítica da ciência moderna, em seu aspecto reificante tanto da natureza quanto do humano, é um método emancipatório, pois desvela o limite ético do paradigma científico-experimental, tal como propôs Husserl.[5]

Ao contextualizá-la para o mundo além-Europa, no entanto, podemos notar desde um pensar americano seu limite ético, ao não considerar o existir subalterno de forma horizontal. Daí a necessidade de hoje dialogarmos com os autores decoloniais, de quem podemos extrair contribuições para a ética de nossa *práxis*.

TERAPIA FENOMENOLÓGICO-EXISTENCIAL E PENSAMENTO DECOLONIAL

A leitura do pensamento fenomenológico empreendida pelos autores do pensamento latino-americano, pós e decolonial, propicia contribuições conceituais importantes para a revisão de alguns pressupostos pretensamente universais. Por isso, entendo que podemos estar no início de uma mudança importante na psicologia como um todo, pois a partir dessas leituras podemos encontrar um arcabouço teórico mais condizente com as questões e problemas vivenciados em nosso continente e, assim, sermos mais rigorosos, efetivos e éticos em nosso fazer. Dentro do campo da fenomenologia existencial, essa mudança está esboçada em duas obras de minha autoria que levam o nome de *Terapia Existencial da Libertação*. A primeira, publicada em 2018, tem como subtítulo "ensaios introdutórios", e a segunda, publicada em 2020, traz como subtítulo "fundamentos da prática". Ambas estão disponíveis gratuitamente no *site* da Editora Fi.

Nessas obras são apresentadas as possibilidades teóricas e metodológicas do encontro entre a psicologia fenomenológica e existencial e o pensamento decolonial, ao agregar o termo "libertação" a "existencial", pensei em promover duas atitudes complementares importantes a serem agregadas à terapia fenomenológico-existencial: a) a consideração de que a liberdade não é inerente ao existente subalternizado pela colonialidade; e, portanto, b) devemos encontrar junto a quem busca nosso serviço caminhos possíveis para a realização dessa liberdade que o torna um humano mais livre e digno.

Nesse sentido, na proposta da terapia existencial da libertação não se trata apenas de lidar com o Ser, mas de promover o Ser que é subalternizado.

Esse caminho terapêutico se propõe engajado e articulado à especificidade de nossa realidade e, no momento, vai sendo forjado em minha *práxis* terapêutica no contexto do Sistema Único de Saúde (SUS), via o serviço-escola da Universidade Federal do Triângulo Mineiro e como supervisor das abordagens humanista-existenciais no curso de graduação dessa mesma universidade.

Nessas, a escuta da especificidade do estar latino-americano, articulada aos problemas de exclusão e marginalidade estrutural, é fomentada e articulada com a prática desde a formação do jovem terapeuta. Descreverei brevemente alguns impactos conceituais que o pensamento decolonial oferece à prática do psicólogo de orientação fenomenológica e existencial. Trago essa experiência mais específica ao campo da psicoterapia situada no contexto das políticas públicas, mas esse caminho é possível de se estender à nossa *práxis* em vários contextos nos quais atuamos.

A colonialidade se mostra em vários âmbitos da existência dos povos latino-americanos, tornando-se mais visível, sobretudo, nos cidadãos e cidadãs que compõem as classes populares dos diferentes países do nosso continente. Voltando a Kusch,[6] entendemos que, em relação ao Ser europeu, o povo americano guarda algumas especificidades ontológicas, pois não corresponde ao que foi pensado e projetado na Europa. Para o filósofo, como já apresentado, o modo ontológico do americano é o do mero-estar, pois sua realidade é mais definida pela forma como habita do que pelo seu Ser no tempo.

O europeu burguês se projeta no futuro, tornando-se central para ele a relação entre o nada e a angústia, por isso o *Dasein* próprio que preconiza Heidegger traduz a experiência do indivíduo responsável por si-mesmo empreendedor de seu futuro, indiferente à tradição ou à massa.

Às margens da cidade europeia, no entanto, o indivíduo popular americano, despossuído do Ser europeu, em projetos significativos de vir-a-ser, não admoestado pelo nada e pela angústia, desenvolve um modo de ser que, em sua sabedoria, expressa o estar em harmonia com o cosmos, organizado pelos símbolos mandálicos que expressam os ciclos naturais em que e no qual existe.

Ainda segundo Kusch,[7] o modo de ser-no-mundo como mero-estar não é exclusivo do povo latino-americano, mas se mostra também nas culturas não citadinas pré-civilizatórias, persistindo nas periferias das grandes civilizações, constituindo o que comumente é denominado povo. Se a cidade europeia moderna inaugura o Ser como cidadão, também cria, concomitante a esse, o Estar como não cidadão ou subcidadão que vive a sua margem. No caso americano, o Ser como cidadão, sempre deficiente em relação ao europeu, promove uma mescla entre aquele que responde de seu território como estar e simula encontrar um Ser na cidade que não corresponde a sua realidade situada. Por isso o estar-sendo na América é uma gravitação centrípeta sobre um centro que não encontra, pois seu Ser não corresponde a seu Estar. Assim nos fala Kusch:[7]

> Na Europa, "*doxa*" e "*noesis*" estão mais perto. Portam uma continuidade cultural. E o nosso problema é que vivemos da *noesis* ocidental e não sabemos nada de nossa *doxa*, porque a segregamos. Mas acontece que o viver é *doxa*, ou seja, opinião, assim também é a cultura. Encontrou-se por acaso a lógica local da nossa *doxa*? Pensamos apenas que se a encontrássemos saberíamos ao fim o necessário para viver e não criaríamos superestruturas pedagógicas por meio das quais pretendêssemos "orientar" nossa vida americana com tecnologias importadas, ideias políticas também alheias ou ciências rigidamente trasladadas. [tradução livre]

> En Europa "doxa" y "noesis" están más cerca. Tienen una continuidad cultural. Y el problema nuestro es que vivimos de la noesis occidental y no sabemos nada de nuestra doxa, porque la segregamos. Pero resulta que el vivir es doxa, o sea opinión, y los es la cultura. ¿Se ha encontrado, acaso, la lógica local de nuestra doxa? Pensemos sólo que si la encontráramos sabríamos al fin lo necesario para vivir y no crearíamos superestructuras pedagógicas mediante las cuales preten-

demos "orientar" nuestra vida americana con tecnologías importadas, ideas políticas también ajenas, o ciencias rígidamente trasladadas.

Por isso essa disjunção entre o que vivemos e o saber que utilizamos para falar e orientar nosso vivido, sendo que esse saber tende a ser alienado de nossa *doxa*, expressão imediata do nosso *estar-no-mundo* antes de nos projetarmos como um Ser-no-mundo. Acontece que as filosofias, ou *noesis* ocidentais, servem como parâmetros legitimados de saber que, uma vez não situados, terminam por impor um modo de ser único que se torna abstrato e inatingível em nossos solos, já que são expressões e problematizações de outras experiências.

Para que nosso argumento seja válido, o leitor precisa concordar com o que nos diz o filósofo intercultural Estermann,[8] segundo o qual toda filosofia tem como base uma experiência humana imediata e que expressa e reflete sobre essa experiência, não alcançando assim a universalidade pretendida pelos filósofos hegemônicos, que não raras vezes legitimam o afã imperialista e colonizador de seus governantes, como o fez Heidegger. Por isso, toda pretensa universalidade é, antes de tudo, expressão de dada situação concreta que ocorre em um espaço-tempo concreto. Toda conceitualização traz como pano de fundo, no mínimo, a biografia do autor e, de forma ampliada, o território sociocultural em que este habita.

Para entendermos os efeitos práticos desse pensamento, vou exemplificar: quando ainda estudante de psicologia, observava uma oficina que uma psicóloga profissional fazia com pessoas denominadas na época "dependentes químicos". Um senhor que aparentava 60 anos disse que o que o motivava a deixar a bebida era o amor que sentia por sua mulher. A profissional prontamente o corrigiu e disse que ele deveria deixar a bebida por amor "a si-mesmo" e não a outra pessoa.

Hoje, como supervisor de estágios em psicologia, ao orientar futuros profissionais em seus primeiros atendimentos junto à população, deparo-me, não raras vezes, com certa irritação dos novos terapeutas que, ao escutar seus primeiros pacientes, veem-se confrontados com a dificuldade de abordar suas falas, na medida em que estas se referem pouco ou quase nada a esse abstrato e incontestável "si-mesmo", expresso na primeira pessoa.

Muitos dos que nos procuram na clínica popular preferem falar de seu mundo abordando prioritariamente a relação que mantêm com os outros de seu entorno, ou seja, falam do cunhado, da vizinha, da prima e pouco do que chamaríamos de "si".

O estudante, impulsionado pelos conhecimentos teóricos e metodológicos que se aliam a suas crenças pessoais, tende a fazer a seguinte pergunta: E você?

Como você se sente? Pergunta que geralmente tem como resposta um silêncio constrangedor de quem, em geral, não se entende como único e singular, senão parte de uma comunidade em que existe. Os estudantes custam a entender que, quando o paciente fala dos outros, pode não estar falando de si, mas compartilhando o seu mundo vivido, sua forma de estar-no-mundo, distinta, na maioria das vezes, dos modos individualistas de nossas classes médias.

Sobre esse individualismo, não custa lembrar que a psicologia fenomenológica existencial é uma das matrizes do pensamento psicológico que tem contribuído para a exacerbação do próprio, do único, singular e concreto como modo privilegiado de ser-no-mundo, corroborando a patologização de outros modos nomeados como irresponsáveis, inautênticos ou impróprios, seguindo a filosofia de Heidegger sobre a qual falamos e boa parte do pensamento humanista de origem estadunidense.

A ideia de que o indivíduo é livre e único responsável por si-mesmo confronta-se com o modo de ser-no-mundo do povo latino-americano, prioritariamente comunitário e que, por isso, sente-se existindo em comunidade. Não deixamos de nos valer da fenomenologia-existencial ao entender o Outro a partir do nós; pelo contrário, ao partir da cotidianidade própria do existir, localizamos o Outro desde onde ele existe e não a partir de um pressuposto sobre o que ele é ou como deve lidar com seu Ser.

Da mesma forma, não se observa nos indivíduos populares tão claramente a angústia diante do nada, que na Europa se deu em um momento de esvaziamento das tradições e valores modernos no período entre guerras.

> Na América Latina, Deus nunca "morreu", e as tradições comunitárias aliadas às crenças míticas e religiosas continuam sendo referências existenciais importantes, senão centrais, que expressam de modo privilegiado o Ser do Estar do povo, como afirmaria Kusch.[7] Ou seja, como o povo expressa sua situação, seu mero-estar.

Em meio às falas sobre mortes, doenças e limites que a vida impõe, Deus é sempre falado como quem cuida de tudo e preenche os vácuos de sentido que a morte costuma levar: "Deus sabe o que faz", costumamos ouvir.

> A existência, portanto, tem sentido pleno, e o fato de que não se conhecem os desígnios de Deus não significa que o existir seja esvaziado de sentido. A fenomenologia europeia ateia ou agnóstica que tende a embasar nossa *práxis* não alcança essa realidade.

Por isso entendo que nos equivocamos, como psicólogos, quando não atentamos às particularidades da gente latino-americana, e assim terminamos por afirmar nosso eurocentrismo, que, segundo Dussel (2007),[2] "consiste exatamente em constituir como universalidade abstrata humana em geral, momentos da particularidade europeia (p. 75) [tradução livre de "consiste exactamente en constituir como universalidad abstracta humana en general, momentos de la particularidad europea"]. Assim, é necessário que conheçamos nossa *doxa*, como afirma Kusch, e, ao mesmo tempo, estejamos cientes do momento histórico em que as ideias, *noesis*, da psicologia existencial foram forjadas para que tenhamos claro que valores ou a que necessidades elas respondiam.

Todo o conhecimento, por mais abstrato que pareça, tem um pano de fundo experiencial e, portanto, expressa uma necessidade de determinada cultura.

Para o mesmo Kusch,[6] a filosofia e sobretudo a história da filosofia foram necessidades da Europa, carente da tradição que orientava seu estar-no-mundo, ao mesmo tempo que dotada do afã de dominar o tempo.

O indivíduo burguês, solitário e sem destino certo, desarraigaido de sua comunidade de origem, é o solo da experiência que torna fértil as ideias fenomenológicas e existenciais, daí sua ênfase na escolha, na angústia e na confiança em si-mesmo.

Essas ideias, em essência, não servem ou não são úteis para o nosso contexto, a não ser como uma *noesis* desarraigaida que teima em inferiorizar ou subalternizar os modos de vida popular. Por outro lado, o ponto de partida fenomenológico-existencial, enquanto se promove como uma filosofia da cotidianidade, pode ser esclarecedor da forma como a existência se estrutura e significa seu tempo-espaço.

Assim, atentos aos modos singulares de ser-no-mundo, não apenas do indivíduo, mas da cultura que o abriga e dá sentido a seu mundo, podemos ser mais rigorosos do ponto de vista do entendimento e da compreensão dos mundos populares e ao mesmo tempo encontrar e promover saídas possíveis em face do sofrimento que se mostra a nós.

Essas saídas, ao contrário do que preconizam as filosofias eurocêntricas, não devem ser apenas deixadas sob a tutela do indivíduo e sua pretensa responsabilidade plena sobre sua existência, mas buscadas e desveladas na própria cultura em que ele se insere.

Maldonado-Torres[4] entende que, desde as contribuições de Frantz Fanon, pode-se apreender uma nova diferença ontológica para além da que havia demarcado Heidegger entre o Ser e o Ente e Levinas entre o Ser e o Outro. Trata-se da diferença entre o Ser e o condenado de que fala Frantz Fanon em sua obra *Os condenados da terra,* de 1961. O condenado ou *Damné,* ao contrário do *Dasein* heideggeriano, não pode ser caracterizado como um ser-para-a-morte, pois tem a morte como naturalizada em seu cotidiano. Essa reconsideração do autor porto-riquenho muda, por conseguinte, todo um modo de ser-no-mundo que a psicologia existencial eurocentrada não considera. O condenado, do ponto de vista ocidental, está à margem do Ser, como nos lembra Dussel:[3]

> Em nome do ser, o mundo humano, da civilização, aniquila a alteridade de outros seres humanos, de outras culturas, de outras eróticas, de outras religiões. Incorpora assim aqueles seres humanos, ou de outra maneira, desenvolve violentamente as fronteiras de seu mundo até incluir outros povos em seu âmbito controlado. [tradução livre]

> En nombre del ser, el mundo humano, de la civilización, aniquila la alteridad de otros seres humanos, de otras culturas, de otras eróticas, de otras religiones. Incorpora así aquellos seres humanos, o de otra manera, despliega violentamente las fronteras de su mundo hasta incluir a otros pueblos en su ámbito controlado.

A história das civilizações demonstra que os povos conquistados ou colonizados ficam à margem do Ser civilizatório. No caso da colonização europeia, os que estão fora do escopo do Ser europeu quedam como um *subser* que surge com a categoria étnico-racial inventada pela modernidade/colonialidade.

Essa subalternidade do Ser tem como consequência a marginalização dos indivíduos em face do exercício de suas cidadanias. O indivíduo popular, além de viver em comunidade, está também à margem da cidade e de seus direitos como cidadão.

Kusch diferencia o ser-alguém na cidade do mero-estar das periferias a quem falta acesso à cidade, colocando-se à margem do Ser. Já Dussel entende que a ontologia hegemônica da modernidade, cartesiana, expressa que o Ser moderno por excelência é quem conquista, por isso o *ego cogito* a que se refere Descartes oculta que quem pensa é quem domina ou conquista as colônias, conquistando e dominando outros humanos. Os subalternos de hoje sentem-se não apenas despossuídos da conquista de outros humanos ou territórios, mas também reféns da ideologia dessa mesma ontologia. Freire[9] aponta o quanto o sistema social, por meio de uma educação alienante, provoca no povo uma alienação tamanha que o oprimido passa a hospedar o opressor em sua subjetividade, vendo-se como incapaz de propor e articular sua libertação.

Levando em conta o argumento exposto até aqui, entendo que os terapeutas existenciais devam ter clareza de que seu fazer terapêutico junto aos populares tem impacto, ao mesmo tempo que ele é parte do sistema social. Não foram poucas vezes em que, no meu lugar de terapeuta popular, auxiliei meus pacientes na tramitação justa de suas aposentadorias ou tive que conversar na escola a respeito do comportamento de um adolescente que se opunha aos princípios e regras dessa instituição. Da mesma forma, articulei queixas de mulheres com movimentos sociais que as acolhiam em face da violência que sofriam de seus companheiros e que, em nosso entender, podem ser mais bem respondidas coletivamente.

Em todos esses exemplos, temos o princípio de que, quando tratamos o popular, não temos a liberdade como algo já posto, mas a ser conquistado e reivindicado ao sistema social hegemônico, em que não se é de antemão, mas se conquista o Ser, cumprindo a vocação humana, dita por Paulo Freire que é de Ser-mais. Corrobora esse argumento o que nos diz Freire,[9] que no mundo dos oprimidos, a relação com as situações-limite, diante da morte ou do nada, não se dá entre o ser e o nada, como preconiza a filosofia ocidental, mas entre "... o ser e o mais ser".

Ser-alguém, existir na cidade ou incluir-se no sistema não é parte da natureza do indivíduo, como o quer a psicologia existencial, mas algo a ser conquistado e determinado junto aos que nos procuram na clínica popular. Muitas vezes, aos que nos procuram, faltam recursos simbólicos para se mover na burocracia do sistema; suas necessidades e modos de ser são invisibilizados pelas instituições que eles frequentam, seu porvir é ameaçado por um sistema machista opressor, como o caso das mulheres que sofrem as violências cotidianas. Em todas essas situações, a ação terapêutica não deve se restringir ao indivíduo que busca seu "si mesmo" ou seu modo de ser "autêntico", mas engajada no coletivo em prol da libertação das opressões cotidianas.

Isso não quer dizer que a terapia não possa ser personalizada, mas se deve atentar, sobretudo, às instituições, organizações, grupos e coletivos em que esse indivíduo existe, pois nelas residem suas questões e problemas, levados à clínica enquanto queixa ou demanda.

Nesse caso, o terapeuta deve ser convidado a intervir nos territórios somando-se, quando necessário, aos coletivos que empreendem lutas pela libertação das opressões sofridas. Em termos práticos, a depender de cada caso, o terapeuta deve se dispor a visitas domiciliares, como forma de entender melhor os conflitos e potencialidades advindos das famílias, mas também de instituições como escolas, núcleos assistenciais e os dispositivos das políticas públicas de saúde e assistência social.

Portanto, a terapia deve tratar não apenas o indivíduo como entidade isolada e com um mundo próprio, mas todo o enredo institucional no qual ele existe. Um adolescente "mal ajustado" à vida escolar pode se beneficiar de uma mediação do terapeuta entre ele, a escola e a família. Uma mulher oprimida pode se beneficiar de uma possibilidade de trabalho em cooperativa em sua comunidade, assim como um jovem de uma oficina cultural. Conhecer a comunidade, o território-mundo em que vive quem atendemos é fundamental para a busca dos caminhos de uma existência significativa que cumpra a vocação humana de ser-mais, como nos diz Freire.[9]

Assim, do encontro entre a psicologia existencial e o pensamento decolonial se pode inferir uma *práxis* libertadora, ampliando o entendimento do que comumente entendemos como terapêutico a partir dos territórios em que os indivíduos vivem e os espaços que eles reivindicam. Desse modo, a terapia existencial pode deixar de ser uma prática que pressupõe a liberdade do sujeito para ser uma *práxis* comprometida com a libertação.

CONSIDERAÇÕES FINAIS

A psicologia fenomenológico-existencial pode aprender com o pensamento decolonial a se colocar mais no chão do mundo da vida popular latino-americana. No Brasil, nos últimos tempos, esse campo da psicologia tem sido dominado por uma discussão conceitual muitas vezes estéril e sem lastro com a realidade, legitimando a academia como uma torre de marfim distante do mundo em que vivemos. Afirma-se, como diria Kusch, uma *noesis* europeia, desprezando a *doxa* do mundo vivido. Por isso, além da alienação clara dessa postura, consequência inequívoca da colonialidade, a psicologia depõe também contra o próprio rigor defendido pelo método fenomenológico, uma vez que, incapaz de criar uma *noesis* a partir da *doxa* do mundo vivido, navega em um mundo etéreo que expressa o mundo-da-vida de uma pequena parte de nossa população, mais europeizada, gerando um conhecimento rico em conceitos, mas pobre em sentido e significado.

Alia-se a isso a parca produção que temos sobre a prática do psicólogo, problematizando-a, quando muito, nas relações que se dão no consultório privado. O estudante e profissional em formação tornam-se subservientes de conceitos que não entende claramente, pois não domina o idioma alemão e ao mesmo tempo não se nutre de recursos teóricos e metodológicos para discutir e problematizar o que vive. No tempo em que vivemos, é urgente que descolonizemos as formas de Saber e, por conseguinte, nosso modo de Ser psicólogos, como afirma Mignolo[10] a respeito da descolonização necessária:

> Mais uma vez, a meta das opções decoloniais não é dominar, mas esclarecer, ao pensar e agir, que os futuros globais não poderão mais ser pensados como um futuro global em que uma única opção é disponível; afinal, quando apenas uma opção é disponível, "opção" perde inteiramente o seu sentido.

Portanto, a ampliação de nossa episteme deve se dar em substituição ao pensamento monológico que afirma um ou outro autor filósofo como única referência teórica possível ao fazer psicológico.

Embora os autores da fenomenologia contribuam para o entendimento mais rigoroso do modo de ser humano e nos ofereça um referencial sem o qual não teríamos acesso ao existir da cotidianidade, tão valioso à prática clínica, as questões que nos aparecem na prática profissional se distinguem da experiência de origem dos filósofos europeus, sendo melhor traduzidas por pensadores latino-americanos.

Dos autores europeus que tomamos como referência, o único que se preocupou com a desigualdade do mundo pós-colonial foi Jean-Paul Sartre, no entanto ele continua sendo um francês preocupado, disposto a escutar, mas as saídas que aponta são ainda eurocêntricas, como bem demonstrou Fanon.[11] Por outro lado, a sabedoria popular, as cosmovisões e as ontologias dos povos não europeus são fontes importantes de saber fenomenológico e existencial, sendo comumente ignoradas pelo pensamento hegemônico eurocentrado.

O caminho decolonial é longo e ainda marginal entre os estudiosos e acadêmicos da psicologia como um todo, mas um dos mais instigantes para a construção de um mundo futuro mais justo e respeitoso com a diversidade humana.

Para Kusch, neste continente em que vivemos, a pequena e a grande história da humanidade se encontram, abrindo um caminho para a descoberta do humano em sua inteireza e integridade. Assim, este texto é um convite ao leitor para que se mova nessa descoberta, assumindo uma episteme mais ampla, concatenada a uma ética da libertação.

REFERÊNCIAS

1. Ballestrin L. América Latina e o giro decolonial. Revista Brasileira de Ciência Política (Brasília). 2013 May/Aug;11:2;89-117.
2. Dussel E. Materiales para una política de la liberación. Madrid: Plaza y Valdez Editores; 2007. p.209.
3. Dussel E. Filosofía de la liberación. México: Fondo de Cultura Económica; 2011. p.32.
4. Maldonado-Torres N. Sobre la colonialidad del Ser: contribuciones al desarrollo de un concepto. In: Castro-Gomés S, Grosfoguel R. El giro decolonial: reflexiones para una diversidad epistémica más allá del capitalismo global. Bogotá: Siglo del Hombre Editores; 2007. p.95.
5. Husserl E. A crise da humanidade europeia e a filosofia. Porto Alegre: Edipurs; 2012.
6. Kusch RG. América profunda. Buenos Aires: Editorial Biblos; 1999.
7. Kusch RG. Geocultura del hombre americano (1976). In: Obras completas. Rosario: Fundación A. Ross; 2007. p.149.
8. Estermann Josef. Filosofía Andina: sabiduría indígena para un mundo nuevo. La Paz: Iseat; 2006.
9. Freire P. Pedagogia do oprimido. 74.ed. Rio de Janeiro: Paz e Terra; 2020. p.130.
10. Mignolo W. Colonialidade: o lado mais escuro da modernidade. Revista Brasileira de Ciências Sociais. 2017 Jun;32(94):2-17.
11. Fanon F. Alienação e liberdade. São Paulo: Ubu; 2020.
12. Kusch R. La negación en el pensamiento popular. Buenos Aires: Las Cuarenta; 2008.

SEÇÃO II

Campos da psicologia fenomenológica e existencial

CAPÍTULO 8

A clínica existencial

Yaqui Andrés Martínez Robles

INTRODUÇÃO

> *"A terapia existencial é uma proposta enfocada predominantemente em uma investigação descritiva mais do que em aspectos curativos."* (Ernesto Spinelli)

Neste capítulo apresento uma reflexão sobre o controvertido uso do termo "clínico" em um contexto existencial-fenomenológico, uma vez que corresponde a uma abordagem pautada no modelo médico, uma perspectiva ante a qual nós, terapeutas existenciais, comumente experimentamos certo incômodo ou mesmo recusa.

A fenomenologia existencial, por sua vez, convida-nos a uma postura que representa um desafio para as formas tradicionais de entender a terapia. Desafio que, paradoxalmente, simboliza alguns dos aspectos mais interessantes de nosso enfoque, o que aporta força e potencial para a compreensão das diversas possibilidades da experiência das pessoas que nos consultam. Do mesmo modo, apresenta uma das características que mais distinguem a terapia existencial-fenomenológica de outras abordagens terapêuticas.

Desde já, é importante destacar que a terapia existencial não é um enfoque unificado. Existem múltiplos estilos e enfoques, tanto no sentido teórico como no sentido prático. Essa é uma característica que esteve presente nessa abordagem desde suas origens, qual seja: a filosofia existencial.

Ao mesmo tempo, outro traço desses modelos é que se mostram contrários à ortodoxia. No interior dos círculos de terapeutas existenciais costumamos encontrar a opinião de que cada terapeuta existencial tem sua própria e única forma de praticar a terapia, já que a aplicação dos princípios fenomenológico-existenciais é sensível às diferenças culturais, históricas, sociais e linguísticas e, inclusive, às diferenças particulares de cada terapeuta.

Além disso, ao enfatizar o encontro existencial que pode ocorrer entre as pessoas, um mesmo terapeuta poderá apresentar diferentes estilos de aplicação terapêutica, segundo cada momento e cada pessoa com quem busca compartilhar um processo terapêutico.

Quiçá se aplica a fórmula de Yalom:[1] "necessitamos inventar uma nova forma de terapia para cada novo paciente".

É importante ter em conta o exposto anteriormente, uma vez que o que iremos discutir a seguir pode não se aplicar igualmente a todos os terapeutas ou a todas as circunstâncias possíveis nas quais se realiza o trabalho terapêutico. No entanto, a meu ver, pode servir como fundamento básico de inspiração para o desenvolvimento de uma terapia existencial-fenomenológica.

ETIMOLOGIA DA PALAVRA "CLÍNICA"

Os problemas aparecem, a meu ver, desde a origem etimológica do termo "clínica". Proveniente do latim *clinicus*, que por sua vez provém do grego *klinikós*, que se refere àquele que visita, o que guarda leito, e que deriva de *Kline*, que significa leito ou cama. Tradicionalmente, denomina-se clínica o exercício prático da medicina, por meio do qual o médico realiza o diagnóstico ao pé da cama do enfermo, com base no relato de sua sintomatologia e nos signos obtidos na exploração direta do estado físico do paciente.[2]

A partir da etimologia da palavra, podemos notar alguns aspectos que, como terapeutas de uma tradição existencial, já apresentam algumas dificuldades. Para começar, a palavra se refere a uma concepção completamente própria do modelo médico de abordagem, enquanto a fenomenologia nos convida a um enfoque diferente, mais filosófico, com especial ênfase na investigação da experiência.

A palavra "clínica" nos convida a pensar em uma pessoa enferma que requer um diagnóstico médico e que possui certos conhecimentos sobre seu paciente que este não possui. Trata-se de uma perspectiva que não apenas é útil, mas também necessária à medicina. Por exemplo: quando somos acometidos de algum problema físico que requer a atenção de um experto em tal tipo de mal-estar ou situação. Entretanto, no caso da psicoterapia e, especificamente da terapia existencial, a palavra "clínica" me parece contraindicada.

O clínico se coloca em uma posição de saber, com conhecimentos que seu paciente não possui. De certa maneira, assume um poder sobre o outro, já que pode diagnosticá-lo para poder recomendar o melhor tratamento a seguir. Além disso, supomos que se encontra (diferente do paciente) em estado de melhor saúde e bem-estar. E, de novo, ainda que se trate de aspectos válidos (e também valiosos) no âmbito da medicina, nenhum deles corresponde à postura a que aspira um terapeuta existencial-fenomenológico, que buscará, a partir de uma postura que reconhece um não saber, uma postura humilde diante do que ocorre com a pessoa que solicita seus serviços.[3,4,5]

O terapeuta existencial busca reduzir ao mínimo a diferença de poder entre ele ou ela que ocupa o papel de consulente, renunciando a realizar "diagnósticos" que reduzam ou demarquem a problemática do outro a um "quadro clínico" para tratar de manter abertos os possíveis significados e os múltiplos caminhos de evolução da experiência.

Do mesmo modo, a palavra "clínica" parece convidar o paciente a uma postura um tanto passiva, pois espera que o médico ou clínico realize sua análise a partir do exame físico, solicitando apenas certos relatos de suas sensações e sintomas, da história do mal-estar ou que realize certos movimentos físicos atentamente observados pelo especialista. Cabe ao paciente apenas seguir as orientações de seu médico e adotar o tratamento ao pé da letra.

Uma vez mais, essa imagem não corresponde à da pessoa que solicita os serviços de um terapeuta existencial. Normalmente esperamos que este tenha uma atitude muito mais ativa e envolvida no processo terapêutico. De fato, se não o faz, dificilmente se beneficiará desse processo. Requere-se que se coloque na posição de coinvestigador com seu terapeuta, que indague em sua própria experiência e nas situações nas quais se vê imerso, que dialogue com seu terapeuta sobre as diferentes experiências que vivencia e sobre a maneira como cada uma destas se constrói.

O NASCIMENTO DA CLÍNICA

"*Em nome da saúde, grandes crimes foram cometidos.*" (Michel Foucault)

Michel Foucault publicou em 1963 um interessante livro intitulado *O nascimento da clínica*, no qual realiza uma análise dos usos e abusos do saber médico no mundo moderno, que em seu desenvolvimento organizaram os conhecimentos do que se denomina clínica.

Para esse autor, a clínica nasceu como uma instituição disciplinária que gestava os corpos, seu funcionamento, comportamento e inclusive a sexualidade, tendo então uma função normativa e, portanto, política. A clínica recorria a taxonomias (sistemas de classificação e hierarquização) e a um sistema de verificação destas, convertendo-se em um aparelho produtor de verdade.[6]

Em outras palavras, a clínica se constitui como um sistema de articulação de discursos, práticas e representações que serve para decidir se algo é verdadeiro ou falso, saudável ou doente, recomendável ou rechaçável, funcional ou disfuncional, correto ou incorreto e mau ou bom.

A clínica constrói dispositivos de verificação de suas próprias representações que dependem de circunstâncias históricas, políticas e culturais, mas se apresentam como o caráter de cientificidade.[6]

A partir da clínica, a medicina define e prescreve o normal e o patológico, o vital e o mórbido; e aponta a maneira como tanto a existência individual como a coletiva devem se relacionar com a vida. O médico se converte em uma espécie de polícia que vigia a moral e a saúde pública.[6]

Para Foucault, a partir da clínica...

> A medicina não deve ser apenas o "corpus" das técnicas de cura e de saber que estes requerem; desenvolverá também um conhecimento do homem saudável, ou seja, ao mesmo tempo a experiência *do homem doente*, e uma definição do *homem modelo*. Na gestão da existência humana, tem uma postura normativa que não autoriza simplesmente a distribuir conselhos sobre a vida prudente, mas que a funda para reger as relações físicas e morais do indivíduo e da sociedade na qual ele vive. [grifos do autor]
> Quando se fala da vida dos grupos e das sociedades, da vida da raça, ou inclusive da "vida psicológica", não se pensará em princípio na estrutura interna do ser organizado, mas na bipolaridade médica do normal e do patológico.[6]

Ainda que não se trate de um pensador que possa ser considerado "existencial" e que renegou ele mesmo a fenomenologia, em particular a husserliana, seus aportes são dignos de reconhecimento. Para o que nos interessa neste capítulo, como vimos, o autor aporta uma visão sociopolítica da clínica que podemos considerar um suporte a mais em nossas reflexões.

TERAPIA SIM, CLÍNICA NÃO

"A terapia existencial é um movimento. Um modelo, uma postura, uma atitude." (Ernesto Spinelli)

O enfoque existencial busca recuperar o significado original da palavra "terapia", que representava inicialmente a ação de colocar-se ao lado do outro, junto ao outro, para acompanhá-lo em um processo importante de sua existência.

No entanto, nos dias de hoje a palavra "terapia" aparece como sinônimo da clínica, o que contribui para minimizar a importância do trabalho terapêutico de acompanhamento. O importante terapeuta existencial Ernesto Spinelli,*[7] sobre a perspectiva existencial:

> [...] nos mostra um regresso às origens da terapia – a *therapeia* – e seu foco no intento de "colocar-se junto ao outro". Não há nada sobre tentar mudar, melhorar, curar, minorar, "fazer totalidade" etc. Em resumo, nada clínico, apenas terapêutico. Não nego nem rechaço o valor do clínico, apenas que, ao longo do tempo, o clínico faz parecer que estamos falando do terapêutico. Mas são diferentes culturas, até onde eu compreendo. E ainda que possam e devam envolver-se em um discurso honesto um com o outro, é perigosos quando um diz ser o outro. [destaque acrescentado; tradução do autor]

Acontece que o uso da palavra "terapia" apresenta várias complicações. Mais simples, portanto, é definir o que terapia não é do que definir o que ela é: "(A terapia) não é dar aulas, não é moralizar, não é ser o chefe, não é ser amistoso. Não é o uso das habilidades para o *counselling* por profissionais da saúde mental ao entrevistar ou dirigir..." (Owen, 1993, p.15, *apud* Spinelli[8]).

---

* Ernesto Spinelli é um terapeuta que faz parte da Escola Britânica de Terapia Existencial-Fenomenológica. Em um estudo realizado por Edgar Correia (terapeuta existencial português) em 2012, realizou-se uma entrevista com mais de mil terapeutas existenciais em todo o mundo perguntando quem era o terapeuta existencial que mais havia influenciado sua prática profissional. Ernesto Spinelli ocupou o terceiro lugar dessa lista, atrás apenas de Viktor Frankl e Irvin Yalom.[22] Esse dado é relevante para nossa reflexão, já que muitas das opiniões que compartilho podem ser encontradas nos escritos desse autor.

Em alguns momentos senti certa inclinação a deixar de utilizar a palavra "terapia" e em vez disso utilizar expressões como "análises". Ainda que esta última nomenclatura também me parecesse adequada e em algumas ocasiões eu a utilize – igual a muitos colegas que falam que exercem análise existencial ou dasein-análise etc. –, optei por privilegiar a palavra "terapia", uma vez que, parece-me, aporta um sentido estético ao nosso trabalho.

Se buscarmos na *Wikipédia*[†] em espanhol, a palavra "terapia", o que ocorre é surpreendente. Em primeiro lugar não existe como tal uma entrada específica para esse termo, mas um redirecionamento à palavra "tratamento (medicina)". A definição que aparece diz:

> Em medicina, tratamento ou terapia (do grego *θεραπεία/therapeia*) é o conjunto de meios de qualquer classe (higiênicos, farmacológicos, cirúrgicos ou físicos) cuja finalidade é a cura ou o alívio (paliação) das enfermidades ou sintomas. É um tipo de juízo clínico. São sinônimos: terapia, terapêutico, cura, método curativo.[9]

A mesma versão da *Wikipédia* propõe a seguinte definição de psicoterapia:

> A psicoterapia – de psicologia (ciência social que estuda os pensamentos, as emoções e o comportamento humano) e terapia (forma de intervenção social que busca a melhoria da saúde do paciente, cliente ou consulente que a solicita) é o nome que se utiliza para se referir ao processo terapêutico que se produz entre um psicólogo com uma formação em psicologia clínica e uma pessoa que se propõe a consultar-lhe, que se dá com o propósito de uma melhora na qualidade de vida deste último, através de uma mudança em sua conduta, atitudes, pensamentos e/ou afetos.
> Há distintos marcos teóricos a partir de onde se pode desenvolver uma psicoterapia exitosa, ou seja, que leve a uma mudança positiva e duradoura na qualidade de vida de que solicita essa atenção.[10]

Como é possível notar, nessas definições existe certa ênfase sobre o aspecto reparador do termo. A partir dessas definições, que são próprias da *vox populi*,

---

[†] Resolvi pesquisar os termos "terapia" e "psicoterapia" na *Wikipédia* (fevereiro 2021) por ser um dos lugares em que, atualmente, milhares de pessoas buscam informação sobre algum tema de que se aproximam pela primeira vez. Além disso, por ser um meio desenvolvido pelos próprios usuários, de alguma maneira nos mostra o que diz a *vox populi*, que é justamente sobre o que desejo refletir – podemos recordar aqui que a expressão completa era "*vox populi, vox Dei*", o que significa literalmente "a voz do povo, (é) a voz de Deus" – a versão em língua inglesa desse mesmo meio apresenta definições semelhantes.

não resulta estranho que se confunda a cultura terapêutica com a cultura clínica, pois a mesma definição parece misturar seus valores, aproximações e significados.

No entanto, é muito importante deixar claro que essa não é a única acepção possível da palavra terapia. Existem outras que possivelmente são, inclusive, mais antigas. Essas acepções da palavra "terapia" referem a: cuidar, tratar algo cuidadosamente, pôr atenção. "A palavra *Therapeutés*, em grego, significa em primeira acepção, adorador, servidor de um Deus".[11] Todd DuBose vai na mesma direção: "A palavra *therapeuoes*, traduzida como cura mas, da mesma maneira, curar, significa mais apropriadamente: atender, cuidar, preocupar-se e, inclusive, esperar servilmente a alguém".[11]

Como vimos, essa conotação não se embasa em mudar ou modificar algo, tampouco em reparar algo que está estragado. Em seu lugar, parece propor uma aproximação gentil, sensível em direção àquele que nos aproxima. Quem sabe seja por isso que, no Egito Antigo, até o século I de nossa era existiu uma seita religiosa cujos adeptos se chamavam "terapeutas", que eram "adoradores do Existente por si mesmo" (Filón de Alejandría, *De vita contemplativa,* apud Fernández-Galiano[11]), serventes daquele que se deve tratar cuidadosamente.

Como descrevi em outro texto,[4] é nesse significado que a terapia existencial-fenomenológica se apoia, concebendo seu significado e trabalho como *um acompanhamento cuidadoso*, uma forma específica de *participação na experiência do outro*.

De modo semelhante a muitos outros termos e expressões, o uso de palavras como "acompanhamento" é complexo e em algumas ocasiões pode nos levar a equívocos. Para algumas pessoas, o termo se refere a uma condição de fragilidade: como se a pessoa que requer ser acompanhada se encontrasse em maior vulnerabilidade do que quem a acompanha.

Entretanto, podemos compreender essa ideia no modo como esse termo é usado na música: acompanhamento como "sustentação ou auxílio harmônico de uma melodia principal por meio de um ou mais instrumento ou vozes".[13]

Gosto de imaginar que minha voz – refiro-me metaforicamente a minha participação de maneira geral – como terapeuta colabora com a melodia (experiência) de meu consulente, facilitando a possibilidade de sustentar essa experiência, enriquecendo a diversidade harmônica – ou situação geral da terapia. Também que a voz de meu consulente se some à minha, para criarmos juntos uma espécie de coro polifônico que nos mostre novas perspectivas e possibilidades.

Essa proposta de compreensão do processo terapêutico se distancia do modelo médico-cientificista para tentar se aproximar de um olhar mais filosófico ou, inclusive, próximo à experiência estética e artística, mais própria da perspectiva existencial-fenomenológica.

De fato, segundo Guillermo Feo,[14] a palavra "tratamento" não necessariamente se refere à busca por mudar ou modificar aquilo de que se trata, mas a uma forma de comportar-se, comunicar-se e se relacionar com o outro para atendê-lo ou assisti-lo de determinada forma.

No âmbito da terapia, ou mais especificamente, das psicoterapias, não existe um acordo em torno do que pode ser considerado "terapia" ou não; e em algumas ocasiões tem-se um debate álgido e apaixonado sobre esse tema. Como expressa Ernesto Spinelli:[8]

> Como se tais complexidades não fossem suficientes para confundir-nos e desmoralizar-nos, Jeremy Holmes e Richard Lindley nos mostram em seu importante texto *The Values of Psychoterapy* (Os valores da Psicoterapia, 1989) que a atividade a que chamamos terapia não pôde se estabelecer com algum grau de unidade de função e propósito, já que sua base reside nos fundamentos teóricos sobre os quais não há acordo e que, na verdade, incluem procedimentos e ideologias que vão desde o marco estabelecido e convencional, até quase a sistemas de culto. O impacto total desta declaração se torna claro quando nos damos conta de que umas 460 diversas formas de terapia exigem seu reconhecimento (Omer e London, 1988). Cada uma delas tem sua própria e particular perspectiva sobre o que é terapia e o que propõe a oferecer e promover, a partir de posições "quase médicas" e "curativas" ou " eliminadora de sintomas" – conforme se sugere na literatura de terapias comportamentais (Corey, 1991) –, até pontos de vista da terapia como uma forma de "filosofia aplicada" – assim chamada por terapeutas existenciais britânicos (Van Deurzen-Smith, 1988).[7]

Thomas Szasz, um pensador que sofreu certa influência do pensamento existencial-fenomenológico, já que se considerava um fiel seguidor de Sartre e que aporta reflexões interessantes ao campo existencial-fenomenológico da terapia, considerava que esta se tornava fraudulenta quando tentava fazer passar a conversa por um "tratamento". Ele considerava a terapia uma conversação de natureza filosófica.[15]

Assim, é possível reconhecer que se trata de uma conversa que, quando é realizada em determinados contextos, para certos fins, por determinadas pessoas e com certa metodologia, recebe o nome de "terapia". Já a conversa terapêutica tenta ir além de uma conversa comum; não tanto pelos temas sobre os quais trata, mas pela forma como apontam as temáticas. Não é o que, mas o como se fala, o que designa a conversa como terapêutica.

O DESAFIO E A ORIGINALIDADE DA TERAPIA EXISTENCIAL--FENOMENOLÓGICA

> *"Hoje a terapia se converteu em engenharia e se esqueceu que se tratava de 'cuidar da alma'."* (Todd DuBose)

Como visto até aqui, um enfoque terapêutico existencial-fenomenológico apresenta, em sua originalidade, um desafio para as formas tradicionais de entender a terapia.

A proposta à qual me somo tenta separar a cultura clínica da terapêutica como duas aproximações distintas que, ainda que possam se combinar, consistem, na verdade, em dois esquemas valorativos distintos, o que desemboca em diferentes estilos de trabalho.

A partir dessa proposta, o olhar existencial-fenomenológico está melhor representado por uma cultura terapêutica que se distancia da clínica para manifestar seu próprio esquema de valores. Spinelli[16] reflete amplamente sobre esse assunto, como se pode ler no seguinte fragmento:

> Tudo isso, para mim, conduz a terapia existencial até um tipo de território muito diferente ao que geralmente se associa com a psicoterapia. Elimina qualquer fragmento residual de algum tipo de intervenção quase médica destinada a melhorar, educar, curar ou, em geral, ajudar alguém. Devolve a terapia às suas origens etimológicas e, ao fazê-lo, permite que a terapia existencial desafie, confronte e transforme os pressupostos mais amplos e profundos com respeito aos significados que damos ao que denominamos psicoterapia.
>
> Esta tentativa de "estar-ao-lado" do outro e de "estar-com" o outro (e consigo mesmo), tal como ambos estão sendo, parece-me que tem muito o que dizer sobre o que nós, como terapeutas existenciais, afirmamos que é nossa principal tarefa: revelar o que se apresenta tal e como se apresenta. Tal proposta exige muito do terapeuta existencial.
>
> Para mim, (a terapia existencial) em geral não tem uma linguagem ou propósito curativo específico. Obviamente pode ser experimentada como curativa da mesma maneira que uma conversa entre duas pessoas pode ser experimentada

como "terapêutica" por uma ou ambas, inclusive se de nenhuma maneira se pretende que se trata de uma forma de terapia.

Por outro lado, o que promove essa forma de vínculo, é o esforço para cuidarmo-nos mutuamente através da exploração e valoração, a escuta e a audição; em última instância, "respirando" o que nos aparece como verdadeiro em nosso encontro. A verdade pode não nos fazer livres por completo, mas é provável que nos ofereça o valor de enfrentar nossas formas de ser tal como a vivemos, em lugar de como preferimos, esperamos, exigimos e/ou tememos.

Este é, para mim, o desafio que a terapia existencial nos faz.

Parafraseando um famoso refrão de Star Trek: "É terapia, Jim. Mas não como a conhecemos" (destaques do original).

O desafio anteriormente mencionado é assumido por vários terapeutas que se autoidentificam e que são vistos por outros como terapeutas existenciais, sobretudo se agregam o sobrenome "fenomenológico" a seu cartão de visita. Pessoalmente, essa é a forma que melhor se identifica com a minha prática. No entanto, no Primeiro Congresso Mundial de Terapia Existencial realizado em Londres em 2015 chamei a atenção para as múltiplas formas de entender e aplicar a terapia existencial que existe no mundo, e nem todos os colegas se sentiram "bem retratados" pela descrição anterior.

Por isso, no intento de organizar as diferentes posturas que se desenvolvem, propus o esquema que denomino: "As três orientações".[4]

A CLÍNICA EXISTENCIAL: REPARADORA? EDUCATIVA? EXPLORADORA?

Como qualquer esquema, a proposta que segue seguramente resultará reducionista e não esboçará cabalmente as propostas de todos os diferentes autores e terapeutas existenciais.

Trata-se de uma tentativa de organizar os diferentes estilos de terapia existencial em três diferentes "orientações", cada uma das quais se distingue das outras por uma postura específica em relação a seus objetivos e propósitos (o que se supõe ser o objetivo a alcançar e a que se encaminha seu método), e pelos valores que sustentam seu trabalho e a imagem de ser humano que revelam.

O que pode parecer confuso é que, ainda que difiram em seus propósitos, as terapias comungam seus alcances (os frutos que se podem obter pelo trabalho terapêutico) e desenvolvem estratégias metodológicas similares (os aspectos que guiam a prática especializada do modelo terapêutico), em que precisamos nos deter um pouco para clarificar.

ORIENTAÇÃO REPARADORA (TAMBÉM CHAMADA "ORIENTAÇÃO CLÍNICA")

Nessa orientação o terapeuta considera que seu trabalho consiste em "reparar" (curar ou sanar) aquilo que se encontra "lesado", "enfermo" ou "disfuncional". Por isso essa orientação é a mais próxima da psicologia clínica e da medicina. Dito de outra forma, aqueles terapeutas existenciais que se sentem mais próximos em sua prática do que comumente se denomina "a clínica" estariam representados por essa primeira orientação.

Seu interesse costuma se apoiar em critérios e taxonomias diagnósticas, portanto, trabalha-se junto às instituições de saúde. Dentre os três modelos, este é o que mais recorre ao uso de técnicas e diagnósticos, sejam eles originais ou importados de outros modelos psicológicos que, em geral, adaptam-se à fenomenologia existencial. Assim, este modelo de orientação, reparadora ou clínica, se desenvolve buscando objetivos específicos, seguindo critérios de saúde mental ou psicológica.

Mesmo quando se trata de uma orientação cuja perspectiva não esteja de acordo, segundo meu entendimento, com muitas propostas da orientação existencial-fenomenológica (como já vimos também na perspectiva de Spinelli que apresentamos aqui anteriormente), alguns praticantes da terapia existencial descrevem seu *modus operandi* em termos tipicamente clínicos, talvez pelo desejo de manter-se dentro do *status quo* da tradição psicoterapêutica, que localiza as terapias no rol das "ciências da saúde" e as reconhece e valida apenas quando elas se mantenham na tradição do modelo médico (saúde-enfermidade).

Parece-me que muitos colegas dentro da tradição existencial desejam manter o reconhecimento das instituições oficiais de saúde para poder se manter dentro do sistema e seguir realizando seu trabalho sem contratempos. Alguns deles, com quem mantive conversas honestas e apaixonadas em diferentes países, confessaram-me que têm que "disfarçar-se de clínicos". No entanto, muitos admitem que, ainda que necessitem manter sua postura existencial-fenomenológica de forma oculta para a instituição, é o estilo de trabalho com o qual se sentem mais confortáveis e o que mais satisfaz as pessoas que se apoiam em seus serviços.

ORIENTAÇÃO EDUCATIVA (OU FACILITADORA DE DESENVOLVIMENTO)

Consiste no interesse de facilitar ou promover formas de existência mais satisfatórias, aprendizagens de novas estratégias para a vida ou diferentes estilos de relação consigo mesmo, com os demais e o mundo. Geralmente essas formas "mais plenas" são vistas através das lentes do pensamento existencial. Por exemplo, considera-se mais conveniente viver fazendo frente aos aspectos próprios da existência que geram angústia, como a morte, a solidão, a busca de um sentido etc., do que fugir deles. Nas palavras de Irvin Yalom, como terapeuta existencial: "Devo assumir que saber é melhor que não saber, que aventurar-se é melhor que não aventurar-se e que a magia da ilusão, por mais rica e atrativa que seja, debilita o espírito humano".[17]

Do mesmo modo, experimentar relações interpessoais autênticas é mais adequado do que o oposto. Por isso, a tarefa do terapeuta consiste em facilitar ao consulente a aproximação das metas mencionadas. Como expressa Emmy van Deurzen: "A terapia, de um ponto de vista existencial, trata de ajudar as pessoas a encontrar o valor para enfrentar suas lutas e predicamentos. Os terapeutas existenciais tentam ajudar as pessoas a recuperar algo de paixão em suas vidas".[18] Em outras palavras, essa orientação busca promover a aprendizagem de formas mais "apropriadas" de experiência. Como expressa também Susana Signorelli: "É uma terapia que valoriza, exorta os clientes a serem indivíduos livres e responsáveis em sua existência própria".[19]

ORIENTAÇÃO EXPLORATÓRIA (ORIENTADA À COMPREENSÃO)

Essa forma de aproximação enfatiza o trabalho e o objetivo terapêutico que se concebe como uma investigação dialógica e colaborativa, baseada na fenomenologia existencial e hermenêutica. Em outras palavras, trata-se de uma exploração da situação existencial, inter-relacional e do ser-no-mundo na qual se entendem não apenas as relações com o mundo e com os outros, mas também a relação consigo mesmo e com o terapeuta.

Nessa orientação não há um objetivo específico a cumprir para além de descrever e clarificar as situações e experiências que o consulente narra, que se mostram na relação terapêutica. Como explica Todd DuBose, trata-se de "uma atmosfera de exploração colaborativa, de compromisso pela compreensão para um sentido vivo; em lugar de uma atmosfera de 'engenharia', de correção de déficit, patógenos, deficiências ou contaminantes".[20]

A característica principal da orientação exploratória é aprofundar-se na compreensão das situações e experiências expostas na terapia e na compreensão da coparticipação de ambas. Ainda que a compreensão absoluta ou completa seja impossível, essa orientação busca, pelo menos, encaminhar-se de maneira conjunta, em uma atitude compreensiva. Como expôs Ronald Laing: "A tarefa da fenomenologia-existencial consiste em articular como é o mundo do outro, e sua forma de ser e estar nesse mundo".[5]

É importante recordar que as orientações que menciono se referem aos objetivos do processo terapêutico, e não à metodologia ou aos possíveis alcances de qualquer trabalho em terapia. Falando em termos de método, as três orientações podem servir de modelo exploratório para aprofundar seu trabalho, ainda que a orientação exploratória não se interesse em incluir nenhum outro tipo de metodologia, enquanto, para as orientações educativas e reparadora/clínica, o método exploratório representaria apenas uma primeira etapa, prévia ao desenvolvimento de uma metodologia mais adequada para cumprir os objetivos e metas de sua orientação.

A respeito dos alcances, as três orientações podem alcançar bons níveis de profundidade na exploração e compreensão das situações que ocorrem com a pessoa em seu existir. Do mesmo modo, não importando o tipo de orientação, o processo terapêutico pode produzir aprendizagens, "melhorias" e inclusive aspectos que se percebam como curativos e reparadores, como os que se buscam na orientação reparadora/clínica.

Além disso, diferentes propostas terapêuticas existenciais podem abarcar, em distintos momentos, distintos objetivos e, logo, distintas orientações. Do mesmo modo, pode ser que existam modelos que sigam uma orientação apenas.

A maioria das aproximações utiliza a exploração fenomenológica como metodologia principal, mas o fazem com diferentes ênfases e propósitos:

A. No alívio dos sintomas, do mal-estar, de algum tipo de psicopatologia, transtorno ou disfuncionalidade (orientação reparadora/clínica).
B. Na melhora da forma de experimentar a existência, ampliando a consciência desta e/ou promovendo a aceitação dos aspectos trágicos da vida (orientação educativa).
C. Na exploração das experiências e situações que conformam a existência, para compreendê-las, assim como na reflexão compartilhada e no diálogo colaborativo sobre os diversos contextos que constituem o ser-no-mundo do consulente (orientação exploratória).

> As três orientações se interessam pela promoção de um encontro humano cálido, direto e honesto, já que todas as escolas ou estilos de trabalho em terapia existencial têm alguma base fenomenológica, pois, de fato, todas possuem pelo menos algum fundamento no trabalho da orientação exploratória.

Entretanto, quando algum enfoque terapêutico existencial inclui, pelo menos, a possibilidade de realizar um trabalho característico da orientação educativa ou da orientação reparadora/clínica, pode não corresponder a uma orientação exploratória.

Para distinguir um trabalho terapêutico que parte desta terceira orientação, deve-se permanecer exclusivamente ou, pelo menos, predominantemente nela; e os objetivos do processo terapêutico devem se manter no nível da busca de compreensão, exploração, descrição e clarificação da experiência.

No meu ponto de vista, o sobrenome "fenomenológica", que se acrescenta à terapia existencial, sublinha um enfoque que tenta se desenvolver de maneira exclusiva na orientação exploratória, ainda que alguns praticantes, devido ao contexto particular de sua prática, tendam a se apoiar temporalmente em alguma outra orientação.

Isso significa que consideramos nosso enfoque uma conversa de natureza filosófica. Esse é um dos sentidos a que nos referimos quando descrevemos a terapia existencial-fenomenológica como um "enfoque filosófico". Filosófico na mesma perspectiva que propunha Ortega y Gasset em sua obra *O que é a Filosofia?*,[21] na qual menciona que essa forma de saber não é "necessária" no sentido de "utilidade", uma vez que uma ferramenta que pode ser utilizada para outra coisa, como um martelo, um automóvel; a medicina ou a química ou tantos objetivos e saberes que têm como objeto algo para além de si mesmo (como bater pregos, levar de um lugar a outro, curar enfermos ou conhecer a composição dos elementos do mundo para poder exercer certo controle sobre eles). Para o pensador espanhol, a filosofia não tem uma meta que a leve a transcender a si mesma, e precisamente por isso se converte em uma tradição importante, valiosa e necessária, uma vez que é uma expressão de nossa humanidade.

POR FIM, EM QUE CONTRIBUI A TERAPIA EXISTENCIAL?

Como vimos, o terapeuta existencial-fenomenológico renuncia a qualquer objetivo de sanar, melhorar, ensinar, promover maturidade ou facilitar formas de existência mais plenas ou satisfatórias. Em geral, renuncia a desejar conduzir o consulente a qualquer ponto "ideal" ou que se considere "melhor" em algum sentido, em relação ao ponto em que ele se encontra. Como aponta DuBose:

> Um enfoque que busca a correção de um déficit denota um ideal platônico, em relação a qual qualquer falta ou privação é uma patologia. Tratar de ser "tudo o que podemos ser" não deixa lugar para ser "menos que"; que não seja considerado um problema.[12]

Não há nenhuma meta estabelecida *a priori* para o processo terapêutico, para além de coconstruir uma relação cuja qualidade permita explorar ou analisar conjuntamente a existência inter-relacional do consulente, o que facilita uma aproximação à compreensão de seu ser-no-mundo.

Na terapia existencial-fenomenológica, os participantes do processo se comprometem juntos a estabelecer conversas reflexivas, diálogos que os incluam globalmente, tanto no nível cognitivo como no emocional, físico e simbólico; em que seu principal interesse se centra em aproximar a compreensão da situação existencial em que vive o consulente, descrevendo e clarificando, em graus progressivos de profundidade, seu ser-no-mundo e sua condição existencial, o que facilitará em ambos uma aproximação do assombro pela incerteza, o movimento e o mistério da existência.

O terapeuta existencial-fenomenológico renuncia ativa e conscientemente a considerar seu consulente de uma perspectiva diagnóstica, tipicamente conhecida como "clínica", evitando pensar nele ou nela a partir de suas possíveis falhas, transtornos, patologias ou deficiências; para se concentrar na exploração das diferentes dimensões relacionais que compõem seu existir e oferecer sua própria humanidade para ter um encontro mais honesto possível. Como expressa Ernesto Spinelli:

> Meus clientes me recordam uma e outra vez que, o mais fundamental e importante que eles obtêm de mim, é o que experimentam de mim como pessoa que está ali com eles. O que lhes digo, o que discutimos, o conhecimento que eu tenha, está muito aquém em termos significativo para suas vidas (Spinelli, apud Cooper[22]).

Tampouco se trata de nos movermos até o outro extremo e de recusar qualquer tipo de mudança beneficiosa na experiência do paciente. Se, como resultado de viver experiências desse tipo, a existência do consulente enriquece, seguramente nos alegraremos juntos por ele, mas como um fator que pode aparecer por acréscimo e não porque seja a intenção, o propósito ou a busca da terapia.

Em resumo, a terapia existencial-fenomenológica implica uma tomada de atitude, na qual o terapeuta se declara a favor da confiança no processo existencial de seu paciente, em que o que se busca é se aproximar da possibilidade de reconhecer seu mistério, permitindo experiências de apropriação de sua situação-no-mundo e do assombro diante do desenvolvimento de possibilidades existenciais.

Esse traço da terapia existencial é o que a caracteriza como um enfoque realmente original e de vanguarda, e o que a distingue e a propõe como verdadeira alternativa a muitos outros enfoques terapêuticos. O desafio principal do enfoque existencial reside em ser capaz de abraçar essa atitude não corretiva nem "reparadora" e, portanto, em ir para além da "clínica".

COMO ENTENDER O TERAPÊUTICO DA TERAPIA EXISTENCIAL?

Sob essa perspectiva que compartilho, entendemos o terapêutico como uma colaboração, cujo propósito fundamental não está no resultado ou na possibilidade de logro de metas e objetivos, nem em uma consequência que possa ser medida sob critérios de eficácia ou eficiência, muito menos em uma finalidade educativa ou com fins de reparação. O caminho é a meta. No processo mesmo está a finalidade; no recorrido, na vinculação mesma bem como no trabalho compartilhado de exploração, é isso o que constitui seu principal sentido.

Sou consciente de que este não é o entendimento comum do que é a terapia. Estamos imersos em uma cultura que parece nos empurrar a alcançar sempre maiores e melhores resultados. Metas que podem quantificar-se e registrar-se por meio de instrumentos "objetivos". Assistimos a uma época que parece insistir que o valioso é o que "proporciona logros", que nos conserta, que nos adéqua a modelos estandardizados, fazendo que esses resultados sejam "funcionais". Quanto mais rápidos forem, melhor. Deixou-se de levar em conta o processo. São apenas os resultados que importam. Sutilmente, terminamos por aceitar o ideal maquiavélico que nos diz "o fim justifica os meios" e vamos mais além: "se consegues o fim, nem os meios, nem os processos importam".

Além disso, em muitas ocasiões, considera-se que a "eficácia" de um modelo terapêutico não apenas se encontra em sua capacidade de produzir mudanças e transformações "positivas e/ou saudáveis", mas que também se apoia na velocidade ou rapidez em que as mudanças se produzem, favorecendo a tendência atual de grande parte de nossa sociedade a buscar "soluções simples e rápidas", apesar de que essa tendência parece nos desumanizar e aproximar de uma posição característica das máquinas.

Muitos dos possíveis e potenciais consulentes consideram que a terapia é apenas para resolver "problemas de saúde psicológica", o que dificulta que mais pessoas se aproximem da possibilidade de um trabalho terapêutico, já que a terapia é vista como uma relação que se busca unicamente quando existe a necessidade de corrigir ou melhorar algum tipo de déficit, falha, disfunção ou problemática que a pessoa não sabe ou não pode resolver por si mesma – o que é visto em si como uma posição de déficit, já que, para a cultura individualista contemporânea, todos "deveríamos" poder resolver nossas dificuldades sem a intervenção de outros.

Essa situação se evidencia quando, em alguns segmentos da sociedade, dizer a alguém "quem sabe você necessite de terapia" pode ser visto como uma ofensa, como se estivéssemos dizendo que se está defeituoso, que é incapaz de modificar por si mesmo e que necessita ser reparado.

É por isso que a prática desse estilo de terapia implica uma tomada de atitude e a aplicação de valores que constituem uma forma de contracultura. Uma manifestação a favor de outra maneira de nos relacionarmos com os demais, com o mundo e com nós mesmos.

Em minha experiência como formador de terapeutas e conferencista, este é um dos aspectos mais difíceis de explicar aos demais, assim como de compreender e aceitar, sobretudo para os que se aproximam pela primeira vez desse estilo de trabalho.

Muitas vezes os futuros terapeutas ou aqueles que já se encontram praticando perguntam-se: "Mas se não oferecermos ajuda concreta para melhorar sua vida, nossos clientes/pacientes não irão querer estar no processo terapêutico conosco, muito menos nos pagar".

Essa preocupação me parece genuína, mas equivocada. Se somos capazes de transmitir ao consulente nosso profundo interesse em acompanhá-lo para construir uma verdadeira colaboração junto a ele ou ela e assim explorar e investigar a fundo de maneira holística sua experiência e existência, para nos aproximarmos ao menos um pouco e compreendê-las, muito provavelmente vários deles desejarão comprometer-se com um processo terapêutico junto a nós. Pelo menos assim tem sido minha experiência em mais de 18 anos de trabalho com esse modelo, assim como também a experiência de vários de meus colegas de diferentes países, com quem compartilho a afinidade por essa forma de prática terapêutica.

Para encerrar estas reflexões, eis a definição de terapia existencial a que costumo recorrer para apontar seu caráter exploratório, de respeito à outreidade e abertura a permitir que o que é... seja:

> A Terapia Existencial é a poesia ou a dança de dois seres humanos que se encontram sem esquemas rigidamente preestabelecidos. Com o mistério que ocorre quando ambos estão dispostos a olhar-se cara a cara, em intimidade e reconhecendo sua vulnerabilidade. Com a surpresa da existência que se desenvolve, reorganiza e reinventa, pelo simples fato de analisá-la conjuntamente.[4]

REFERÊNCIAS

1. Yalom I. Desde el diván. Buenos Aires: Emecé; 1989.
2. Soca R. La fascinante historia de las palabras. Buenos Aires: InterZona; 2011.
3. Martínez-Robles Y. Terapía existencial: teoría y práctica relacional para un mundo post-cartesiano. México: Círculo de Estudios en Psicoterapia Existencial; 2012. v.1.
4. Martínez-Robles Y. Terapia existencial: teoría y práctica relacional para un mundo post-cartesiano. México: Círculo de Estudios en Psicoterapia Existencial. 2017. v.2. p.42.
5. Spinelli E. Practising existential therapy: the relational world. London: SAGE; 2015. p.103.
6. Foucault M. El nacimiento de la clínica. México: Siglo XXI; 2001. p.61-2.
7. Spinelli E, Buffardi G. Dialogues on the search for meaning in existential therapy. London: The Society for Existential Analysis; 2019. p.10, 21-2.
8. Spinelli E. Demistifying therapy. London: SAGE; 1994. p.13.
9. Tratatamiento. Wikipedia. Disponível em: https://es.wikipedia.org/wiki/Tratamiento_(medicina). Acesso em: 4/2/2021.
10. Psicoterapía. Wikipedia. Disponível em: https://es.wikipedia.org/wiki/Psicoterapia. Acesso em: 4/2/2021.
11. Fernández-Galiano D. (1993). Un monasterio pitagórico: los terapeutas de Alejandría. Gerión. Revista de Historia Antigua. 1993;11:245-265. Disponível em: https://revistas.ucm.es/index.php/GERI/article/view/GERI9393110245A. Acesso em: 2/12/2020.
12. Miles G, DuBose T. Dialogues on the soul of existential therapy. London: The Society for Existential Analysis; 2020. p.4, 46.
13. Real Academia Española (2014. Actualización del 2020) Diccionario de la Lengua Española. 23.ed. Madrid: Asociación de Academias de la Lengua Española. Versión electrónica. Disponível em: https://dle.rae.es/acompa%C3%B1amiento?m=form. Acesso em: 4/2/2021.
14. Feo García G.¿Qué es la psicoterapía? Revista Latina de Terapía Gestalt. Zimentarri. 2004. Asociación Vasca de Terapia Gestalt. Disponível em: https://www.zimentarri.eus/system/files/1-que-es-la-psicoterapia-guillermo-feo-garcia.pdf. Acesso em: 4/2/2021.
15. Szasz T. El mito de la psicoterapía. México: Ediciones Coyoacán; 2004.
16. Spinelli E. ¿Qué tiene de existencial la terapía existencial. Red Existencial. Revista del Movimiento Mexicano de Análisis y Terapía Existencial. 2021;1:5-31. México: Círculo de Estudios en Psicoterapía Existencial.
17. Yalom I. Verdugo del amor. Buenos Aires: Emecé; 1984. p.26.
18. Van Deurzen E. Existential psychotherapy and counselling in practice. London: SAGE; 1988. p.2.
19. Signorelli S, Martínez-Robles Y. (2019)Latin American developments. In: Van Deurzen E (ed.). The Wiley world handbook of existential therapy. London: Wiley Blackwell; 2019. p.567-78.
20. DuBose T. Comunicação pessoal. Outubro de 2015.
21. Ortega y Gasset J.¿Qué es filosofía? España: Alianza; 1985
22. Cooper M. Existential therapies. 2.ed. London: SAGE; 2017. p.258.

CAPÍTULO 9

Contribuições da psicologia fenomenológica e existencial para o campo da educação

Fabíola Freire Saraiva de Melo

"Se a educação sozinha, não transforma a sociedade, sem ela tampouco a sociedade muda. Se a nossa opção é progressiva, se estamos a favor da vida e não da morte, da equidade e não da injustiça, do direito e não do arbítrio, da convivência com o diferente e não de sua negação, não temos outro caminho senão viver a nossa opção. Encarná-la, diminuindo, assim, a distância entre o que dizemos e o que fazemos."

Paulo Freire[1]

INTRODUÇÃO

Buscarei neste texto refletir sobre a relação entre a fenomenologia e a educação, procurando explicitar as contribuições do método fenomenológico para a psicologia na interface com a educação. Ao nos debruçarmos sobre esse assunto, precisamos desconstruir alguns pressupostos comuns que foram disseminados, grande parte deles apoiada em uma visão restrita de educação. É a partir dessa compreensão simplista e equivocada que muitos afirmam que não encontramos nos grandes autores clássicos do pensamento fenomenológico e do existencialismo debates na fenomenologia sobre educação, deduzindo precipitadamente que, se não há uma discussão direta sobre o assunto, então ela não foi feita. É essa mesma concepção reducionista que separa a atuação clínica da educação não só enquanto áreas e campos diferentes, mas como "fazeres" distintos, como se, ao realizar uma prática clínica, isso não envolvesse diretamente um processo educacional de aprendizados. Portanto, partir de uma compreensão ampliada de educação é necessário para que possamos nos aprofundar nesse debate e, assim, mostrar os caminhos e contribuições que descobri nesse percurso e que fundamentam ações disruptivas na área.

Tanto Sartre como Beauvoir, Merleau-Ponty e Hannah Arendt se debruçaram diretamente sobre temas da educação, sobre aspectos relacionados à aprendizagem ou ao desenvolvimento e à educação de crianças, como também teceram severas críticas aos sistemas educacionais vigentes.

No decorrer deste capítulo trarei mais detalhadamente algumas dessas considerações. Já em Husserl e Heidegger, não encontramos esse debate sendo feito diretamente com a educação. Contudo, ambos se debruçaram a estudar a consciência ou o modo de conhecer e interpretar o mundo, a questionar o lugar da razão na produção de conhecimento. Não seriam esses temas também educacionais, visto que falar de consciência é falar sobre o modo como apreendemos o mundo? Negar isto não seria estar pautado em uma visão de educação que a reduz à seleção de conteúdos específicos ou a técnicas de ensino? Quando trago aqui essas questões, não estou ignorando o fato de que o método fenomenológico, e seus proponentes, não tinham esse propósito, já que seus interesses estavam em "resolver" as questões epistemológicas da filosofia, porém nem por isso deixaram de contribuir com a psicologia e com a educação. Portanto, se buscarmos as contribuições que o método fenomenológico trazem para a prática pedagógica, encontraremos caminhos e reflexões que resultam em uma nova compreensão de educação, ensino e aprendizado. A proposta fenomenológica inaugura uma "nova atitude" diante do mundo, nomeada criativamente por Pessanha[2] como "pedagogia da perfuração",* que nos permite construir uma "filosofia da educação centrada no aluno",[3] ideia que será apresentada posteriormente.

Precisaremos também nos deter nessa separação entre fenomenologia e educação, bem como no frequente equívoco dos psicólogos em distinguir a educação da clínica, não só enquanto áreas e campos diferentes, mas como se, ao clinicar, isso não fosse educativo ou não envolvesse diretamente um processo educacional de aprendizados. Pessoalmente, como terapeuta, além de educadora que sou, nunca vi um processo clínico autêntico que não tivesse envolvido um processo educativo, já que ali ocorre uma intensa transformação no modo daquela pessoa ver o mundo. Isso porque um processo terapêutico envolve o acesso a novas informações e crenças que se modificam ao passo que novos conhecimentos vão

* Tomo emprestado este termo do filósofo Juliano Pessanha, que se refere à filosofia heideggeriana como uma "pedagogia da perfuração", por seu aspecto inovador e "implosivo" dentro do contexto da filosofia moderna. Assim, apesar de usar aqui essa expressão em um sentido distinto do qual ele usa, mantenho o termo por considerar que a proposta fenomenológica é educativa e traz uma "nova" proposta para a prática pedagógica, já que pode contribuir para a desconstrução de práticas educacionais arraigadas.

sendo incorporados. Do mesmo modo, nunca vi um processo de aprendizado que não fosse também terapêutico, já que, na medida em que aprendo algo sobre o mundo, tenho acesso a novas informações que me transformam, e essa transformação me liberta para experimentar novos modos de ser antes desconhecidos, proibidos ou "interrompidos".

Tenho discutido sobre as fronteiras entre clínica e educação desde 2003, quando realizava "plantão psicoeducativo" às mães de uma comunidade da periferia propondo que aquele espaço lhes oferecia a possibilidade de refletir sobre questões relacionadas ao desafio de educar seus filhos, onde tinham acesso a informações sobre o desenvolvimento das crianças, porém sobretudo porque ali o processo educativo se mostrava como um recurso para promover uma experiência de transformação no modo de existir daquelas pessoas.

Propus que o espaço do plantão psicoeducativo fosse uma proposta de atendimento psicológico que utiliza o recurso educativo para favorecer o crescimento e a descoberta de outros modos de ser possíveis, mais livre e autêntico, um espaço em que se "possibilita um aprendizado sobre nosso modo de lidar com algo, favorecendo mudanças, desvelando novos sentidos e promovendo um bem-estar maior, como na experiência do processo psicoterapêutico, mesmo sem o ser especificamente".[4]

Assim, por exemplo, quando uma mãe aprende sobre seu filho e descobre que ele não precisa "sair das fraldas" no tempo esperado por ela ou no tempo previsto como "média" geral das crianças, ou até mesmo no tempo do "outro filho", e que o processo de aprendizado dos esfíncteres do seu filho envolve também uma dimensão afetiva, ela recebe informações. E, ao "ser educada" sobre um assunto estudado por psicólogos e modificar sua atitude, gera um espaço de aprendizado mais tranquilizador e acolhedor, tanto para ela como para seu filho, e, em geral, isso resulta em um desenvolvimento mais saudável.

Portanto, quase 20 anos depois, procuro sintetizar neste texto o percurso árduo que trilhei para responder a essas questões sobre as relações entre fenomenologia, psicologia e educação.

Apresento a "costura" que fiz para tecer e construir minha "bagagem" nesse caminho, que aqui apresento mais como uma "colcha de atalhos".[†] Procurei trazer algumas das referências e articulações que encontrei para a construção de minha concepção fenomenológica de educar.

[†] Tomo emprestado a fala de um aluno que, em aula de avaliação final, nomeou nosso curso sobre fenomenologia como uma "colcha de atalhos".

CONTRIBUIÇÕES DA FENOMENOLOGIA À EDUCAÇÃO

Para pensarmos nas contribuições da fenomenologia para a educação, dividirei este item em duas partes. Na primeira, apresentarei como os autores clássicos da fenomenologia, ou do existencialismo, discutiram de forma *direta* temas educacionais e, na segunda parte, as contribuições que o método fenomenológico *indiretamente* nos trouxe, mas que ressoaram para a construção de uma nova visão de educação.

O debate sobre educação nas discussões fenomenológicas

Neste item irei me debruçar sobre os autores que debateram diretamente temas educacionais. Apresentarei de modo geral o pensamento de dois existencialistas, Sartre e Merleau-Ponty, e depois focarei a compreensão de educação de Hannah Arendt, que em sua análise traz um resgate fundamental sobre a essência do que é educar.

Certamente foram os existencialistas[‡] que mais se detiveram sobre a função social da educação. Isso porque Sartre e Simone de Beauvoir estavam diretamente preocupados em contribuir com uma nova visão de mundo que levasse às pessoas, pela liberdade, à libertação, e, a partir dessa proposta existencial inquietante, dedicaram toda a sua vida e obra pelas causas sociais da sua época.[5]

Em seus textos e palestras, traziam debates visando afetar seus ouvintes e leitores com suas visões de mundo, e propuseram na liberdade existencialista uma condição humana pautada em uma "existência radical, contingente e engajada no mundo".[6,7] Esses filósofos não só escreveram sobre sua nova compreensão libertadora de mundo como foram para as ruas em manifestações, passeatas e, literalmente, panfletaram em busca de educar a sociedade para essas questões.

Considera-se esse um envolvimento direto com a educação, já que há um movimento explícito desses filósofos em defender que a filosofia existencial é uma proposta de transformação e libertação da sociedade.

[‡] Não vou me deter sobre as relações e diferenças entre fenomenologia e existencialismo, pois essa discussão pode ser encontrada em diversos capítulos deste livro. Sabemos que a fenomenologia e o existencialismo são movimentos distintos, contudo, além de partirem da mesma base epistemológica, suas influências se desdobram nas diversas abordagens da psicologia sobre as quais os psicólogos se fundamentam.

Não é à toa que temos diversos trabalhos que discutem a aproximação entre Sartre e Paulo Freire, apontando correlações entre a "liberdade existencialista" e a "pedagogia da libertação" na proposta de conscientização freireana[8] como "aproximações que fornecem elementos para recuperar radicalmente a noção de liberdade humana, de ação crítica do mundo, de inédito viável, de utopia".[9]

E, se a função social da educação não é suficiente para evidenciar o envolvimento desses autores com a educação, destaco que eles se debruçaram sobre temas existenciais diretamente atrelados à educação, não só em seus romances mas em seus ensaios filosóficos, inclusive questionando a educação tradicional, as práticas religiosas e outros pressupostos que sustentavam uma moral rígida e conservadora. Discutiram as opressões do trabalho, a escravidão nas colônias europeias, as condições às quais as mulheres estavam submetidas, dentre outros temas que envolviam o questionamento do capitalismo e de tabus sociais, reivindicando e lutando por mudanças e direitos humanos. Portanto, apesar de não serem filósofos da educação, encontramos nesses autores a possibilidade de pensar uma educação existencial, uma "educação de situações", como propõe Marco Santana[10,11] a partir da obra de Sartre. O filósofo e educador propõe uma ética para a educação a partir do pensamento sartriano e aponta que, a partir da descoberta ontológica da liberdade, o exercício da liberdade ocorreu na escrita literária de Sartre, mas poderia se dar a qualquer um que encontre na filosofia existencial uma nova proposta educacional:

> Uma educação criada no improviso de uma atuação livre e engajada com a própria situação do ser no mundo pela qual se compromete e se torna responsável. Uma educação de situações que atue na existência sem se perder na fala de um monólogo solipsista muito menos se dissipar no enredo de um altruísmo alienante. Uma educação de situações – entendida como a liberdade de criar-se a si mesmo, de maneira autêntica, enquanto ser no mundo engajado com a própria situação existencial e histórica.

Maurice Merleau-Ponty foi, provavelmente, quem mais se debruçou diretamente sobre os temas educacionais. Ele lecionou na Sorbonne, de 1949 até 1952, sobre Psicologia e Pedagogia nas disciplinas "Psicossociologia e filosofia" e "Filosofia e linguagem" (Merleau-Ponty, 1990).[12§] As notas de suas aulas resulta-

§ *Merleau-Ponty na Sorbonne*: resumo de cursos (1946-1952), volumes "Filosofia e linguagem" e "Psicossociologia e filosofia", foi publicado pela Editora Papirus em 1990, tendo permanecido por anos esgotado, até ser reeditado como *Psicologia e pedagogia da criança* pela editora Martins Fontes em 2006.

ram em livros que foram publicados após uma revisão cuidadosa realizada diretamente por ele.

Nesse material encontramos discussões acerca do desenvolvimento da criança em oposição aos pressupostos piagetianos e behavioristas, de modo que temos uma proposta de compreensão fenomenológica da infância e uma "psicologia fenomenológica da infância"[¶] pautada nessas contribuições.

Merleau-Ponty fez críticas severas à pedagogia e à psicologia científica e tecnicista e trouxe uma "nova" proposta que "consiste em não tratar do alto a experiência infantil e convertê-la em um sistema de conceitos impenetráveis para nós mas "em perscrutar as relações vivas da criança e do adulto, de maneira a pôr em evidência o que lhe permite comunicar" (Merleau-Ponty, 1990a, p.246).[12] Suas ideias mudam completamente as compreensões clássicas sobre o modo de entendermos a aquisição de linguagem, as relações entre pensamento, inteligência e imaginação, a escrita e o desenho, o corpo, dentre outros aspectos do amadurecimento da criança, resultando em uma nova compreensão de "desenvolvimento" da criança.

Assim, sua recusa à noção de natureza infantil e ao pensamento realista objetivante do adulto prescinde da concepção de desenvolvimento que dicotomiza a compreensão entre organismo e ambiente, social e psiquismo, corpo e transcendência, e que visou "reintegrar a criança ao conjunto do meio social e histórico no qual ela vive e diante do qual ela reage" (Merleau-Ponty, 1990b, p.221),[12] rompendo com intermináveis discussões entre natureza e cultura, inato e adquirido, fisiológico e psíquico, maturação e aprendizagem. Sua compreensão de um corpo "fenomênico e indiviso", de "polimorfismo infantil" (Merleau-Ponty, 1990b, p.221),[12] e à crítica à noção de "representação do mundo" apontam a criança habitando uma zona híbrida em que realidade e fantasia se misturam, afastando-se das concepções objetivantes e racionalistas dos adultos sobre as crianças. Elas o

---

¶ Como psicóloga de crianças e pesquisadora do tema, perdi a conta de quantas vezes ouvi, em cursos e em congressos, os(as) psicólogos(as) fenomenólogos(as) da infância dizerem que "não há na fenomenologia textos discutindo diretamente a infância", já que Heidegger nunca tinha se debruçado sobre o tema. E, num esforço hercúleo, ora criativo e ora sofrível, faziam a correlação da infância com esse autor, desconhecendo que muitas dessas discussões foram feitas de modo tão cuidadoso pelo próprio Merleau-Ponty. Isso se deve ora à falta de conhecimento de obras como a de Merleau-Ponty, ora ao dogma que o pensamento de Heidegger se tornou para alguns de seus fiéis seguidores, que não se permitem estudar outros autores fenomenólogos, já que ele mesmo se aponta como o único que verdadeiramente superou a metafísica.

vivem de modo "indiviso, polimorfo", não separando afeto de percepção; expressões que podemos perceber em suas brincadeiras, falas, corpos, desenhos, "imitações" e interações com o mundo e com os outros.

Não irei me debruçar sobre suas propostas, infelizmente, por uma questão de espaço e foco do texto, contudo considero fundamental disseminar as contribuições de Merleau-Ponty para uma psicologia da infância, pois o autor se dedicou de modo rigoroso a esses estudos e construiu conhecimentos fundamentais para revermos nossa concepção tradicional de infância. Encontramos a iniciativa dessa correlação de modo poético, autêntico e criativo feito pela psicóloga, dramaturga e pesquisadora da infância Marina Marcondes Machado,[13,14,15] que buscou construir uma "nova" psicologia da infância em que nomeia como "agachamento"** um modo de estar sensível, em contraposição à educação "adultocêntrica", um modo de procurar conhecer o ponto de vista da criança:[14] "Agachamento era uma brincadeira, uma espécie de jogo de palavras, e, durante os anos, transformou-se em um conceito – ou ainda, em um modo de ser e estar no mundo: agachar-se é ir ao chão, onde a criança está".[14]

Quem também contribuiu diretamente para a discussão da educação foi Hannah Arendt.†† A pensadora escreveu apenas dois textos sobre o assunto, mas deixou em sua análise um legado incontestável para a educação que, certamente, pode ser considerado um "abre-te sésamo" para muitos educadores, motivo pelo qual nos deteremos mais profundamente sobre sua compreensão.

Contribuições do pensamento de Hannah Arendt para a educação: nova compreensão para a "essência da educação"

No texto "A crise na educação", escrito em 1958, Arendt faz uma análise "cirúrgica" sobre a situação da educação no mundo (Arendt, 2001).[16] Ela propôs que não temos "apenas" uma crise "<u>da</u>" educação, já que vivemos uma crise "<u>no</u>" mundo que também se reflete "<u>na</u>" educação, sendo, portanto, a crise na educação um correlato da crise no mundo moderno. Para ela, as questões que atingem o mundo moderno atingem a própria "essência da educação". Porém, apesar de reconhecer que há no mundo, de modo geral, uma crise na educação, ela denuncia que na América os problemas educacionais tornaram-se mais agudos,

** Para conhecer mais, ver o *site* www.agachamento.com.br.

†† Certamente colocar Hannah Arendt como uma das expoentes do método fenomenológico gera controvérsias já que ela se denominou como uma "teórica da política" e não como filósofa. Contudo, seu método é fenomenológico, descritivo, portanto se a considerarmos como filósofa, apesar de sua oposição porque assim é considerada, será necessariamente representante do pensamento fenomenológico.

pois ali a educação tornou-se um "simulacro", um modo de "coerção sem o uso da força" (Arendt, 2001, p.225).[16]

Arendt analisa esses aspectos peculiares da América e aponta o papel decisivo que a imigração "desempenha na consciência política e na estrutura psíquica do país" (Arendt, 2001, p.225)[16] e destaca alguns "pressupostos desastrosos" que contribuíram para acirrar a crise naquele contexto. Para ela, na América há uma tentativa desesperada de reformar todo o sistema educacional, já que eles têm níveis escolares muito atrasados em relação aos países europeus. Porém, para a pensadora, tal aspecto não se trata de um fenômeno local; apenas ali se revela de modo acentuado a crise em que a educação se encontra no mundo moderno e nas sociedades de massa. Como aponta:

> [...] se isso fosse verdade, a crise no nosso sistema escolar não teria se transformado numa questão política e as autoridades responsáveis pela educação não teriam sido, como foram, incapazes de tratar o problema a tempo. Sem dúvida que, para além da espinhosa questão de saber por que razão o Joãozinho não sabe ler, a crise na educação envolve muitos outros aspectos. Somos sempre tentados a admitir que estamos perante problemas específicos, perfeitamente delimitados pela história e pelas fronteiras nacionais, que só dizem respeito a quem por eles é diretamente atingido. Ora, é precisamente essa crença que hoje em dia se revela falsa. Pelo contrário, podemos tomar como regra geral da nossa época que tudo o que pode acontecer num país pode também, num futuro previsível, acontecer em qualquer outro país (Arendt, 2001, p.222).[16]

Entre os aspectos que Arendt aponta como fatores que contribuíram para acirrar a crise específica da sociedade americana estão: "o entusiasmo extraordinário pelo novo"; o conceito de "igualdade"; a adoção "servil e indiscriminada de teorias modernas da pedagogia"; a adoção de "pressupostos 'psi'" que atribuem independência e autonomia à criança para desenvolver sua "vocação"; a transformação da pedagogia em uma "ciência do ensino" e o "pragmatismo" que substitui o "aprendizado pelo fazer" e o "trabalho[‡‡] pelo brincar". Para a autora, a consequência desses aspectos foram trágicas e não emanciparam ou libertaram a criança, ao contrário, provocaram uma crise ainda maior:

‡‡ Arendt tem uma compreensão muito específica sobre "trabalho", portanto aqui ela não está se referindo à compreensão comum que damos a esse termo. Arendt divide a atividade humana em três categorias fundamentais: labor, trabalho e ação. Tais atividades da *vida activa* são diferenciadas por ela, e a compreensão desse conceito está atrelada a conhecermos sua rede conceitual. Não entraremos nessa distinção complexa aqui, mas propomos que se entenda que ela busca fazer referência a essa atividade como uma forma de se referir à complexa tarefa de ensinar a pensar, bem como ao exercício da ação política.

> Assim, ao emancipar-se da autoridade dos adultos, a criança não foi libertada, e sim sujeita a uma autoridade muito mais terrível e verdadeiramente tirânica, que é a tirania da maioria. Em todo caso, o resultado foi serem as crianças, por assim dizer, banidas do mundo dos adultos. São elas, ou jogadas a si mesmas, ou entregues à tirania de seu próprio grupo, contra o qual, por sua superioridade numérica, elas não podem se rebelar, contra o qual, por serem crianças, não podem argumentar, e do qual não podem escapar para nenhum outro mundo por lhes ter sido barrado o mundo dos adultos. A reação das crianças a essa pressão tende a ser ou o conformismo ou a delinquência juvenil, e frequentemente é uma mistura de ambos (Arendt, 2001, p.231).[16]

Tais aspectos levaram à desresponsabilização dos adultos pelas crianças, o que ela relaciona diretamente com a "perda geral da autoridade" do adulto, já que na educação essa responsabilidade pelo mundo assume a forma de autoridade:

> O homem moderno, por outro lado, não poderia encontrar nenhuma expressão mais clara para sua insatisfação com o mundo, para seu desgosto com o estado das coisas, que sua recusa a assumir, em relação às crianças, a responsabilidade por tudo isso. É como se os pais dissessem todos os dias: – Nesse mundo, mesmo nós não estamos muito a salvo em casa; como se movimentar nele, o que saber, quais habilidades dominar, tudo isso também são mistérios para nós. Vocês devem tentar entender isso do jeito que puderem; em todo caso, vocês não têm o direito de exigir satisfações. Somos inocentes, lavamos as nossas mãos por vocês (Arendt, 2001, p.242).[16]

Trata-se, portanto, segundo a autora, de procurar entender como uma atividade tão elementar e necessária, "a obrigação que a existência de crianças impõe a toda sociedade humana" (Arendt, 2001, p.234),[16] deixou de ser uma tarefa obrigatória dos adultos para ser vista como arbitrária e passível de ser recusada pelos adultos. Em sua análise, chama de "falência do bom senso" e nos "aponta, como uma vara mágica, o lugar em que ocorreu esse desmoronamento" (Arendt, 2001, p.227),[16] localizando a perda da autoridade do adulto sobre as crianças como algo atrelado diretamente à crença na indistinção das diferenças entre adulto e criança, bem como na concepção de "novo" e "velho", e na relação entre público e privado. Em suas palavras: "Face à criança, é um pouco como se ele fosse um representante dos habitantes adultos do mundo que lhe apontaria as coisas dizendo: 'Eis aqui o nosso mundo!'" (Arendt, 2001, p.239),[16] isto é, a criança é "nova" sendo o adulto necessariamente mais "velho" do que ela em um mundo que é "público" e não apenas dessa criança e que, portanto, permanecerá depois deles.

Retomando para olharmos com mais atenção os "aspectos desastrosos" que, segundo Arendt, contribuem para a perda da autoridade, encontramos críticas diretas à psicologia e à pedagogia. Ela critica de forma dura o "resultado da educação moderna", porém sua apreciação não é, como uma leitura superficial pode sugerir, à descoberta feita por essas teorias a respeito das necessidades peculiares da criança em detrimento da visão do "adulto em tamanho reduzido". Ao contrário, ela se pergunta como esse erro pode acontecer "após ter se chegado a essa conclusão" (Arendt, 2001, p.236).[16] Essa "nova" construção de infância é um pressuposto importante para a psicologia e a pedagogia, contudo o modo como essas áreas se apropriaram desse conhecimento é diverso e tem consequências muito diferentes nas diversas visões de psicologias e pedagogia. Para algumas abordagens, isso possibilita falar em "mundo da criança", como se ela vivesse em um mundo separado do adulto, ou ainda em uma autonomia da criança em relação ao mundo – ambos pressupostos que a noção fenomenológica de infância[§§] também se opõe e confronta.

A análise que Arendt faz é ao modo como os educadores se apropriaram desse conhecimento e, consequentemente, seus efeitos prejudiciais às crianças que foram abandonadas com a suposta "liberdade" dada a elas. Essas críticas fazem com que muitos psicólogos e educadores se posicionem contrariamente ao pensamento de Arendt por entenderem que ela propõe uma visão conservadora e autoritária sobre as crianças. Esse é um erro que uma leitura simplista no texto de Arendt costuma provocar, algo frequente, já que muitas vezes a compreensão de seus textos se dá atrelada a uma rede conceitual. Todavia, basta conhecer um pouco mais do pensamento da autora para perceber que ela faz uma longa discussão a respeito do autoritarismo e da violência, bem como aponta suas consequências sociais perigosas. A própria autora fez questão de explicar o que significa sua proposta de conservadorismo: "no sentido de conservação [...] da atividade educacional cuja tarefa é sempre abrigar e proteger alguma coisa" (Arendt, 2001, p.242).[16] E, ainda, ressalta que tal atitude conservadora na política seria desastrosa ao procurar preservar o *status quo* do mundo – e aqui distingue a função da educação da política.

A educação foi colocada por Arendt como uma atividade que desempenha papel na esfera pré-política e a distingue da atividade política. Não nos deteremos profundamente aqui sobre esse debate, que é objeto de outras inúmeras contro-

---

§§ Vale lembrar que a partir de Merleau-Ponty podemos perceber que essas cisões entre mundo e experiência são artificiais e que obviamente a criança não está em um mundo diferente do adulto, mas percebe-o de modo polimorfo, pré-lógico, o que indica a necessidade do adulto para inseri-la no mundo, introduzi-la, a seu tempo, no pensamento lógico e na construção racional do mundo.

vérsias. Porém, destaco minha compreensão de que, ao distinguir educação de política, ela se refere aos objetivos diversos que essas ações têm, já que a autora define a política[”] como o lugar dos adultos e da persuasão, já que ela não separa a educação do compromisso político com a conservação e renovação do mundo. Esse debate é aprofundado por Carvalho e Custódio,[17] que trazem importantes discussões como a que é feita por Benvenuti,[18] que pesquisa sobre a importância do pensamento político de Arendt nos desafios da educação contemporânea e que afirma que, embora a atividade docente não seja de "ação política", não deve perdê-la de vista como uma dimensão existencial.

Arendt defende uma concepção de autoridade do adulto sobre a criança que se baseia em uma inegável distinção entre estes pelo fato de suas condições serem diferentes em relação ao mundo: a criança é "nova" no mundo, enquanto o adulto já é "velho" e o conhece mais do que a criança. Caberia ao adulto ser uma autoridade para a criança por se constituir como referência para ela, sendo seu dever não só protegê-la do mundo, mas apresentar-lhe o mundo:

> Esses recém-chegados, além disso, não se acham acabados, mas em um estado de vir a ser. Assim, a criança, objeto da educação, apresenta-se ao educador sob um duplo aspecto: ela é nova num mundo que lhe é estranho, e se encontra em processo de formação; é um novo ser humano e um ser humano em formação (Arendt, 2001, p.234).[16]

Arendt complementa dizendo que esta novidade que a criança é também traz um chamado aos educadores para sua responsabilidade com o mundo, e não apenas à criança:

> Isso, contudo, simplesmente significa, em essência, que as pessoas não querem mais exigir ou confiar a ninguém o ato de assumir a responsabilidade por tudo o mais, pois sempre que a autoridade existiu ela esteve associada com a responsabilidade pelo curso das coisas no mundo. [...] toda e qualquer responsabilidade pelo mundo está sendo rejeitada, seja a responsabilidade de dar ordens ou de obedecê-las. [...] A autoridade foi recusada pelos adultos, e isso somente pode significar uma coisa: que os adultos se recusam a assumir a responsabilidade pelo mundo ao qual trouxeram as crianças (Arendt, 2001, p.240).[16]

[”] Política é o tema principal da autora, e a "ação política" é um conceito muito específico para Arendt. Por isso, não pode se aplicar à educação. A autora é enfática em distinguir a diferença da ação política da educação, pois política tem um significado muito específico para ela. Contudo, ela mesma diz, ao justificar por que, como teórica da política, vai escrever sobre educação, que está pensando a educação como um exercício político.

E ainda que:

> Qualquer pessoa que se recuse a assumir a responsabilidade coletiva pelo mundo não deveria ter crianças, e é preciso proibi-las de tomar parte na educação. Na educação, essa responsabilidade pelo mundo assume a forma de autoridade. A autoridade do educador e as qualificações do professor não são a mesma coisa. [...] sua autoridade se assenta na responsabilidade que ele assume por este mundo (Arendt, 2001, p.239).[16]

Dentre os aspectos trazidos por Arendt como diretamente relacionados à crise na educação, é importante ressaltar a constante valorização do novo, apontando que "a crise da autoridade na educação guarda a mais estreita conexão entre a crise da tradição, ou seja, com a crise de nossa atitude face ao passado" (Arendt, 2001, p.243),[16] o que significa dizer que abandonamos nossas tradições, pois a constante desvalorização "do velho" pelo que é "novo" desqualifica nosso "vínculo especial com o passado". Assim, segundo a pensadora, nossa atitude diante do passado torna difícil a autoridade para educar, já que se perdeu o vínculo com o passado e com a preservação da memória.

Assim, a criança seria essa novidade que surge no mundo, essa "tensão" entre o novo e o velho é o que caracteriza a educação, essa constante "mediação" entre a novidade e a conservação que a educação teria de interpor-se. Como afirma:

> [...] a criança tem necessidade de ser especialmente protegida e cuidada para evitar que o mundo a possa destruir. Mas, por outro lado, esse mundo tem necessidade de uma proteção que o impeça de ser devastado e destruído pelo assédio do novo que irrompe sobre ele a cada nova geração (Arendt, 2001, p.235).[16]

A compreensão da ideia de autoridade atrelada à crise da tradição é algo importante e tem um significado peculiar no pensamento da autora porque sugere que determinada atitude diante do passado se perdeu. Tradição pode ser entendida, de modo geral, como a transmissão de uma herança que une uma geração à outra, o testamento de um tesouro que deixamos de transmitir.

A tradição também está relacionada à preservação da memória, sugerindo que, sem memória, essa relação especial com o passado, não há profundidade no pensamento.

Ora, é importante ressaltar a atualidade dessa análise, que nos ajuda a compreender nossa atual crise educacional em que, diante da era da informação, temos o crescimento e a propagação de teorias negacionistas em que opiniões sem fundamento são transformadas em argumentos que devem ser respeitados. Tais crenças, supostamente fundamentadas na proposta de liberdade de expressão, contribuem para que cada vez mais movimentos como a "Escola sem partido"*** se mostrem como artimanhas que camuflam a propagação de mentiras e de propostas totalitárias que só se tornam possíveis se negarmos as descobertas da ciência, se jogarmos fora todas as nossas memórias e história acumulada.

Arendt trouxe diversos aspectos para compreendermos "o tal estado das coisas", e entre eles está a importância de compreendermos a relação entre público e privado. Aqui temos um ponto importante porque, segundo a autora, a sociedade moderna diluiu as fronteiras entre público e privado, transformando o que é privado em público e em público o que é privado. No âmbito da educação, Arendt exemplifica esse aspecto com a exposição da intimidade das crianças filhas de famosos e os prejuízos "psíquicos" que isso gera. E, ainda, a autora critica sobretudo a transformação da educação na esfera privada, sendo este o principal prejuízo à educação, perdendo sua "essência".

Assim, Arendt denuncia a crise do mundo moderno, atrelada ao individualismo e ao consumismo de uma "sociedade de massa" que perdeu sua memória e tradição. Tais condições atingiram a essência da educação: a educação tornou-se um valor privado.

Perdeu-se o significado da educação, já que esta não é mais formação dos "recém-chegados" para o cuidado com um mundo público, mas um investimento privado para garantir distinção social, um valor privado e de troca, uma mercadoria, como qualquer outra, que pode ser comprada por aqueles que detenham poder e recursos para tanto.

*** O Programa Escola sem Partido é um movimento político criado em 2004 no Brasil e divulgado em todo o país pelo advogado Miguel Nagib que tinha como proposta "evitar a doutrinação ideológica de crianças". Para tanto, defende a instituição de um discurso neutro politicamente. O movimento inspirou inúmeros projetos de lei no país. Apesar de o Conselho Nacional de Direitos Humanos emitir uma resolução em que repudiou todas as iniciativas do Escola sem Partido e o Comissariado das Nações Unidas para os Direitos Humanos apontar os projetos de lei promovidos pelo movimento como ameaças aos direitos humanos básicos e vários desses projetos terem sido questionados devido à sua inconstitucionalidade pelo Ministério Público Federal, pela Advocacia-Geral da União e pelo Supremo Tribunal Federal, não há dúvidas do quanto o discurso está disseminado e incorporado ao ambiente escolar, não sendo mais necessária a aprovação da lei para sua vigência. Adiante, detalharei aspectos da minha experiência como psicóloga nas escolas e me debruçarei sobre as polêmicas vividas diante desse assunto.

Portanto, sua análise nos propõe que é preciso resgatar a *essência da educação*: "A essência da educação é a natalidade, o fato de que seres nascem para o mundo" (Arendt, 2001, p.233).[16]

Ao propor a essência da educação como "natalidade",[†††] Arendt introduz uma concepção de educação que está atrelada não só ao nascimento das crianças, mas à renovação que toda criança traz ao mundo, pois a natalidade constitui o ser no modo do iniciar, da novidade.

Isso porque natalidade não se confunde com o mero fato de nascer, por isso o nascimento de um filhote de gato não significa o mesmo para o mundo que o nascimento de uma criança. É a condição humana da natalidade que garante aos homens a possibilidade de agir no mundo, dando início a novas relações imprevisíveis.

Desse modo, Arendt encerra sua leitura sobre a crise na educação em uma perspectiva otimista, atribuindo à educação essa tarefa tão fundamental de cuidado e renovação do mundo que nos enche de esperanças se ainda acreditarmos que educar as novas gerações é possível.

A dimensão pedagógica do método fenomenológico

Detenho-me agora sobre as contribuições "indiretas" do método fenomenológico, isto é, nos desdobramentos que os psicólogos contemporâneos encontraram a partir dessa atitude e "estilo" de pensar e viver, e o que a partir dela apreenderam para construção de uma proposta fenomenológica de educação. Esses autores apresentaram uma dimensão pedagógica da proposta. Contudo, por ser algo referente ao método e à atitude fenomenológica, que não foram construídos diretamente atrelados à educação, mas que se desdobram em aspectos relacionados à educação, é que chamamos de contribuições indiretas. Assim, temos importantes autores contemporâneos que se debruçaram sobre esse método e construíram

[†††] Natalidade é a categoria central do pensamento político porque é a raiz ontológica da ação e, portanto, também da liberdade e da novidade, que são intrínsecos ao aparecimento dos homens no mundo.

propostas diretas para uma concepção fenomenológica de educação. Aqui apresentaremos brevemente alguns desses principais pensadores.

Nos EUA, encontramos em Rogers e Maslow muitos trabalhos que discutem a educação. Esses psicólogos se destacaram como os grandes representantes da "terceira força", em oposição ao behaviorismo e à psicanálise. São os principais representantes da chamada "psicologia humanista", que defende que "tornar-se pessoa" é um processo de descoberta de um tornar-se si mesmo liberto de "máscaras" e exigências sociais. Assim, Rogers cunha a "Abordagem Centrada na Pessoa (ACP)",[19] e sua proposta trouxe grandes impactos para a psicologia. Na proposta educacional, esse objetivo se desdobra em oferecer um contexto favorável à "liberdade para aprender", apoiado na ideia de que há atitudes facilitadoras, com ênfase na empatia e na aceitação, autenticidade e compreensão do professor, para que uma "aprendizagem significativa" e "autodirigida" aconteça em quem aprende: "[...] se acredito na capacidade de cada um desenvolver sua potencialidade individual, proporcionar-lhe-ei todas as oportunidades e lhe permitirei a escolha de vias próprias e sua direção pessoal na aprendizagem" (Rogers, 1977, p.119).[20]

Vale lembrar que a proposta humanista não é equivalente à proposta fenomenológica, contudo a influência do pensamento fenomenológico sobre Maslow e Rogers, bem como o entrelaçamento histórico da propagação desse pensamento nos pesquisadores brasileiros que futuramente encontram a fenomenologia, o existencialismo e "a analítica do *Dasein*", e se tornam expoentes diretos desse pensamento, faz com que essas histórias necessariamente estejam imbricadas em suas bases epistemológicas, apesar de suas divergências.

O pensamento rogeriano chega ao Brasil impactando pesquisadores das áreas da Educação e Psicologia, como historicizam Almeida,[21] Bicudo,[22] Rosenberg[23] e Placco.[24] Destaco ainda no Brasil os trabalhos de La Puente, Mahoney (Bicudo[22]) e Martins e Bicudo,[22] pioneiros nesses estudos. Nessa rede de influências e desdobramentos no país, destaco ainda, em Campinas e em São Paulo, respectivamente, os pesquisadores Antônio Muniz Rezende[25] e Heloisa Szymanski[26] como herdeiros diretos desses primeiros pesquisadores, também na vanguarda por estudar a relação entre fenomenologia e educação e que iniciaram uma relação mais diretamente atrelada às questões sociais; repercussões que encontrei e onde originalmente me iniciei na compreensão dessa correlação entre fenomenologia e educação, como estudante e pesquisadora, e os estudos ressoaram em meus projetos pessoais posteriormente construídos.

Bicudo[3] e Coelho,[27] [‡‡‡] na obra "Fenomenologia: uma visão abrangente de educação" se debruçaram cuidadosamente sobre Husserl, Heidegger e Sartre para

‡‡‡ Membros da Sociedade de Estudos e Pesquisa Qualitativos, um dos primeiros grupos de pesquisa no Brasil a estudar as contribuições da fenomenologia para as ciências humanas.

discutir a visão abrangente de educação presente no método fenomenológico. Ao examinarem os princípios desse método, discutem a compreensão de consciência, intencionalidade, redução fenomenológica e a noção de sentido para, de modo rigoroso, apresentarem as contribuições desses princípios filosóficos para a educação e a proposição de uma "filosofia centrada no aluno". Defendem uma visão abrangente da educação, que nos ensina a questionar qualquer forma de reducionismo. Eles se ocuparam em mostrar aspectos do método fenomenológico que por si só transformam nossa atitude perante a educação.

Coelho destaca a redução fenomenológica (*epoché*) como uma atitude que "Exige o rompimento com a atitude natural e sua tese, as ideias 'pré-concebidas' [...] o cultivo do rigor e da radicalidade no pensar e no agir, enfim uma atitude completamente nova ao que se dá". E complementa enfatizando que, nessa postura de questionamento trazida pela fenomenologia, ela:

> [...] nos educa para a contínua insatisfação com as conclusões alcançadas, a busca incessante da verdade, a preocupação quase obsessiva com o rigor e a evidência, a fidelidade ao que no texto está dito. Sabendo de antemão que há sempre mais a revelar e a dizer, a compreensão se retoma a cada instante, sem jamais se dar por acabada. Não dá tréguas à superficialidade e banalização do poder, à falta de rigor, aos "pré-conceitos", à acomodação e à preguiça mental sem cair no dogmatismo.[22]

Ainda como mostra Coelho, relacionando educação e intencionalidade:

> A educação também é intencionalidade, abertura ao ser, ao existente, às múltiplas dimensões do real, ao mundo do humano, à liberdade. Perde, assim, sua dimensão essencialmente intelectual, conteudística, sendo fundamental trabalhar com as crianças e jovens as várias dimensões do ser humano, e não apenas a intelectual, além de oferecer a todos a possibilidade de domínio das várias linguagens: ciências, tecnologia, informática, filosofia, literatura, poesia, artes plásticas, música, teatro, cinema, desporto. [...][27]

O autor retoma ainda o questionamento da proposta fenomenológica, que discute a primazia das ciências naturais e dos métodos qualitativos, resgatando que:

> A afirmação do primado do pré-reflexivo sobre a reflexão e da existência sobre a essência não se dá às custas do sacrifício da reflexão mas reafirmando sua importância. Entretanto, não é o tema da reflexão que dá valor ao pensamento mas sua qualidade, rigor e radicalidade [...] sem nos perguntarmos pelo sentido e razão de ser das ideias e práticas que repetimos como um coro ou ritual. A ausên-

cia de uma reflexão crítica, radical e rigorosa contribui para a permanência de ideias e práticas impensadas, ingênuas e às vezes absurdas que a fenomenologia nos convida a pensar, superar e recriar.[27]

Outra contribuição importante, ainda segundo Coelho, que a fenomenologia traz à relação com a educação refere-se à temporalidade, e essa compreensão nos permite entender que "o tempo da educação, da escola, da pesquisa, do ensino e da aprendizagem segue uma outra lógica, se desenvolve em outro ritmo e com outros fins. Sendo diferente do tempo do mercado, da produtividade, da eficiência e do lucro, não pode a este ser reduzido".[27] Lembrando que somos "por-vir", seres incompletos e em processo, a educação deveria contribuir para que o futuro se abra como espaço de sonhos e realizações e não, como muitas vezes tem sido, espaço de reprovação e reprodução de violências.

Assim, pensar em uma educação pautada na perspectiva fenomenológica é entender que o processo educacional está muito além de transmitir informações, e que ensinar não consiste no aperfeiçoamento de técnicas ou de sequências didáticas.

Se a repetição e a reprodução são partes do processo de aprendizado, precisam ser entendidas como apenas uma parte de um processo bem mais amplo que caracteriza a aprendizagem humana. A aprendizagem que se reduz ao condicionamento é violenta e perigosa por promover a repetição e a domesticação e não caracterizam a aprendizagem humana. Aqui está o grande desafio da educação: ser verdadeiramente aprendizagem humana e significativa dos modos de ser nas culturas e não uma manutenção ou transmissão de suas ideologias. Nesse sentido, são importantes as contribuições de Rezende:

> Educar não é simplesmente reproduzir, isto é, multiplicar cópias de um modelo único. É, certamente, viver no interior de uma determinada cultura, sem, no entanto, deixar de lhe acrescentar sentido, o que, por outro lado, passa a ser a verdadeira característica da aprendizagem humana.[28]

Temos, portanto, a introdução do sentido como aspecto diferencial da aprendizagem significativa, e interpretativa, que entende o humano para além da dimensão do condicionamento dos comportamentos, na qual se a aprendizagem significativa deixa de ocorrer, torna-se violência simbólica e dominação cultural.

Assim, a dimensão da educação aparece como "processo-projeto de humanização" de uma pessoa, que não seria simplesmente "objetivo passivo", mas "sujeito ativo da história e da cultura". Mais do que mero processo, a educação pretende ser um projeto de personalização "de desalienação tanto individual como coletiva" que acredita em uma revolução cultural por meio de uma educação que permite a libertação de sentidos.[25]

Esse olhar fenomenológico para a educação resgata a dimensão ontológica da educação, conforme ensina Critelli (1981), e nos permite pensar a educação como uma "ação corresponsável pela libertação", que deveria oferecer "condições para que saiam do ocultamento as possibilidade de ser dessa cultura, mesmo que isso signifique perder o controle sobre elas".[29]

Desse modo, ao falarmos de uma aprendizagem humana significativa, estamos falando da apropriação do sentido como um dos aspectos mais importantes do aprendizado humano. E, assim, a educação se torna o aprendizado de um modo de ser e viver determinada forma de cultura sem que se possa, ao aprender, deixar de acrescentar sentidos. Para tanto, os objetivos de uma proposta educacional deveriam ser transformadores e, entre as maiores contribuições que já encontrei para uma proposta fenomenológica da educação, estão o que Rezende chama de "objetivos culturais revolucionários da educação".

O autor constrói e apresenta o que nomeou como "objetivos culturais revolucionários da educação" que são aspectos que falam por si só e evidenciam que uma concepção fenomenológica de educação é não só libertadora como é "revolucionária".

Trago-os resumidamente:[25]

1. A personalização do sujeito – Refere-se ao desafio de colocar o sujeito da educação como sujeito da aprendizagem da cultura em busca da autenticidade;
2. A politização – Propõe o ato de educar como ato de interessar-se pelo outro na relação de todos com o bem comum;
3. A culturalização – Importância da inserção na pluralidade cultural;
4. A historicização – Inserção na trama dos acontecimentos históricos;
5. A *práxis*-ação – Engajamento histórico prático e não meramente especulativo;
6. A libertação – De todas as formas de alienação, dominação e opressão;
7. A palavra-ação (criticidade) – A educação buscará na palavra uma atitude compreensiva, crítica e criativa;

8. A valorização – Hierarquia na construção de valores, normas e os julgamentos;
9. Não dogmatismo e a relativização – Todo dogmatismo é reducionista e favorece muito mais a dominação do que a libertação. O perspectivismo tem como consequência a complementaridade dos pontos de vista e, portanto, a exigência da interdisciplinaridade;
10. A responsabilização (generosidade ética) – Dimensão ético-existencial da educação que corresponde ao desejo por melhores respostas e não pela reprodução.

Para finalizar esta reflexão, destaco o impacto que esses objetivos revolucionários nos trazem no sentido de evidenciar a função da educação como processo de conscientização e aprendizagem crítica e significativa de uma cultura que ponha em circulação os sentidos de uma cultura, em oposição à reprodução ideológica, sem deixar de lhe acrescentar sentidos.

Fazer isso é resgatar a dimensão disruptiva e desafiadora da educação por introduzir a dimensão temporal e utópica:

> Mais uma vez, será isso uma utopia? Sim. Mas reconheçamos que esta é a única maneira de sermos u-tópicos, de pensarmos e querermos ser outra coisa. E não deixemos de observar que a recusa da utopia é exatamente o que caracteriza aqueles que "realisticamente" pretendem permanecer dentro da tópica do sentido atual. O utópico é o desejo do que falta. Melhor, é o desejo dos que faltam. Por todos esses motivos é que a fenomenologia da educação não pode deixar de suscitar o problema dos objetivos educacionais.[25]

Certamente, estamos ainda longe de ver essa concepção de educação presente em nossos modelos educacionais, ou nas escolas brasileiras, que priorizam a repetição mecânica, a reprodução violenta e adestradora como forma de ensino, seja por ingenuidade ou oportunismo, e mantém a educação como instrumento político de alienação e manutenção do *status quo*. Todavia, também seria injusto não apontar que há escolas que buscam superar esta concepção e podem ser encontrados seus relatos de experiências em textos e documentários.[§§§]

[§§§] Para os interessados, ver: (1) Escolas inovadoras: experiências bem-sucedidas em escolas públicas. Miriam Abramovay, et al. Unesco. Ministério da educação. Brasília; 2004. (2) O movimento brasileiro de renovação educacional no início do século XXI. Tese (Doutorado em

Encerro, portanto, a apresentação da dimensão pedagógica presente na proposta do método fenomenológico enfatizando que tal proposta é necessariamente transformadora. No próximo item, apresento algumas práticas que tenho realizado pautadas nesses princípios. Entendo que não seria possível falar de contribuições da fenomenologia para a psicologia e a educação sem evidenciar como ela pode efetivamente inspirar essas ações.

RELATO DE EXPERIÊNCIAS

Já são mais de 20 anos em que atuo como psicóloga na interface com a educação, seja em trabalhos comunitários, na escola ou na formação de educadores e estudantes. Como supervisora de estágios em psicologia na área da educação, bem como pesquisadora, foram diversas tentativas de criação de propostas de trabalhos a serem oferecidos e ensinados. Atualmente, destaco duas dessas propostas que vejo como uma ação crítica, comprometida e engajada com os contextos em que ocorrem.

Cartas: comunicação entre estudantes de psicologia com educadores e crianças

A proposta deste trabalho se iniciou em uma clínica-escola, em 2006, em minha disciplina de supervisão de estágio, como parte das atividades de estágio de estudantes de psicologia. Esse trabalho foi foco de reflexão do meu doutorado[30] e, desde então, tem sido adaptado conforme as situações em que ocorre. Contudo, desde sempre mantém seu caráter de diálogo e de espaço de aprendizado entre os participantes.’’’ Resumidamente, essa proposta se constitui como um espaço em que se oferece, via cartas, a possibilidade de públicos diversos se

---

Educação) de Tathyana Gouvêa da Silva Barrera. Faculdade de Educação, Universidade de São Paulo. São Paulo; 2016. (3) Volta ao mundo em 13 escolas. De André Gravatá, Camila Piza, Carla Mayumi e Eduardo Shimahara. Fundação Telefônica/A. G. São Paulo; 2013. (4) Mapeamento coletivo de escolas alternativas no mundo. Reevo. http://mapa.reevo.org/?l=pt_PT. (5) Documentários e Filmes: Educação fora da caixa; TV Futura – Série Destino: educação; TV Futura – Série Destino: educação – escolas inovadoras; Pé na escola – histórias inspiram histórias; Colégio Vocacional.

’’’ Esse trabalho ganhou alguns prêmios e editais de apoio nas instituições em que se realizou. Faço essas menções porque as instituições que os apoiaram exigem os créditos pelos financiamentos recebidos. Agradeço à Uninove pelo apoio inicial ao projeto, em 2009, e à PUC-SP, em 2018, que me apoiou e premiou a iniciativa como proposta inovadora em metodologia de ensino e compromisso com a comunidade.

comunicarem com estudantes de psicologia a respeito de temas "psicológicos". Inicialmente, a proposta foi apresentada como um espaço para que educadores (pais, mães ou professores) pudessem trazer suas dúvidas e angústias a respeito de educar; posteriormente, e assim tem se mantido, como um espaço para que as crianças perguntem o que desejarem aos estudantes de psicologia que estagiam em suas escolas.

Destaco que a proposta se mostrou como um recurso metodológico privilegiado para o ensino de psicologia, pois, no contexto privado da supervisão, temos a possibilidade de discutir amplamente as questões trazidas e de elaborar de modo cuidadoso as "respostas" a serem enviadas aos nossos correspondentes.

O trabalho com as estagiárias e estagiários consiste em ensiná-los a responder, por meio da linguagem escrita, às cartas-pergunta recebidas, de modo a desenvolver uma linguagem descritiva e sem julgamentos. Procurou-se que o exercício do pensamento fenomenológico, fundamentado na atitude de abertura, conforme a proposta de suspensão fenomenológica, construísse um modo próprio de se comunicar, aproximando-se da linguagem denominada por Merleau-Ponty[31] como "falante", em oposição à linguagem falada, prescritiva, impessoal e mecânica. Isso significa não transformar nossas cartas em "cartilhas" com respostas prévias, e sim em cartas pessoais, em narrativas dirigidas especificamente a cada um dos nossos "correspondentes".

O diálogo por meio de "cartas" revelou-se uma situação privilegiada para o ensino-aprendizado do pensamento fenomenológico: observou-se que por meio das cartas-pergunta os estudantes estabelecem uma experiência com o outro que os convoca e os mobiliza para a reflexão; em sua elaboração, exercitam a atitude fenomenológica em uma ação. O processo de construção textual requisita paciência, esforço e dedicação para refletir, amadurecer e construir a carta que será enviada.

As cartas proporcionaram a oportunidade de discutir, no contexto da sala de aula, situações e conflitos vividos, criando um espaço que possibilita aos estagiários uma ação, sem que seja necessário ocorrerem encontros presenciais entre eles e pais/educadores ou com as crianças, embora isso possa acontecer se uma das partes considerar necessário.

Abriu-se, portanto, um espaço potencializador para o aprendizado: formação e vivência de um novo modo de olhar. O projeto também se mostrou um espaço de diálogo entre pais/educadores, crianças e estudantes de psicologia, e possibilitou reflexão sobre as questões apresentadas por aqueles que o utilizaram.

Não detalharei aqui os procedimentos para sua implantação, pois acabam sendo criados em cada contexto em que se implementa. Por ora, enfatizo apenas que se deve criar uma estratégia para receber e enviar as cartas, de forma a preservar a privacidade de quem participa. Contudo, cabe acrescentar os cuidados éticos necessários para a implantação desse trabalho, já que as cartas podem trazer segredos e permanecem como linguagem permanente, sendo seu caráter interpretativo, o que ao mesmo tempo permite uma linguagem pessoal e não prescritiva, bem como uma multiplicidade de interpretações, podendo nem sempre ser a que buscamos apresentar.

Vale ainda destacar, nos procedimentos das cartas, que ao final sempre incluímos um item denominado "Para saber mais", no qual indicamos mais referências sobre o assunto da carta, que variam desde livros, filmes, canais do YouTube até lugares e serviços onde se pode encontrar mais informações sobre o assunto trazido.

No intuito de evidenciar a importância que esse espaço tem mostrado para as crianças, bem como o claro engajamento social e o compromisso ético desse trabalho psicoeducacional, apresento algumas das cartas/bilhetes/questões que nos foram enviadas.****

Inicio apresentando uma carta atípica, no sentido de que não costumamos receber cartas longas e com tantas perguntas, mas, por outro lado, mostra-se como uma carta típica na medida em que traz diversas questões que são frequentemente trazidas por outras crianças. A seguir são apresentadas outras cartas, com temas variados, mas também frequentes, no intuito de trazer um breve panorama geral do trabalho e das questões comuns:

> Eu gostaria de saber por que temos que fazer sexo para gerar o filho?
> Por que umas pessoas, primas (o) ou irmão, tem ciúmes de nós ou de alguma coisa que nós temos e ele não tem? E por que essa pessoa briga conosco?
> Por que antigamente as escolas não eram boas? E nossos pais atualmente são analfabetos e nós somos mais inteligentes do que eles.
> Por que temos que estudar. Por que não nascemos sabendo?
> Por que tenho medo do escuro?
> Por que carro roda?
> Por que temos que morrer?
> Por que tem pessoa que é mais gorda e outra mais magra?

**** Essas cartas foram escritas por crianças de 8 a 11 anos, de séries diversas, entre o 4º e o 6º ano, de escolas diferentes, coletadas por mim ao longo dos anos. As correções gramaticais do português foram feitas no texto porque apresentá-las colocaria o foco nos graves problemas de letramento das crianças e ainda porque, apesar deles, é possível entender o conteúdo das cartas, foco que nos importa no trabalho. Além disso, todos os nomes foram omitidos propositalmente.

> Por que temos que dormir?
> Por que temos que ficar doente?
> Por que tem pessoa que é mais gordinha e a outra é mais magra?
> Por que somos inteligentes?
> Por que nunca andei de avião?
> Por que eu sou muito inteligente?
> Por que tem pessoa que é burra?
> Por que existe escola, não palácio?
> Por que a cor preta não é famosa?
> Por que a passagem de ônibus é tão cara?
> Por que eu quero andar muito de moto?
> Obs: Quero que responda todas as minhas questões!!!

> Porque os pais brigam? Tem como eu fazer eles não brigarem?

> Eu queria saber como evitar que os meninos da minha sala me zoem.
> Os meninos na minha sala me xingam de dentuça só porque meu dente é torto e fica chamando de piolhenta. O que eu faço para evitar?
> Eu tenho medo e vergonha de falar para professora e pro meu pai e minha mãe.
> Eu fico muito triste na hora que eles me zoam e me xingam. O que eu faço?

> Essa é a primeira vez que eu escrevo uma carta. A primeira pergunta é: Eu não sou feliz com a minha pessoa, eu sou gorda, feia, peso 42 quilos, e tenho vergonha da minha própria pessoa, de verdade. Tenho problema no intestino, sou ressecada, progressiva no cabelo e botox. O que eu faço para não ter vergonha da minha própria pessoa?

> Meu nome é "A". Estou sem jeito, então vou direto ao ponto. A minha pergunta é bem estranha, talvez boba, mas para mim é importante.
> Tudo começou quando uma amiga minha virou mocinha. Isso me fez pensar…
> A minha pergunta é: É melhor virar mocinha mais cedo ou mais tarde?

Não é o intuito aqui discutir o conteúdo dessas cartas ou a construção das "respostas" pelos estagiários, embora essa discussão também seja muito rica e produtiva e possa ser encontrada em outros trabalhos. Trago esses relatos na intenção de divulgar uma proposta de trabalho que envolve a psicologia em um contexto educativo de forma a tornar evidente uma ação psicológica no contexto educacional pautada no referencial fenomenológico que desenvolvi de modo autoral, inspirada pelos princípios desse método e pelo modo como ele tem ressoado em mim. A próxima atividade tem o mesmo propósito e foi criada visando lidar com outras questões do contexto escolar. Cabe dizer que essas atividades são sempre realizadas em escolas públicas, de lugares diversos, mas sempre localizadas na periferia de São Paulo.

Oficinas lúdicas psicoeducativas

A proposta de criação das oficinas lúdicas psicoeducativas é resultado de um longo processo de construções e adaptações em minhas tentativas de criar espaços de diálogos dentro da escola. Só que, diferentemente das cartas, eu buscava construir, com essas práticas, uma ação presencial e integrada ao conteúdo curricular, dentro da sala de aula, em que fosse possível a participação de todos os/as estudantes. Essas atividades visam oportunizar a discussão de questões inerentes ao cotidiano escolar e seus conflitos de convivência, bem como revelar as violências implícitas, e explícitas, nesses processos, além de contribuir para a construção de uma cultura dialógica, afetiva, denominada por alguns autores cultura para a paz, ou como desenvolvimento socioemocional, em que se parte do aprendizado sobre os sentimentos e de um aprendizado dos diversos modos de lidar com eles. Essa foi sempre minha intenção, mas as estratégias foram sendo reconstruídas até eu chegar à produção dessa proposta metodológica que apresento: a alternância entre as assembleias e as oficinas lúdicas psicoeducativas.[32]

De modo geral, essas práticas são realizadas por estagiário(a)s de psicologia, por um semestre, em uma sala de aula previamente escolhida com a escola, em encontros semanais, com duração de uma a duas aulas. Iniciamos nossas atividades realizando uma "assembleia de classe" de forma a oferecer um espaço de diálogo e trocas entre as crianças. Nossa inspiração foram as assembleias escolares, práticas comuns nas escolas democráticas, que visam ser um momento institucional do diálogo para melhorar a convivência escolar,[33] e ainda, como completa Araújo, ser um espaço para:

> [...] expressar o que incomoda, ouvir diferentes posicionamentos, discutir um tema coletivamente, definir regras de convivência, reforçar e repensar valores, bem como destacar as atitudes adequadas do grupo e de cada um, valorizar os avanços do grupo em direção a posturas cada vez mais éticas, sem desprezar a diferença que há no modo de ser, pensar e se expressar de cada ser humano.[34]

Essas atividades nos revelam, quase que como um "diagnóstico institucional", as principais questões a serem trabalhadas naquela sala com as crianças. A partir delas é que vamos construindo os temas que serão abordados nas "oficinas lúdicas psicoeducativas", pois nesses encontros elas nos trazem as temáticas de conflitos e expressam as dificuldades que têm vivenciado. De modo geral, posso afirmar que o grande tema trazido em todas as turmas, embora com nomes diversos, mas independentemente da escola ou da série do grupo, é a violência presente no cotidiano entre eles, seja física ou psíquica, dirigida a alguém ou a um grupo específico, nomeada como *bullying*, agressividade ou "mau comportamento". As queixas estão relacionadas às violências estruturais e muitas vezes aparecem de modo velado em forma de preconceitos, exclusões ou "brincadeiras" que naturalizam e perpetuam violências de gênero, classe ou "raça".

Por algum tempo lidei com essas questões da violência trazidas pelas crianças nas assembleias por meio de conversas e diálogos que, embora reflexivos e produtivos, eram predominantemente marcados pela exposição e argumentação verbal.

Foi inspirada pelo método fenomenológico, em seu modo disruptivo e criativo, que encontramos na compreensão de aprendizado ampliado e na importância dada não só aos aspectos racionais do aprendizado, que eu trouxe a arte para essa proposta na escola.

Como aponta Cupertino, que muito me inspirou nessa construção, a introdução dos recursos artísticos nas práticas educativas "não apenas facilitaria a experiência como daria a ela e a todo o processo educativo uma outra configuração".[35]

As "oficinas de criatividade", segundo cunhou Cupertino,[26,35] constituem-se como uma prática psicológica que articula, ao mesmo tempo, aspectos educativos e clínicos, em uma proposta de trabalho vivencial, em grupos pequenos de 10 a 12 pessoas, utilizando recursos expressivos artísticos variados como deflagradores de desalojamento e de experiências afetivas, de trocas entre os membros desse grupo. É a vivência de um processo de transformação por meio de recursos expressivos artísticos, conforme aponta:

> O que essas atividades pretendem, aparentemente, é focalizar o potencial e o processo de transformação dos participantes, com a intenção de promover uma espécie de conscientização dos afetos (no sentido de abertura para o que afeta o sujeito) e a reorganização da experiência, a partir da introdução de formas de expressão que, pelo menos inicialmente, circulem por outras vias que não a lógico-racional.[26]

As "oficinas de criatividade" se propõem a:

> [...] instrumentalizar o participante a olhar e suportar a dinâmica dos processos existenciais humanos para os quais não há receitas, senão a necessidade de abertura, disposição, paciência e confiança. Experimentar isso na prática é envolver o aprendiz como um todo e não somente na disposição intelectual.[26]

Nas oficinas de criatividade, o uso da arte está tanto nos recursos expressivos que podem ser apresentados para deflagrar o tema a ser discutido, por exemplo, ao contar uma história ou ouvir uma música, ou quando os participantes recebem esses recursos para expressarem seus sentimentos, quando, por exemplo, são convidados a falar de seus sonhos, medos ou do seu mundo, por meio de argila, algodão, novelos de lã ou na construção de um tabuleiro como o "jogo da vida" com sua própria trajetória ou ainda quando são convidados a "colocar seu mundo dentro de uma caixa".[25,34] A "arte" é o elemento que utilizamos para gerar espanto, estranhamento, provocar uma situação desalojadora, um convite para a imaginação em contraposição à exposição lógica, racional e abstrata sobre um tema. Ressalto ainda que arte não deve ser tomada aqui no sentido usual da "obra de arte", pois a compreensão de arte passa pela compreensão heideggeriana e merleau-pontiana de *poiesis* como "experiência de abertura e desvelamento" que a arte possibilita, incluindo a linguagem poética e outras manifestações e expressões artísticas.[31,36,37]

Realizei e supervisionei "oficinas de criatividade" por alguns anos, e é gratificante o potencial transformador que se experimenta nessas vivências. Apoiada e inspirada nessa prática, e em seus princípios, comecei uma adaptação para a construção dessas oficinas na escola. Há diferenças significativas nas práticas, especialmente devido ao número de participantes, já que as "minhas" oficinas lúdicas acontecem na sala de aula, com 30 a 40 crianças, durante o tempo de uma aula, uma vez por semana. Além disso, o foco das atividades e seu propósito diferem entre si, já que nas oficinas criativas não há um objetivo prévio e nas oficinas psicoeducativas há o propósito de contribuir para a diminuição da violência no contexto escolar. Não vou me deter aqui sobre suas semelhanças e diferenças, concentrando-me em apresentar brevemente essa "nova" prática que venho realizando: as oficinas lúdicas psicoeducativas.[32]

As "oficinas lúdicas psicoeducativas" se alternam com as "assembleias de classe", sendo a necessidade de tempo de cada uma combinada com as crianças. É comum, por exemplo, termos uma assembleia e em seguida três oficinas ou duas assembleias e depois algumas oficinas. Tem-se mostrado importante que seja assim porque é a partir dessas assembleias/"rodas de conversa" que definimos os temas que serão trabalhados nas oficinas.

De modo geral, constituem-se como atividades que se utilizam dos recursos artísticos de modo lúdico para trabalhar aspectos que favorecem o aprendizado do diálogo, a expressão de sentimentos, além de promover a reflexão por meio da experiência e a consequente formação de valores centrados no respeito, cooperação, equidade, justiça, dentre outros temas que possibilitam a convivência democrática na escola. Assim, as oficinas lúdicas psicoeducativas realizadas com as crianças variam nos recursos expressivos que podemos utilizar, que vão desde uma história contada, um vídeo apresentado, o uso de músicas, imagens, um jogo de dramatização de uma situação ou até a criação de um *quiz*[††††] que discuta temáticas importantes, mas sempre mantendo a ludicidade como modo deles vivenciarem essas reflexões. Nessas oficinas[‡‡‡‡] trabalhamos sentimentos comuns com os quais ainda não sabem lidar, por exemplo, a raiva, trazida frequentemente pelas crianças como justificativa para o descontrole de suas ações. Ainda, destaco as oficinas em que trabalhamos, ora com a autoimagem dele(a)s, apresentando imagens e fotos para discutir a construção estética historicamente, ora por meio de atividades que os ensinam a se elogiar, ou na desconstrução de preconceitos e crenças construídas pela colonização e opressão vivida por elas, seja pela mídia ou por terem tido seus ancestrais escravizados. Em geral, são diversos os recursos utilizados que transformam o contexto escolar em uma experiência lúdica inédita. O resultado tem sido presenciar atividades muito emocionantes em que se oportunizam situações nas quais podem se ouvir, pedir desculpas uns aos outros, se elogiar ou desconstruir crenças arraigadas. Cabe ainda enfatizar que estas atividades promovem uma reflexão experienciada, vivida, e não uma exposição argumentativa sobre o tema discutido, sendo este um importante diferencial do trabalho: a experiência vivida entre eles.[§§§§]

[††††] Um *quiz* é uma espécie de jogo com um agrupamento de questões que visam, por meio de uma atividade lúdica, apresentar informações sobre um tema. Por exemplo, perguntamos qual é o/a jogador(a) de futebol que ganhou por cinco vezes seguidas o prêmio da Fifa de melhor jogador(a) do mundo. No caso, a resposta correta é a Marta, que está entre as alternativas a serem escolhidas. Porém, eles não só nunca acertam como se surpreendem e se indignam, gerando uma conversa importante sobre a questão de gênero. Outros exemplos destas atividades podem ser encontrados em nosso Instagram *Eduque-ação.*

[‡‡‡‡] Na pandemia, para darmos continuidade a esses trabalhos, criamos uma rede social específica em que divulgamos algumas dessas atividades, nomeada por nós como *Eduque-ação* (Facebook e Instagram). Lá podem ser vistos e acessados alguns desses trabalhos. Fizemos, por exemplo, uma atividade sobre nossos "objetos-conforto" na quarentena.

[§§§§] Tivemos uma sala em que uma menina era chamada por todos de "Germinho" porque era vista como "suja e contagiosa" (sic). Infelizmente, até mesmo durante o momento em que discutiam coletivamente sobre o assunto, os alunos excluíam essa aluna. Quando abordamos a questão a partir de uma atividade mobilizadora e questionadora da situação, eles nem lembravam mais como essa história tinha começado, mas mantinham a exclusão da aluna. A partir dessa atividade, pediram desculpas e efetivamente a situação se modificou a tal ponto que a menina passou de excluída a "popular e protegida", conforme dito por eles!

Apenas para ilustrar um pouco o que encontramos, trago algumas falas que expressam o nível de naturalização da violência vivida no cotidiano escolar, ressaltando os marcadores de gênero, raça e classe:

> Bato sim, porque meu pai disse que é pra bater e que se eu chegar em casa chorando e tiver apanhado e não tiver batido, apanho de novo (aluno do 4º ano).
> Essa sala tem muita malícia, por isso não podemos mais tocar em uma amiga ou até mesmo comer uma banana ou chupar um pirulito (aluna do 5º ano).
> Se Adão e Eva eram brancos, então de onde vieram as pessoas negras? (aluno do 5º ano).
> Lembrei! Lembrei de um negro em um comercial, mas era de xampu pra caspa (aluno do 6º ano).
> Toda mulher é vagabunda, menos a minha mãe (aluno do 4º ano).

Vale destacar que, no início das atividades, nossos encontros são marcados por bilhetes dos alunos nos dizendo algo como "não adianta, a sala não vai mudar" ou "falta muito respeito nessa sala, não tem o que fazer, já tentaram de tudo". Todavia, na mesma proporção desse espanto e incômodo que a violência nos causa quando chegamos é a nossa alegria por experienciar a transformação dessas crenças junto deles. E o que nos impressiona ainda mais é que são realizados, de modo geral, apenas 12 encontros, um por semana, por três meses. Um dos diferenciais que destaco é que nosso trabalho se pauta em acordos coletivos, construídos de modo dialógico com os alunos, e não impositivo, de forma a experimentarem, muitas vezes pela primeira vez, situações inéditas de diversão sem violência, ao contrário, marcadas pela gentileza e generosidade; além de, obviamente, ser um trabalho de desconstrução de crenças e informações cristalizadas que revelam o racismo e o machismo estrutural, tão necessários de serem desconstruídos.

Dessa forma, não temos como medir o alcance de nosso trabalho, mas o retorno que recebemos dos alunos e alunas evidencia a potência de transformação de nossos encontros. Entendemos que oferecer espaços para que se manifestem, discutam coletivamente situações difíceis e conflituosas, dando a possibilidade de fala e de escuta a todos sempre que possível, é romper com as práticas comuns nas escolas, que individualizam os conflitos, tratam de modo individual e, de forma predominante, com castigos e punições.[38-40]

Receber um retorno imediato disso, em alguns momentos juntos ou em alguns bilhetes com agradecimento pelo fato de "a sala estar menos briguenta" ou, como registrou uma estagiária em seu trabalho de conclusão de curso, citando um aluno: "eu aprendi a ser uma pessoa melhor, ter mais confiança e saber que nunca estou sozinho",[39,41] tem sido fundamental para evidenciar o potencial de ação e transformação da educação e da potência da atuação da psicologia nestes contextos.

Revela-se a força da linguagem poética que encontro de modo semelhante e inspirador no poema de Viviane Mosé:

> A maioria das doenças que as pessoas têm são poemas presos
> Abscessos, tumores, nódulos, pedras...
> São palavras calcificadas, poemas sem vazão.
> Mesmo cravos pretos, espinhas, cabelo encravado, prisão de ventre...
> Poderiam um dia ter sido poema, mas não...
> Pessoas adoecem da razão, de gostar de palavra presa.
> Palavra boa é palavra líquida, escorrendo em estado de lágrima.
> Lágrima é dor derretida, dor endurecida é tumor.
> Lágrima é raiva derretida, raiva endurecida é tumor.
> Lágrima é alegria derretida, alegria endurecida é tumor.
> Lágrima é pessoa derretida, pessoa endurecida é tumor.
> Tempo endurecido é tumor, tempo derretido é poema.
> E você pode arrancar os poemas endurecidos do seu corpo
> Com buchas vegetais, óleos medicinais, com a ponta dos dedos, com as unhas.
> Você pode arrancar poema com alicate de cutícula, com pente, com uma agulha.
> Você pode arrancar poema com pomada de basilicão, com massagem, hidratação.
> Mas não use bisturi quase nunca,
> Em caso de poemas difíceis use a dança.
> A dança é uma forma de amolecer os poemas endurecidos do corpo.
> Uma forma de soltá-los das dobras, dos dedos dos pés, das unhas.
> [...][42]

Encerro esta reflexão sobre a relação entre fenomenologia e educação tendo apresentado algumas contribuições dos grandes autores da fenomenologia sobre temas educacionais, além de evidenciar que a dimensão pedagógica presente na proposta do método fenomenológico é necessariamente transformadora. É também disruptiva e, por isso, revolucionária por romper com a lógica hegemônica da educação transformada em mercadoria pelo neoliberalismo.

Se perdermos a dimensão do sonho, da utopia e de luta presentes nessa concepção, não nos resta nada além da lamentação ou do cinismo diante do trabalho educativo, em contraponto a uma proposta educativa humanizadora que nos possibilita educar para tornar os preconceitos, a obediência servil, a opressão e a violência, fatos do passado. Procurei apresentar algumas práticas que tenho realizado apoiadas nesses princípios de modo combativo às exclusões. Educar pautado nesse referencial não nos possibilita ter uma cartilha pronta sobre como seria uma educação fenomenológica; ao contrário, nos coloca diante dos desafios e dilemas que a abertura nos traz.

Essa concepção educativa deverá se pautar na abertura da atitude fenomenológica existencial crítica, situada e engajada e não em uma prática psicológica neutra, apolítica ou descomprometida com a transformação do mundo, para que possamos transgredir as imposições naturalizadas.

De minha parte, sei que apresentei uma trajetória marcada pelas epistemologias eurocêntricas porque elas constituíram minha formação; marcas do racismo epistemológico que carrego. Embora sempre as tenha ressignificado nos diálogos com Freire[8] e Rezende (1990),[25] foi só tardiamente, recentemente, que conheci as contribuições tão férteis de outros autores da América Latina,[§§§§] como Dussel[43] e Kusch (1962/2012),[44] que construíram uma fenomenologia em diálogo com nosso contexto americano, contribuindo para uma educação situada em interação com as interculturalidades do povo latino-americano e apontando a necessidade de libertação em decorrência de nosso processo colonizador.[41]

Assim, para responder à relação entre fenomenologia e educação, apresentei minha compreensão e desejo: que possamos recuperar a educação em sua função política e social, em seu significado público, nomeado por Arendt "*amor mundis*", amor pelo mundo. Retomo a questão que a autora nos deixa: O que estamos fazendo pelo mundo? No que complemento: O que estamos fazendo pelas crianças para que aprendam a cuidar do mundo? Que mundo estamos deixando para elas?

Proponho não apenas reconhecermos que há no método fenomenológico uma "pedagogia da perfuração", mas quiçá da revolução no lugar das práticas pedagógicas mecânicas, repetitivas e alienantes. E, encerro esta reflexão com a proposta de criarmos formas de resistência, criando modos de "resista-ação"[*****] em nossas práticas, já que, como propõe Arendt sobre o papel da educação:

> A educação é o ponto em que decidimos se amamos o mundo o bastante para assumirmos a responsabilidade por ele e, com tal gesto, salvá-lo da ruína que seria inevitável não fosse a renovação e a vinda dos novos e dos jovens. A educação é, também, onde decidimos se amamos nossas crianças o bastante para não expulsá-las de nosso mundo e abandoná-las aos seus próprios recursos, e tampouco arrancar de suas mãos a oportunidade de empreender alguma coisa nova

§§§§ Agradeço aqui particularmente a Gustavo Alvarenga Oliveira Santos, organizador, ao meu lado, deste livro, que foi um dos primeiros a me convocar para me debruçar de modo rigoroso sobre essas questões e que sempre foi muito generoso em me guiar nesse caminho.

***** Permito-me utilizar essa palavra aqui, de modo poético, como modo de fazer referência à importância do conceito de Ação no pensamento de Arendt, bem como para dar sequência à nossa proposta de trabalho denominada nas redes sociais por "Eduque-ação" e "fala-ação".

> e imprevista para nós, preparando-as em vez disso com antecedência para a tarefa de renovar um mundo comum (Arendt, 2001, p.247).[16]

A partir disso, pergunto: somos capazes de amar mais ao mundo do que a nós mesmos? E com essa pergunta encerro trazendo minha provocação esperançosa, traduzida poeticamente por Riobaldo, em Guimarães Rosa:[45] "Mire, veja, um menino nasceu. O mundo tornou a começar".

REFERÊNCIAS

1. Freire P. Pedagogia da autonomia. São Paulo: Paz e Terra; 2011. p.67.
2. Pessanha J. Ser e tempo: uma pedagogia da perfuração. Dossiê Cult (São Paulo). 2003;17.
3. Bicudo MAV. A contribuição da fenomenologia à educação. In: Bicudo MAV, Cappelletti IF. Fenomenologia: uma visão abrangente da educação. São Paulo: Olho d'Água; 1999. p.11-55.
4. Melo FFS. Plantão psicoeducativo: espaço de reflexão e mudança oferecido às famílias de uma comunidade de baixa renda. [Dissertação]. São Paulo: Programa de Pós Graduação em Educação: Psicologia da Educação da PUC-SP; 2004. p.121.
5. Bakewell S. No café existencialista: o retrato da época em que a filosofia, a sensualidade e a rebeldia andavam juntas. Rio de Janeiro: Objetiva; 2017.
6. Sartre J-P. O ser e o nada. São Paulo: Vozes; 2015.
7. Beauvoir S. O segundo sexo. São Paulo: Nova Fronteira; 2019.
8. Freire P. Pedagogia do oprimido. São Paulo: Paz e Terra; 1987.
9. Moreira J, Rosa MST. Jean-Paul Sartre e Paulo Freire: aproximações entre a liberdade existencialista e a educação libertadora. Revista Contrapontos. 2014 Sep/Dec;14(3).
10. Santana MR. Educação às moscas: cenário para uma educação de situações em Jean-Paul Sartre. [Dissertação]. Campinas: Unicamp; 2010. Disponível em: http://repositorio.unicamp.br/handle/REPOSIP/251406. Acesso em: 1/3/2021. Acesso em: 15/11/2021.
11. Santana MR. Esboços de uma ética para a educação. Filosofia e educação (online). Revista Digital do Paideia. 2011 Apr/Sep;(1). Disponível em: http://repositorio.minedu.gob.pe/handle/20.500.12799/2854. Acesso em: 15/3/2021.
12. Merleau-Ponty M. Merleau-Ponty na Sorbonne: resumo de cursos: 1949-1952 (a: Filosofia e linguagem; b: Psicossociologia e filosofia). São Paulo: Papirus; 1990. V. 1 e 2.
13. Machado MM. Merleau-Ponty e a educação. São Paulo: Autêntica; 2010.
14. Machado MM. Só rodapés: Um glossário de trinta termos definidos na espiral de minha poética própria. Rascunhos Uberlândia. 2015 jan/jun;2(1):53-67.
15. Machado MM. Espiralidades: arte, vida e presença na pequena infância. Currículo sem Fronteiras. 2020 may/aug;20(2):372-94.
16. Arendt H. Entre o passado e o futuro. São Paulo: Perspectiva; 2001.
17. Carvalho JS, Custódio CO. (orgs.). Hannah Arendt: a crise na educação e o mundo moderno. São Paulo: Intermeios/Fapesp; 2017.
18. Benvenuti E. A educação como âmbito pré-político. In: Carvalho JS, Custódio CO (orgs.). Hannah Arendt: a crise na educação e o mundo moderno. São Paulo: Intermeios/Fapesp; 2017.
19. Rogers C. Tornar-se pessoa. São Paulo: Martins Fontes; 1999.
20. Rogers CR. Liberdade para aprender. 4.ed. Belo Horizonte: Interlivros; 1977.

21. Almeida LRA. Contribuições da psicologia de Rogers para a educação: uma abordagem histórica. Revista Psicologia da Educação PUC. 1999;(7/8):408. Disponível em: https://revistas.pucsp.br/index.php/psicoeduca/issue/view/2167. Acesso em: 22/2/2021.
22. Martins J, Bicudo MAP. Estudos sobre existencialismo, fenomenologia e educação. São Paulo: Editora Moraes; 1983.
23. Rosemberg R (org.). Aconselhamento psicológico centrado na pessoa. São Paulo: EPU; 1987.
24. Placco VMNS (org.). Psicologia & educação: revendo contribuições. São Paulo: Educ/Fapesp; 2007.
25. Rezende AM. Concepção fenomenológica da educação. São Paulo: Cortez; 1990. p.69-84 (Col. Polêmicas do Nosso Tempo, v.38).
26. Cupertino CMB. Criação e formação: fenomenologia de uma oficina. São Paulo: Arte e Ciência; 2001. p.32.
27. Coelho IM. Fenomenologia e educação. In: Bicudo MAV, Cappelletti IF. Fenomenologia: uma visão abrangente da educação. São Paulo: Olho d'Água; 1999. p.53-104.
28. Rezende AM. Educação e ser no mundo: projeto de uma fenomenologia da educação. [Tese de livre-docência]. Campinas: Faculdade de Educação da Unicamp; 1978.
29. Critelli DM. Educação e dominação cultural: tentativa de reflexão ontológica. São Paulo: Cortez; 1981. p.87.
30. Melo FFS. Cartas: uma possibilidade para o ensino do pensamento fenomenológico. [Tese]. São Paulo: Programa de Pós-graduação em Educação: Psicologia da Educação da PUC-SP; 2008.
31. Merleau-Ponty M. Fenomenologia da percepção. Moura CAR, translator. São Paulo: Martins Fontes; 1994.
32. Melo FFS. A perspectiva fenomenológica na atuação do estudante de psicologia nas instituições educacionais. In: I Congresso Brasileiro de Psicologia & Fenomenologia. Curitiba, Paraná; 2013. p.63-4.
33. Puig J. Democracia e participação escolar. São Paulo: Moderna; 2000.
34. Araújo UF. Assembleia escolar: um caminho para a resolução de conflitos. São Paulo: Moderna; 2004. p.125.
35. Cupertino CMB (org.). Espaços de criação em psicologia: oficinas na prática. São Paulo: Annablume; 2001. p.19-60.
36. Heidegger M. A origem da obra de arte. In: Heidegger M. Caminhos de floresta. Lisboa: Fundação Calouste Gulbenkian; 2002.
37. Merleau-Ponty M. O olho e o espírito. Neves P, Pereira MEGG, translators. São Paulo: Cosac Naify; 2004.
38. Morales RS, Melo FFS, Gonçalves AA. A implementação de práticas dialógicas para a formação de professores na perspectiva da educação democrática. In: Araujo R, Freitas CCM, Patriarca P. Práticas que constroem futuros. São Paulo: Loyola; 2018.
39. Marun CS. Ressignificando o educar na escola pública: relato de uma experiência de transformação. [Trabalho de conclusão do curso de Psicologia]. PUC; 2019.
40. Steinhauser S. "Material Humano" na construção da escola: um estudo sobre a relação família, escola, comunidade em uma escola pública de gestão democrática. [Trabalho de conclusão do curso de Psicologia]. PUC; 2019.
41. Tettamanzy ALL et al. (orgs.). O pensamento de Rodolfo Kusch: movimentos seminais na América profunda. Porto Alegre: CirKula; 2019.
42. Mosé V. Pensamento chão: poema em prosa e verso. Rio de Janeiro: 7Letras; 2000. p.13.
43. Dussel E. Filosofia da Libertação: Crítica à Ideologia da Exclusão. São Paulo: Paulus; 1995.
44. Kusch R. América Profunda. Buenos Aires: Biblos; 1999.
45. Rosa G. Grande sertão: veredas. São Paulo: Cia. das Letras; 2019.

CAPÍTULO 10

Atuação da psicologia fenomenológica existencial no campo da saúde: desafios e possibilidades

Zuleica Pretto

INTRODUÇÃO

Este capítulo tem como objetivo refletir a atuação da psicologia no campo da saúde de acordo com concepções e debates existencialistas de Jean-Paul Sartre (1905-1980) e de Simone de Beauvoir (1908-1986). Com o desenvolvimento dos estudos acerca de questões psicológicas e de *sociabilidade*, como fundamentalmente históricas e *dialéticas*, e considerando que o conhecimento sobre elas deve advir do *método fenomenológico e dialético*, as produções desses pensadores configuraram aporte teórico-metodológico para a chamada "*psicologia existencialista*", integrando o conjunto de psicologias de vertente fenomenológica e existencial.

A concepção existencialista convida a pensar os processos humanos a partir da complexidade dialética da história, em que cada sujeito projeta seu ser no mundo por meio de ações e escolhas particulares que realiza em contextos sociomateriais e relacionais nas quais está lançado, isto é, em condições antropológicas e sociológicas de seu tempo. Isso permite afirmar que cada um se faz um *projeto-de-ser*, junto a outros projetos-de-ser, em situações humanas específicas e em um processo temporal, em que as vidas singulares transcorrem inter-relacionadas no processo histórico mais amplo. Isso faz de cada um de nós um singular-universal, e da história humana uma construção coletiva, ambos inacabados, projetos abertos.[1,2]

> Pensar a experiência de ser saudável ou doente, o entendimento sobre saúde, as práticas de cuidados em saúde e quem deve ser responsável por elas, portanto, implica reconhecer o caráter histórico que as define.

Ao longo das épocas, das sociedades e das culturas, vemos diferentes concepções sobre o tema.[3] Com a aceleração do desenvolvimento tecnológico e científico ocorrida desde o século XX, por exemplo, notamos a ampliação da participação de diferentes disciplinas científicas, suas especialidades e seus especialistas na área e, com isso, um salto qualitativo na forma como a saúde é compreendida e sobre como o processo de diagnóstico, tratamento e assistência transcorre.

Saúde e *doença* são entendidos hoje como processos complexos que envolvem várias dimensões da vida do sujeito, para além da biológica. A Organização Mundial da Saúde (OMS) definiu saúde, em 1948, como expõe Sclair (2007),[4] como um estado de bem-estar físico, mental e social, não apenas como ausência de doenças. Isso indicará uma noção ampliada de saúde em que estão implicadas condições de alimentação, habitação, educação, renda, meio ambiente, trabalho, transporte, emprego, lazer, liberdade, acesso e posse da terra e acesso a serviços de saúde.[5] Tal definição trouxe à baila o entrelaçamento das dimensões biológica, psicológica e social para pensar a saúde, ampliando o olhar sobre a *constituição dos sujeitos* e das sociedades, bem como ressaltou a dimensão coletiva da existência humana.

Essa visão ocasionou como consequência a importância de instituir cuidados em saúde a partir da noção de integralidade, que superem, portanto, o modelo biomédico, centrado na doença e na medicalização, e que abranjam a vida das pessoas em sua totalidade. Também é notável que por meio desse conceito se tornou possível pensar em ações de prevenção e promoção em saúde e não apenas de recuperação. Nesse cenário, a psicologia entra em cena como disciplina científica e como profissão importante no campo da saúde, embora na prática sua inserção nem sempre seja considerada prioridade, como veremos.

No Brasil, a saúde pública se organiza a partir do *Sistema Único de Saúde* (SUS). Este é alicerçado nos princípios democráticos, conforme assevera a Constituição de 1988, e tem como propósito ações em saúde que abranjam toda a população brasileira, em sua individualidade e coletividade, em que universalidade, equidade e *integralidade* são princípios básicos. Sendo essencialmente um projeto social, sob responsabilidade dos governos federal, estadual e municipal e da própria população, o SUS assume como diretrizes a descentralização, a territorialização e a participação social, priorizando o contato mais direto com as pessoas e suas comunidades.[6] Nesse sentido, percebemos a congruência do SUS com os novos paradigmas em saúde, e mais do que isso, sua participação na consolidação desses mesmos paradigmas.

Claro é, entretanto, que os novos paradigmas apontam um campo de possibilidades para os cuidados em saúde que não necessariamente são apregoados na prática. Isso porque, além de a dimensão epistemológica não ser convergente entre todas as profissões – dado que ainda temos uma forte hierarquização nas noções de saúde, com privilégios a saúde do corpo e os tratamentos dela decorrentes –, temos as dimensões político-governamentais, legislativas e culturais que incidem diretamente na área e garantem ou não o atendimento integral e o acesso à saúde em grande escala. Como exemplo disso, podemos citar: escassos recursos e financiamentos, equipes de saúde mínimas e incompletas, falta de preparo profissional, programas generalistas amparados em padrões ideais de saúde e bem-estar próprios de camadas dominantes que não contemplam as necessidades das pessoas de outras classes, desconhecimento da população sobre seus direitos à saúde e sua responsabilidade por ela, entre outras.

Levando isso em conta e, em uma perspectiva existencialista, convidamos a pensar os espaços de cuidado em saúde como espaços/tempos em que as vidas dos sujeitos entram em questão, são colocadas em evidência e só podem ser compreendidas à luz de suas experiências pessoais situadas no quadro social e histórico geral. Ali se entremeiam relações, muitas vezes tensas, entre pessoas que buscam por cuidado especializado, porque seus recursos pessoais/suas experiências empíricas são insuficientes para lidar com seu sofrimento, e o conhecimento técnico e seus representantes, que observam, investigam e propõem terapêuticas diversas.

Nesse entrelaçamento existencial se abre um espaço de acontecimentos psicológicos, e de entrada para a psicologia tanto para prevenir, promover ou recuperar saúde seja junto a usuários, a comunidades, profissionais ou gestores.

Como a psicologia pode participar dessa história? Para Sartre e Beauvoir essa pergunta talvez fosse elaborada assim: de que ordem será o nosso engajamento e comprometimento nos cuidados em saúde?

A partir de uma ótica da psicologia existencialista, refletimos nesse texto sobre quatro aspectos que julgamos centrais como forma de qualificar a atuação da psicologia nesse campo, que é marcado por ricas possibilidades e por extensos desafios.

O primeiro dos aspectos problematiza a noção de sujeito e de sociabilidade e suas repercussões na prática de cuidados em saúde, destacando o reconhecimento da singularidade e da *diversidade de modos de existência* como crucial; o segundo debate a participação da psicologia na viabilização do projeto institucional e o modo desafiante de como se torna parte da equipe de saúde. Já o terceiro refere situações de sofrimento ligadas a acontecimentos da vida de cada um, que se refletem em diferentes níveis de atenção no SUS, exigindo da psicologia formação apropriada e aprofundada; e, por fim, o último aspecto ressalta que o compromisso e o engajamento da psicologia existencialista nas práticas de saúde devem estar a favor da liberdade e da emancipação dos sujeitos e dos grupos.

Faz-se mister destacar que as reflexões aqui desenvolvidas tomam por base especialmente experiências docentes, vividas nas últimas duas décadas, de atuação junto às políticas públicas de saúde promovidas pelo SUS, por meio de projetos de extensão e de estágio, tanto direcionados à alta complexidade em saúde quanto à atenção primária à saúde e a atendimentos psicológicos junto às classes populares. Hospitais gerais, ambulatórios, unidades básicas e clínicas-escola foram os principais *locus* de atuação e de pesquisas.

OS SUJEITOS E A SOCIEDADE

Não é possível tratarmos da constituição humana em Sartre sem localizar as pessoas no mundo em que vivem, na relação que estabelecem com o lugar, objetos e utensílios, com a temporalidade, com o momento histórico, com o próprio corpo, com os outros e consigo mesmas. Para o existencialista, o sujeito nasce corpo, dimensão que o localiza objetivamente no mundo, e consciência, dimensão da subjetividade, que possibilita a relação com o mundo. Sartre[1,2] afirma que, sendo corpo e consciência o sujeito se faz em situação, na relação com o contexto antropológico e sociológico, sociedade e grupos sociais do qual participa, e por aquilo que fizer daquilo que lhe acontece, sua apropriação singular.

Essa constituição dialética ganha sentido quando compreendemos que o sujeito é, ontologicamente, liberdade, não é determinado, de modo psicológico, biológico ou sociocultural, faz-se a partir das relações que estabelece com o mundo, é um ser-no-mundo. É importante notar que esse mundo existe antes da chegada do sujeito, comporta significações, racionalidades, formas de sociabilidade que independem dele, caracteriza-se por contingências e pela facticidade diante das quais o sujeito não tem domínio individual, sendo justamente nessas condições que fará suas escolhas. Isto é, far-se-á liberdade em *situação*.[7]

A participação nesse mundo plural mediante ações/escolhas promove, portanto, a cada um a constituição de um projeto-de-ser engendrado desde a infância e que constitui, por sua vez, as situações que cada um vive junto aos outros.

Tal projeto, que se dá no plano do vivido, nem sempre é apreendido de modo reflexivo crítico pelos sujeitos, sendo na maior parte do tempo vivenciado no plano da espontaneidade e da alienação, mediante consciências não posicionais de si e atravessado pelas ações dos outros e pelos acontecimentos.[8]

Para Sartre[2,7] e Beauvoir (1970),[9] as ações singulares são constituintes das *práxis* coletivas, inserem-se no *devir histórico* e implicam responsabilidade e *compromisso existencial*, já que aludem, além do agente, aos outros e ao futuro. Para esses autores, agindo por nós mesmos, agimos por toda a humanidade.

É relevante assinalar que esse processo constitutivo e constituinte ocorre a mim e ao meu próximo, em que uns servem de mediação para os outros. Muitas vezes as nossas ações convergem para fins semelhantes, o que pode gerar experiências de proximidade, *reciprocidade* e comunhão, e outras, ao contrário, são tão divergentes a ponto de obstaculizar-se ou aniquilar-se, gerando distanciamentos, tensões, disputas e conflitos. Esse processo, em pequena e larga escala (minhas relações próximas ou relações sociais mais amplas), marca de modo constitutivo o meu projeto-de-ser e configura diferentes características de sociabilidade humana.

Assim, de acordo com Sartre,[2] as formas de sociabilidade não são estáveis e permanentes; ao contrário, são moventes e oscilantes e podem amparar-se em experiências grupais, onde ocorre fusão e organização de práticas sociais, gerando experiências de estar com-o-outro, de "nós", de pertencimento e inclusão; ou ser mais serializadas e institucionalizadas, gerando experiências de solidão, de passividade, de segmentação social e, no extremo, de exclusão e violência.

Os sujeitos não necessariamente encontram as mesmas características no mundo em que se encontram; ele não é igual para todos nem para todos os grupos sociais, como pontua Beauvoir (1970),[9] quando discorre sobre o peso da situação existencial. Condições de gênero, sexualidade, raça, etnia, território, religião, geração, classe social, por exemplo, caracterizam a situação concreta e as possibilidades existenciais, frequentemente marcadas por confrontos pessoais e socioculturais, por disputas de poder, pela estratificação social e desigualdades e promovem, em sociedades pouco democráticas e solidárias, práticas de coerção, opressão e subalternidade.

Não podemos deixar de observar que essa dinâmica social impacta a vida das pessoas e dos grupos, mesmo sem ser compreendida criticamente, podendo se refletir nas experiências de saúde/doença, e precisa ser problematizada no campo da saúde. Suas implicações podem se revelar na busca de atendimento, no acesso a ele, bem como no próprio atendimento prestado no serviço, o qual, afirmando um sujeito universal, corre o risco de invisibilizar, discriminar e excluir as diferenças.

Em suas trajetórias de vida, portanto, os sujeitos podem se deparar com situações e experiências que realizam o seu ser ou que "cortam o futuro" desejado, como assinala Beauvoir (2005). Os acontecimentos podem mais ou menos comprometer o projeto do sujeito; um acidente, a descoberta de uma doença grave e potencialmente fatal, uma doença crônica, ou mesmo um adoecimento superável, atingem o ser em seu âmago. Da mesma forma, na vida relacional com os outros, conflitos, frustrações, condições de escassez e de restrição de oportunidades, contexto de opressão, podem gerar complicações psicológicas, impasses existenciais, sofrimentos e, conforme a intensidade, levar à construção de psicopatologias.[10]

Assim, adentrar nos espaços de saúde como psicólogos(as) nos coloca diante do desafio de lidar com a multiplicidade e a diversidade da vida e de modos de vida, reconhecer as tensões sociais e as dinâmicas de poder, questionar nossa formação, centrada em grupos sociais específicos, o que marca uma linguagem e procedimentos que muitas vezes se mostram pouco efetivos nas ações em saúde.

Trata-se de abandonar concepções naturalizantes, universalistas e normativas quanto aos sujeitos e seus corpos.

É importante ainda ressaltar que as concepções teóricas no campo da saúde devem estar associadas a perspectivas metodológicas potentes que alcancem as realidades vividas e que possam favorecer condições de transformações na vida humana.

Para a fenomenologia e o existencialismo de Sartre e de Beauvoir, faz-se necessário ir em busca das pessoas concretas, de modo pessoal, contextual e compreensivo. Como afirma Beauvoir (2005), precisamos compreender o "enraizamento singular no mundo" a partir das situações sociais que comportam uma "particularidade radical", histórica.

O método proposto por Sartre[1,2] é fenomenológico e dialético e quer garantir a elucidação das biografias. Ou seja, em termos fenomenológicos deve partir das coisas mesmas, descrevê-las, compreendê-las a partir de sua estrutura de significação própria. Isso implica que o profissional precisa reconhecer seus preceitos e colocá-los em suspensão ao olhar para outra realidade estranha à sua.

Em termos dialéticos deve-se estabelecer o movimento progressivo-regressivo, percorrer o fenômeno em seu movimento constitutivo temporal, elucidando o duplo movimento que vai da singularidade à universalidade e vice-versa, o que possibilita compreender o sujeito singular no seio da dialética social. Assim, esclarecendo as épocas, compreendem-se as biografias, e, compreendendo as biografias, elucidam-se as épocas.[2]

Tais compreensões se consolidam para as pessoas a partir de um conjunto de reflexões críticas sobre a realidade e sobre si mesmas, a respeito de suas situações, de suas possibilidades de escolhas e de perspectivas de futuro, e devem ser objetivadas na intervenção da psicologia com base existencialista.

Em momentos delicados como os que envolvem a temática da saúde e da doença, esse reposicionamento reflexivo e existencial do sujeito perante a vida pode abrir horizontes de possibilidades, resgatando sua agência e protagonismo diante do que lhe acontece.

EXPERIÊNCIAS NA REDE DE SAÚDE

As instituições de saúde têm fins particulares consoante a organização da rede de atenção à saúde do SUS. Distribuem-se em três níveis de atenção à saúde que pretendem formas particulares de assistência, e utilizam-se de equipes de saúde e de tecnologias específicas, com organização, estrutura, arquitetura e portas de acesso únicas.

Os centros hospitalares, alta complexidade em saúde, envolvem alta tecnologia e se concentram na recuperação da saúde; a média complexidade prevê ações em saúde especializadas e sistemáticas, atuando por intermédio de hospitais de pequeno porte, ambulatórios, policlínicas e Centros de Atenção Psicossociais (Caps), por exemplo; e as Unidade Básicas de Saúde (UBS) visam principalmente a ações de promoção e prevenção à saúde da população. Adentrar qualquer um desses espaços vai resultar em compor equipes de saúde, sendo este o primeiro ponto a ser discutido sobre a atuação da psicologia nesse campo.

A PSICOLOGIA COMO PARTE DAS EQUIPES DE SAÚDE

As diretrizes do SUS consideram a saúde um fenômeno histórico e pessoal complexo e acreditam que haja a necessidade de estratégias coletivas para alcançá-la. Trata-se, portanto, da construção de uma *práxis* comum, em uma fusão de práticas interventivas multidisciplinares e interdisciplinares. Ou seja, cada profissional que compõe a equipe realiza uma tarefa própria de sua formação científica, a qual deve ser articulada com a de outros profissionais a favor de fins comuns ou um projeto comum.

Com base em Sartre,[2] podemos afirmar que projeto comum pressupõe a partilha de ações individuais para atingir um objetivo desejado, nascido de uma necessidade, escassez ou ameaça. Os sujeitos reconhecem que precisam uns dos outros, estimam a competência de todos e participam ativamente da realização da tarefa a partir de sua livre escolha.

A pesquisa de Schneider[11] relativa aos horizontes de racionalidade sobre saúde mental em instituições de saúde em Florianópolis demonstrou que constituir um projeto comum em equipes de trabalho nem sempre é tarefa fácil. Muitas vezes os profissionais desconhecem os fins da instituição ou não compartilham concepções e intervenções em saúde, dialogam pouco sobre eles, o que resulta na não resolutividade das problemáticas e em frequentes frustrações das pessoas atendidas e dos próprios profissionais.

Assim, conhecer as profissões que atuam na instituição é crucial: diferenciar funções e competências, perceber as necessidades e lutas de cada profissão, bem como apresentar as suas próprias. Identidades profissionais bem demarcadas são condição para uma efetiva ação profissional articulada, corroboram para a busca de trocas, para a elaboração e a execução de práticas e qualificam resultados. Para tanto, é necessário romper hierarquizações profissionais a favor de relações horizontais.

Quando falamos de relações horizontais nas equipes, sugerimos uma dinâmica de trabalho em que partilhas de projetos comuns sejam possíveis, contexto em que todas as profissões são valorizadas e têm direito a participação, de modo coletivo e cooperativo. Em equipes de trabalho serializadas ou institucionalizadas, ao contrário, as ações são definidas "pelo exterior", amparadas em atitudes hierarquizadas, obrigações a cumprir, burocracias a servir, há pouco espaço para projeto pessoal, sendo frequentes as experiências de medo, autoritarismo, submissão e insatisfação.[2]

Essa discussão evidencia que, além de integrar-se às equipes como saber singular na assistência à saúde da população, a psicologia pode avaliar a condição de trabalho da equipe, se a equipe conhece seus fins e se trabalha em conjunto para efetivá-lo, elucidando as diferenças e as dinâmicas grupais e sensibilizando para que os profissionais reflitam sobre as ações em equipe e construam mudanças, favorecendo vínculos e revendo suas práticas.

Assim, consideramos importante que o profissional, ao adentrar um dos espaços de assistência à saúde, já de início busque a elucidação do projeto institucional que a sustenta. Por quais práticas de cuidado em saúde a instituição é responsável e a quem são dirigidas? Como planeja sua execução? Quem as realiza? Quais suas dificuldades e desafios? O que espera da psicologia e o que a psicologia pode efetivamente fazer?

Um primeiro passo para atuar na instituição, então, pode envolver conhecer sua história, como se integra à rede de cuidados em saúde do SUS, seus compromissos, problemáticas de saúde nas quais se debruça, características da equipe técnica, da gestão e da população a que se destina, concepções teóricas de base e metodologias aventadas, limites, dificuldades e desafios encontrados. Essa visada não só promove ao profissional a apreensão do projeto coletivo da instituição, mas também sua situação prática, assim como anuncia possíveis caminhos a serem percorridos.

Com a noção de saúde ampliada e integral, a psicologia se destaca como um saber que se debruça sobre os processos de subjetivação, de apropriação pessoal e psicológicos que se integram aos fatores biológicos e sociais dos sujeitos que procuram por serviços e dos que os realizam, sendo sobre esse núcleo que se apoia a sua participação.

Entretanto, como vimos, nem sempre a psicologia é considerada uma profissão essencial nas *equipes de saúde*. Sabemos que é ainda predominante no campo da saúde a perspectiva biomédica, o que tem como consequência a prevalência de ações de reabilitação em saúde e o uso indiscriminado de medicamentos, o que atinge diretamente a sua atuação nessa área.

Nessa perspectiva, a dimensão psicológica em saúde não tem sido suficientemente considerada pelos gestores e por profissionais da saúde de outras especialidades, o que se reflete na identificação da demanda da pessoa atendida e não na percepção da correlação de aspectos envolvidos em seu problema de saúde. Essa postura pode resultar em uma intervenção em saúde nem sempre resolutiva porque parcial, já que as necessidades dos sujeitos não são efetivamente contempladas, o que nega o princípio da integralidade. Ainda, resulta em reduzido número de contratações da psicologia pela gestão em saúde ou em excessiva rotatividade de profissionais que adentram a instituição via contrato temporário.

É importante destacar que no Brasil, embora tenhamos um sistema de saúde pública modelo para o mundo, temos volumosas dificuldades operacionais e de financiamentos, o que tende a fragilizar as equipes. Ao adentrarmos as equipes não é raro encontrarmos cansaço, desânimo e frustrações. A qualificação das ações da equipe precisa se amparar em um campo objetivo em que condições mínimas de trabalho sejam asseguradas. Entre elas mencionamos: recursos materiais e estruturais, equipes de saúde completas, salários dignos, preparação teórico/técnica, incluindo espaços/tempo para reuniões de partilhas e de planejamento, formação continuada, atmosfera de cooperação e apoio onde os profissionais se percebem compartilhando as tarefas, evitando a centralização e a sobrecarga; formação ético-política, condição emocional para lidar com as situações de sofrimento e impotência quanto à saúde e doença encontradas em toda a rede de assistência.

Por fim, em cada espaço de cuidado em saúde os fenômenos predominantes ocupam a cena, exigindo da/o profissional psicóloga/o atenção, preparo aprofundamento e aperfeiçoamentos. Refletiremos na sequência do texto, alguns aspectos que envolvem a atuação da psicologia no contexto hospitalar e nas Unidades Básicas em saúde.

QUANDO O CORPO ADOECE

Ontologicamente, não há separação entre corpo e psicológico. Como afirma Sartre, trata-se de um psicológico encarnado e de um *corpo* só possível de ser pensado no contexto da vida de "alguém", um "corpo-em-situação".[1]

Sendo, portanto, psicofísico, tudo o que acontece a um corpo acontece a um projeto-de-ser ou a uma biografia. Quando uma doença se revela no corpo, sabemos, então, que é o sujeito em seu projeto que fica em questão, que sofre. Um corpo que se compromete mediante uma doença, seja pela dor, pela restrição, pela mutilação, pela ameaça da vida ou, de fato, pela perda dela, implica uma vida comprometida.

Em um contexto de hospitalização, por exemplo, a situação existencial se altera dramaticamente – os arredores, objetos, cheiros, sons, as relações impessoais, a distâncias das pessoas amadas, a ruptura com a rotina e compromissos são fatores desestabilizadores. Aliado a esses aspectos, a doença em questão e a internação em um hospital têm significados próprios, assim como todos os procedimentos ali realizados, trazendo à tona as histórias passadas pessoais e familiares, acirrando temores.

Dessa maneira, exames, diagnósticos, tratamentos medicamentosos ou cirúrgicos e internações criam uma dimensão existencial, muitas vezes antes não tematizada pelos sujeitos em questão ou por seus familiares e na qual eles têm dificuldade em se reconhecer. No caso de doenças mais graves, o medo de sequelas, de perda de qualidade de vida e da morte passam a ser experimentações frequentes, agravando ainda mais a situação.

O entendimento de Sartre sobre as relações eu/outro e sobre as experiências de corpo nos permite pensar que no contexto de saúde esse corpo vulnerável e muitas vezes estranho àquele que adoece se transforma em objeto de observação e intervenção pelos especialistas, o que pode suscitar a sensação de tornar-se um objeto-para-o-outro e o sentimento de impotência diante dos rumos de sua vida.

De acordo com Sartre,[1] o outro, ao definir o meu ser a título de corpo, me coloca "em-outro-lugar", o seu lugar, o que gera experiências de alienação "que não posso transcender nem conhecer".

Esse processo é reforçado para os pacientes mediante situações em que há urgência na tomada de decisões diante de assuntos que pouco domina, levando-os a sentir-se submetidos às deliberações da equipe técnica; e diante da inevitabilidade de procedimentos invasivos, como é o caso de uma paciente que relatava que diante do tratamento quimioterápico sentia-se "um carneiro indo para o abate", isto é, experimentava seu ser como coisa ou objeto.[12]

A psicologia nas instituições de saúde tem a função de trazer espaço e legitimidade à dimensão pessoal e biográfica do paciente que sofre, seja abrindo um espaço de escuta ao paciente e a sua família por meio de atendimentos psicológicos individuais ou em grupo, seja incluindo no planejamento da equipe os cuidados com a dimensão psicológica do paciente, levando a ações alinhadas entre os profissionais de forma a garantir um atendimento sensível e humanizado.

Assinalamos que há um conjunto de atores que compõem a cena hospitalar que interferem uns nos outros, produzindo um quadro histórico e existencial peculiar, diante do qual devemos ficar sensíveis enquanto psicóloga(o)s, reconhecendo seus entrelaçamentos e dinâmicas e agindo neles a favor da saúde de todos os envolvidos. Ou seja, nosso trabalho em instituições hospitalares ultrapassa o atendimento do paciente no leito, embora seja essa ação fundamental nesse contexto.

Enquanto integrantes das equipes de saúde no hospital, nosso trabalho vai implicar reconhecer as características das equipes, suas práticas de cuidado e sua forma de comunicação e abordagem dos pacientes e familiares, suas fragilidades e histórias, suas frustrações e condições de trabalho. Perceber esses elementos trará condições de problematizá-los com a equipe e, se for o caso, avaliar seus impactos na qualidade e satisfação de seu próprio fazer laboral e das consequências no atendimento aos pacientes.

> Os atendimentos psicológicos junto aos pacientes e familiares objetivam acolher e compreender a dor do paciente, acompanhando-o na apropriação de seu processo de adoecer e também em seu processo de morrer.

Terão como mote central a construção da condição psicológica do sujeito para lidar com o que lhe acontece, defendendo sua dimensão de agência e de livre escolha, cuidando de seus processos emocionais decorrentes da doença e da hospitalização e trabalhando suas perspectivas de futuro a partir da experiência que vive, mesmo que imediata ou a curto prazo.

Inspirados pela psicologia existencialista, acreditamos que, quando os pacientes têm seus direitos resguardados ou se sentem em condições de lutar por eles, atravessam o processo de doença de modo menos devastador. Ter esclarecimentos claros sobre o seu quadro de saúde, diagnósticos, prognósticos, procedimentos, e contar com amparo técnico suficiente para suas necessidades, são atos que contribuem para isso. Igualmente, ter uma rede de apoio ou sentir-se em condições de acioná-la pode ser fator determinante em seus processos, e que se fazem aspectos a serem trabalhados junto aos pacientes em nossa atuação.

A SAÚDE NA/DA COMUNIDADE

A procura por uma UBS com frequência decorre das primeiras notificações de uma vida que não vai bem. Sintomas marcadamente físicos ou inquietações emocionais próprias ou de familiares movem a busca pelo trabalho especializado, por consultas, por uma escuta ou/e por orientações. De outra maneira, comumente também se busca o serviço para acompanhamento de doenças crônicas, por medicamentos e por exames de rotina ou periódicos, como é o caso dos cuidados à saúde reprodutiva, por exemplo. Muitas vezes as demandas são sanadas por esse setor da rede de cuidados, e tantas outras exigem encaminhamentos para a média e alta complexidade.

Nessa busca pelo serviço, podemos apontar dois aspectos: o primeiro é o de que ela geralmente ocorre vinculada a uma demanda da ordem da saúde biológica, ou seja, a dimensão da saúde psicológica ainda não é visibilizada facilmente pela população, o que diz de um lugar (ou de um não lugar) da psicologia.

Outro aspecto é o de que esse processo de notificação de uma questão de saúde, a exposição para um profissional da UBS, o diagnóstico e encaminhamento são um processo moroso, que exige espera, "fila de espera", o que é gerador de inseguranças, ansiedades e muitas vezes de agravos. Esse cenário nos defronta com as condições sociopolíticas e culturais da assistência em saúde presentes na busca pelos serviços, a falta de direitos e de acesso, e o não reconhecimento de si como um sujeito integral.

Vale assinalar que a atenção primária à saúde, que tem as UBS e a Estratégia de Saúde da Família (ESF) como estrutura básica, tem sua razão central em ações de promoção à saúde e de prevenção de doenças e de seus agravos em territórios específicos, mesmo que suas demandas extrapolem em muito esses aspectos. Sua função, entretanto, como porta de entrada da *comunidade* no sistema de saúde, é propor ações coletivas, que, além da articulação com a rede de saúde, se dê no diálogo com o território em que ela está instalada, primando pela participação social e comunitária. Nesse sentido, deverá ultrapassar uma lógica disciplinar, assistencialista e curativista, que tende a individualizar os problemas ou propor intervenções sem partir de um efetivo diálogo com a comunidade, o que acarreta ações em saúde pouco efetivas e excludentes.[6]

Nesse nível de atenção, mais do que tudo fica evidenciado o debate com saúde/doença/sociedade. As UBS são instaladas em territórios comunitários com dinâmicas sociais e características particulares que envolvem desde a condição geográfica, econômica, sociocultural, relacional até a consciência de suas dificuldades e disponibilidade para realizar trabalhos, sendo a partir dessas realidades que devemos criar propostas de intervenção.

A psicologia, nesse contexto, deverá criar uma relação horizontal e afetiva com a comunidade, acolhendo as demandas, identificando problemáticas e criando formas singularizadas de intervenção, sempre que possível incluindo a comunidade na gestão de projetos e processos de trabalho, qualificando o saber local. Nesse processo, escolas, centros e associações comunitárias, estabelecimentos comerciais e empresas podem ser interlocutores e parceiros importantes.

Assim, partindo dessa aproximação com a comunidade, algumas ações podem ser definidas: apresentar a psicologia como uma profissão da saúde; criar projetos e programas de promoção e educação em saúde; promover esclarecimentos e orientações de forma informal ou formal por meio de palestras sobre temáticas pertinentes aos acontecimentos locais; participar de grupos de trabalho com as equipes; acompanhar as ações dos serviços especializados em saúde mental; promover grupos psicoterapêuticos e de reflexão junto a diferentes grupos sociais, abrangendo a diversidade de temas e problemáticas prementes no contexto, gerando conhecimento; participar da gestão dos serviços e defender a saúde como direito e dever do estado são alguns exemplos de ações coletivas que transcendem os atendimentos individuais por parte da psicologia.

Entendemos que a busca pela responsabilidade e *protagonismo* em saúde de todos os atores é favorecida pela ampliação de conhecimento sobre o mundo e sobre a própria história, e que as atividades em grupo podem ser potentes para esse fim. Ainda, com Sartre,[2] podemos refletir, a partir da dialética singular/universal e relacional constitutiva da realidade humana, que o fortalecimento dos laços sociais comunitários solidários pode favorecer a experiência de inclusão, pertencimento e segurança no âmbito pessoal.

Vale frisar que esses laços, por sua vez, podem tornar-se fatores protetivos de vulnerabilidades, violências e de solidão, preservando a saúde mental e seus agravos, alavancando novas formas de sociabilidade entre os moradores da comunidade. Conforme afirma Beauvoir (2005), "minha liberdade exige, para se realizar, desembocar num futuro aberto: são os outros homens que me abrem o futuro, são eles que, construindo o mundo de amanhã, definem meu futuro".

A demanda por atendimento psicológico regular, na forma de psicoterapia, nas UBS, todavia, é volumosa e crescente, havendo escassez de profissionais da psicologia que possam suprir de forma sistemática essa necessidade.[13] As universidades, por intermédio das clínicas-escola de psicologia, têm absorvido, dentro de seus limites, uma parcela dessa demanda ao estender a prática clínica, tradicionalmente centrada nas classes médias e altas, às classes populares. Em nossa experiência na universidade, temos estabelecido contatos com as UBS e com a rede educacional (principalmente quando se trata de crianças), participando, de alguma forma, da rede de cuidados em saúde nos territórios em que estamos vinculadas.

O sofrimento existencial identificado nessa conjuntura envolve diversas situações de inviabilização do projeto-de-ser, o que resulta em afetações emocionais significativas que retiram do sujeito a segurança pessoal e sua qualidade de vida. Em geral as problemáticas estão relacionadas a conflitos familiares, situações concretas amorosas e de trabalho/desemprego, lutos e perdas, doenças crônicas e as incertezas acerca do futuro desejado. Mesmo sendo em caráter relativamente breve e condicionada ao calendário escolar, o que implica cortes e rotatividade dos estagiários, entendemos que a psicoterapia, na proposta existencialista, trabalhando o sujeito em situação, torna-se uma importante mediação para construção e reinvenção de projetos de vida, sendo, assim, propiciadora de mudança nas *práxis* singular e coletiva.

A PSICOLOGIA COMO MEDIADORA DE TRANSFORMAÇÕES SOCIAIS

Os ensinamentos de Sartre e Beauvoir nos permitem pensar a psicologia como mediadora e agente de *transformação social*.

Para Sartre,[14] os intelectuais e os especialistas do saber prático têm como papel central trabalhar a favor da produção de sociabilidades pautadas na solidariedade, na igualdade e na liberdade, o que vai implicar que as pessoas tenham acesso aos instrumentos teóricos e práticos que permitem transitar pela vida social de modo amplo.

No campo da saúde, conforme discutido, esse projeto pode ser construído quando a psicologia estabelece um compromisso com os sujeitos e suas biografias, suas comunidades. Acolhe, compreende e legitima as experiências pessoais do adoecer e do sofrer existencial, bem como os modos de vida comunitários e culturais diversos, atribuindo a importância e valor que lhes é de direito. Desse modo, torna-se possível abrir espaço para trabalhar a construção da agência dos sujeitos e grupos sobre suas vidas, muitas vezes experimentadas na passividade e na resignação.

Junto a isso, faz um esforço para transitar essa perspectiva sobre as vidas que encontra nos espaços de saúde com os profissionais da equipe, buscando a alteração de olhares sobre os processos existenciais em questão. Também pode acolher os profissionais em suas trajetórias, nem sempre fáceis, de serem trabalhadores da saúde e, igualmente, aprender com eles.

Para trilhar nessa direção, contudo, acredita Sartre,[14] existem desafios para os especialistas, sendo o principal deles superar a contradição vivida entre o "universalismo de profissão" e seu "particularismo de classe". Segundo o autor, o especialista geralmente pertence às classes médias, onde lhe é inculcada, desde a infância, a ideologia particularista dominante, em que fins alheios ou externos se tornam os seus fins e onde o sujeito universal lhe aparece como o sujeito das classes dominantes.

Uma mudança de perspectiva, nesse sentido, vai lhe exigir "uma pesquisa rigorosa" sobre si mesmo, um processo de desconstrução de visões de mundo e de aprendizagens sedimentadas em suas vivências pessoais e, muitas vezes, reforçadas em sua formação profissional.

> Uma formação crítica em psicologia crítica é essencial nesse processo, o que pode ser facilitado pelo diálogo com outros campos do saber, sendo potentes aqui as teorias e análises interdisciplinares feministas, interseccionais, antirracistas e anticolonialistas, entre outras.

No contexto da saúde a construção desse compromisso pode envolver algumas questões, tais como: superar o isolamento da profissão por meio da participação nos debates coletivos; compreender que o direito à saúde é para todos e que, enquanto profissional, é preciso comprometer-se com essas prerrogativas, incluindo-a no seu projeto pessoal, profissional e de sociedade; adotar posicionamentos claros e propositivos, não silenciando sobre as necessidades das populações e diante das ausências no sistema de saúde, relativas àquelas pessoas que não chegam ao sistema de saúde, os excluídos, os invisíveis.

Uma última consideração a fazer sugere uma reflexão sobre o quanto a psicologia enquanto ciência e profissão se desenvolveu a partir da área da saúde, em termos teóricos e metodológicos. No campo da saúde muitos fenômenos foram estudados e uma diversidade de técnicas foi e está sendo desenvolvida e aperfeiçoada. Muitos desafios estão à frente, relativos à inserção da profissão e à efetivação do seu saber nessa área, mas muitas conquistas marcam também essa história.

A psicologia existencialista, especificamente, mostra-se potente como ferramenta teórico-metodológica nesse campo, não só pela abrangência dos debates que propõe, mas pelo modo como se mostra aberta à diversidade e multiplicidade da vida.

Perpetramos um esforço nesse texto em articular a atuação da psicologia ancorada na psicologia existencialista no campo da saúde, especialmente com a proposta teórico-metodológica do SUS. Sem dúvida muitas considerações importantes sobre o SUS e sobre a psicologia existencialista não foram contempladas nesta escrita, que se deteve a efetuar apenas um recorte de alguns dos fenômenos que atravessam esse contexto. A esperança é de que tenha sido inspirador de futuros estudos e análises.

REFERÊNCIAS

1. Sartre JP. L'être et le neant: essay d'ontologie phénoménologique. 10.ed. Perdigão P, translator. Petrópolis: Vozes; 2001.
2. Sartre JP. Critique de la reison dialectique. Teixeira GJF, translator. Rio de Janeiro: DP&A; 2002.
3. Scliar M. História do conceito de saúde. Physis [Internet]. 2007 Apr;17(1):29-41. Disponível em: http://www.scielo.br/scielo.php?script=sci_arttext&pid=S0103-73312007000100003&lng=en. Acesso em: 31/3/2021.
4. Sclair M. História do conceito de saúde. Physis. 2007;17(1):29-41.
5. Brasil. Lei n. 8.080, de 19 de setembro de 1990. Lei Orgânica da Saúde. Dispõe sobre as condições para a promoção, proteção e recuperação da saúde, a organização e o funcionamento dos serviços correspondentes e dá outras providências. [internet] Brasília, DF. Ministério da Saúde: 1990. Disponível em: http://conselho.saude.gov.br/legislacao/lei8080.htm. Acesso em: 31/3/2021.
6. Brasil. Portaria n. 2.436, de 21 de setembro de 2017. Aprova a Política Nacional de Atenção Básica, estabelecendo a revisão de diretrizes para a organização da Atenção Básica, no âmbito do Sistema Único de Saúde (SUS). Ministério da Saúde. [internet] Brasília, DF. Ministério da Saúde: 2017. Disponível em: https://bvsms.saude.gov.br/bvs/saudelegis/gm/2017/prt2436_22_09_2017.html. Acesso em: 31/3/2021.

7. Sartre JP. L'existentialisme est un humanisme. 3.ed. Prado B Júnior, translator. São Paulo: Abril Cultural; 1978 (Col. Os Pensadores).
8. Sartre JP. La transcendance de l'Ego. Kreuch JB, translator. Petrópolis: Vozes; 2013.
9. Beauvoir S. Pour une morale de l'ambigüité. Moraes MJ, translator. Rio de Janeiro: Paz e Terra; 1970.
10. Schneider DR. Sartre e a psicologia clínica. Florianópolis: Ed. da UFSC; 2011.
11. Schneider DR. Horizonte de racionalidade acerca da dependência de drogas nos serviços de saúde: implicações para o tratamento. Ciênc. Saúde Coletiva [Internet]. 2010 May;15(3):687-98. Disponível em: http://www.scielo.br/scielo.php?script=sci_arttext&pid=S1413--81232010000300011&lng=en. Acesso em: 31/3/2021.
12. Langaro F, Pretto Z, Cirelli BG. Câncer e o sujeito em psicoterapia: horizontes de trabalho na perspectiva existencialista de Jean-Paul Sartre. Psicologia Clínica [Internet]. 2010 May;24(2):127-46. Disponível em: https://www.scielo.br/pdf/pc/v24n2/v24n2a10.pdf. Acesso em: 31/3/2021.
13. Pretto Z, Langaro F, Santos GB. Psicologia clínica existencialista na atenção básica à saúde: um relato de atuação. Psicologia: Ciência e Profissão. [Internet]. 2010 May;29(2):394-405. Disponível em: http://pepsic.bvsalud.org/scielo.php?script=sci_arttext&pid=S1414-98932009000200014. Acesso em: 31/3/2021.
14. Sartre JP. Plaidoyer pour les intellectuels. Paula SG, translator. São Paulo: Ática; 1994.

CAPÍTULO 11

Intervenções em grupos na perspectiva existencialista

Sylvia Mara Pires de Freitas

INTRODUÇÃO

O indivíduo e o social. Essa é uma relação em que, dependendo do tipo de raciocínio aplicado para entendê-la, a realidade poderá ser deturpada. Na condição de estudar a singularidade de uma pessoa, desconsiderando as condições sociomateriais nas quais se insere, é acreditar que os indivíduos são autossuficientes para constituir-se como sujeitos de si e de suas vidas. Esse tipo de raciocínio, que analisa partes isoladas do todo, é desagregador e excludente; por conseguinte, incidirá no mesmo equívoco ao estudar o campo social desconsiderando as singularidades. A nulificação destas orientará o entendimento da realidade de maneira totalitária, "blocada" e absoluta. Ademais, a dimensão psicológica está intrínseca e dialeticamente relacionada às dimensões sociológicas e antropológicas.

Para exemplificar, imaginemos um bolo. Quando está pronto não vemos seus ingredientes em separado, tendo em vista que eles se diluem entre si. Mesmo que durante o processo a falta de um ingrediente, seu excesso ou se algum deles esteja deteriorado, o resultado será um produto único, invisibilizando cada ingrediente que o compõe. Com relação ao campo social, no entanto, não é isso que acontece. Ainda que observemos um agrupamento de pessoas, podemos apreendê-las individualmente. Elas não se "dissolvem" entre si para que um grupo seja constituído.

Esse pensamento dicotomizante auxilia na construção e manutenção das desigualdades sociais, tendo em conta que produz ideologias que induzem a pessoa a se considerar a única responsável pelo seu sucesso ou fracasso, por exemplo, o pensamento meritocrático. Contraditoriamente, pensa-se também que, pelo fato de a pessoa estar inserida em um campo social, ela deve agir segundo padrões que uniformizam suas ações a ponto de a fazer se sentir somente "mais uma entre as demais" – eis uma das maneiras de diluí-la –, ilusoriamente, no todo "comum".

Para nos afastarmos desse pensamento, portanto, é necessário compreendermos que as dimensões individual e sociomaterial são construídas concomitantemente, pela interdependência que há entre elas e por um movimento dialético do indivíduo, que implica essas condições contraditórias. Isso significa que o indivíduo está inserido em condições sociomateriais construídas no passado; o que projeta fazer delas ocorrerá nas bases dessas próprias condições; e os resultados de suas ações as conservarão ou construirão novas condições que serão, progressivamente, conservadas por algumas pessoas e superadas por outras.[1]

Cada pessoa constitui seu "Eu" intersubjetivamente (relação Eu-Outro/s) – relação pela qual também se constrói o campo sociomaterial. As relações interpessoais, por seu turno, são mediadas pelo campo da materialidade, assim como o medeiam. Esse campo é o espaço concreto/objetivo construído pelas produções resultantes das ações humanas. Sartre[1] o denomina *prático-inerte*, por ser um campo construído historicamente, pelas práticas humanas, e inerte, pela fixidez dos produtos das ações. Suas ações, no entanto, podem sofrer resistência de outras pessoas ou serem facilitadas por elas. Igualmente ocorre em sua relação com o campo da materialidade. Nesse campo, elas podem ter acesso a instrumentos e utensílios que as ajudarão a conquistar seus objetivos; ao revés, podem se deparar com a escassez de recursos, o que dificultará ou impedirá sua conquista.

Cada pessoa, portanto, apreende o que está no mundo, significa-o de acordo com suas necessidades e age sobre ele buscando satisfazê-la, deixando, por conseguinte, sua marca histórica no campo social. Essa compreensão, segundo Sartre,[1] que considera a interdependência da pessoa com o mundo, só pode ocorrer pelo *raciocínio dialético*, visto que é por esse pensamento que poderemos entender a complexa tessitura produzida pela relação entre indivíduo e o campo sociomaterial, sobretudo pela relação dialética de grupos.

À vista do exposto, a reflexão aqui produzida terá como base o pensamento dialético do filósofo francês Jean-Paul Sartre sobre a sociabilidade, as estruturas grupais e o método progressivo-regressivo, que integram sua obra *Crítica da razão dialética* (CRD).[1] Considerando que esse autor nos indica que, se é pela dialética entre indivíduo (subjetivo) e mundo (objetivo) que a consciência é objetivada quando apreende o mundo (consciência de algo) e o campo material é subjetivado pelas ações dos indivíduos sobre ele, é pelo movimento dialético que superamos a dicotomia subjetivo/objetivo, singular/universal, indivíduo/social e que construímos as dimensões psicológica e sócio-histórica; por conseguinte, é pelo pensamento dialético que também devemos investigar a realidade e realizar intervenções.

Ademais, Sartre[1] nos auxilia a pensar a história da humanidade conhecendo as histórias das pessoas que as constroem, em especial seus movimentos quando inseridas em grupos. Ele afirma que, independentemente de onde parta a investigação, se da singularidade ou da dimensão universal, encontraremos elementos de um no outro.

Os grupos "nascem" em determinado contexto sócio-histórico e com propósitos específicos, isto é, os acontecimentos são datados. Cada grupo tem sua biografia, e seus membros a escrevem pelo movimento de construção, desconstrução e reconstrução dele, ou seja, totalizam-se em curso como grupo. No entanto, cada grupo produz sua tessitura de acordo com o projeto pelo qual seus membros assim se estruturaram.

Sartre[1] aponta que os(as) integrantes de um grupo se relacionam dialeticamente entre si, com as demais pessoas e com outros grupos, mediadas pelo campo material, assim como o medeiam, como mencionado. A complexidade do tecimento dessas relações nos mostra que elas não são pendulares (binárias), pois há terceiros (pessoa, grupo ou campo material) que medeiam a relação entre as demais, unificando-as, respectivamente, pelo olhar, por alguma ação ou pela função do objeto para o qual foi criado. A terceira pessoa pode pertencer ao grupo ou não.

As mediações produzem intersecções entre um grupo com terceiros, e isso leva Sartre a negar que haja lados (dentro/fora, interior/exterior) capazes de deixar os grupos invulneráveis nessas relações. A história de cada grupo será construída sempre por um movimento dialético de seus membros com o mundo. Esse pensamento, portanto, elucida a necessidade de investigar quem (ou o que) medeia as relações e como essas mediações ocorrem, bem como as intersecções produzidas por elas. Essa investigação nos possibilitará compreender como o grupo lida com as condições nas quais foi formado e como as supera progressivamente.

Para tanto, trabalhar com grupos requer do(a) psicólogo(a) abertura para transcender a mera coordenação e aplicação de técnicas grupais, considerando que o conhecimento que produzirá sobre eles também dependerá da relação dialética que estabelecerá com seus membros.

À vista disso, não será o movimento do grupo o único a ser colocado em questão no ato investigativo e na intervenção; o do(a) psicólogo(a) está igualmente implicado nessa relação.[1] Consideramos, portanto, que o posicionamento do(a) psicólogo(a) diante da advertência da ciência moderna sobre a necessidade da neutralidade perante seu "objeto de estudo" pode ser um componente espinhoso em seu trabalho.

A psicologia brasileira tem como herança a hegemonia de projetos orientados, a princípio, à avaliação, adequação ou exclusão do indivíduo a/de uma realidade, cuja cultura estava impregnada pelo pensamento colonialista. Realidades humanas são "violentadas" com princípios impostos do que é certo e errado; de quem pode mandar e quem deve obedecer; de quem pode ter acesso aos bens e quem experienciará a escassez destes. Enfim, determina-se o lugar de cada pessoa na sociedade, sendo esta hierarquizada e normatizada pelo racismo, homofobia, machismo e capacitismo. Ademais, o fracasso da correspondência a tais normatizações é imputado aos próprios indivíduos.

Ainda que o pensamento decolonial no âmbito da psicologia venha demandando e abrindo espaços de discussões sobre a colonialidade da episteme europeia dessa ciência, este ainda é presente e incide diretamente em fazeres de psicólogos(as) que se apropriam de saberes como se fossem dispositivos com poder de, por si, resolverem problemas individuais e sociais. À vista disso, o que seria ser neutro(a) em uma relação em que ambos os implicados a produzem em um contexto multicultural, mas em que, contraditoriamente, há hegemonia de pensamentos "colonizadores de existências"?

Produzimos os saberes e fazeres da psicologia em um contexto contraditório.

> A psicologia nasce para atender às demandas do sistema capitalista e estamos lutando para superar essa condição de passividade, que, a princípio, não criamos, mas muitos colaboram para mantê-la, sendo que algumas pessoas nem têm consciência dos resultados de seus fazeres alienados.

À vista disso, precisamos também compreender "as realidades brasileiras", que se constroem hegemonicamente pela desigualdade e injustiça social, comandada por grupos soberanos.

Os grupos em que estamos inseridos e com os quais trabalhamos são construídos e constroem essas realidades, mesmo que a elas resistam, e é no bojo delas que buscam superá-las. Portanto, é importante que conheçamos por quais estruturas eles se sustentam, suas mediações e intersecções com os demais grupos, seus fins propostos, assim como nos apreendemos na relação com eles. Essa inteligibilidade pode nos ajudar a elucidar (e denunciar) qual história construímos e qual futuro queremos para a humanidade.

Destarte, a escolha por traçar o trabalho tendo como fundamento o pensamento desse autor europeu (Jean-Paul Sartre) pode, a princípio, parecer contraditório com o exposto anteriormente. Não obstante, a escolha deve-se ao reconhecimento de sua luta em prol da liberdade das pessoas, por meio da conscientização das condições que as reificam, as alienam, para que possam superá-las. Ademais, a indicação dele pelo emprego do método progressivo-regressivo auxilia nessa tarefa.

Sartre foi um filósofo francês que, pelos escritos filosóficos e literários, as peças teatrais que compõem o teatro de situações e a militância contra a violência dos sistemas coloniais de sua época, buscou combater projetos que visavam à hegemonia de nações, grupos e pessoas mediante a desumanização de seus pares.

SOBRE A DIALÉTICA E O MÉTODO PROGRESSIVO-REGRESSIVO

Falamos anteriormente sobre a necessidade do raciocínio dialético para a compreensão da relação do indivíduo com o mundo. Há, no entanto, várias noções sobre dialética, e a concepção tradicional é a que afirma haver uma asserção (tese) e a contraposição a essa tese (antítese), sendo a síntese a superação entre ambas. É importante salientar que não estamos falando de contrários, ou seja, de afirmativas que competem entre si negando uma à outra, a fim de que uma vigore valendo-se da destruição da outra. Dialética não é competição, é diálogo.

Na perspectiva existencialista, o diálogo se estabelece visando à superação das condições anteriores. Nesse caso, abarca a dinâmica temporal – passado-presente-futuro –, considerando que a história se faz passado e o futuro um devir.

A escolha da pessoa com o que fará do que já foi feito contempla o momento "presente". É pela ação e o que se produz com ela (totalização) que efetuaremos a síntese entre passado e futuro. Esse movimento, pelo qual se elege como será o momento seguinte na relação com o que é, acontece como uma espiral, porque é aberto a superações e rejeita desfechos irrefutáveis.

Sem a abertura para que condições anteriores possam ser superadas, a humanidade não teria construído sua(s) história(s); e, dialeticamente, tampouco cada indivíduo produziria a sua. Pensamentos imperativos recusam mudanças, são fechados ao diálogo, porque desejam conservar, perpetuar suas verdades. E o que se coloca como indiscutível produz, portanto, estagnações.

A história de cada sociedade não poderia ser construída senão pelas superações realizadas pelo seu povo, concretizadas nos resultados de suas ações. À vista disso, projetos que se apoiam na ideia de causa e efeito, como se a história fosse construída linearmente, são eles próprios contraditórios. Podemos, a princípio, apresentar duas justificativas: primeiro, mesmo que se deseje manter as condições passadas no futuro, são necessárias ações para produzir essa síntese temporal, ainda que essa superação ocorra de maneira passiva (pela conservação); segundo, essas ações não ocorrerão sem serem contraditadas, o que designa a necessidade de a pessoa, com projetos conservadores, negar os que se opõem ao seu projeto.

Há sempre uma tensão na maneira como produzimos nossa vida, mesmo para as pessoas que querem acreditar em determinismos causais. Encontraremos diversos obstáculos no caminho que se oporão aos nossos projetos, e diante deles teremos de inventar novas saídas, as quais não desenharão um caminho linear entre nossa escolha e a conquista de nosso projeto. Perceba, portanto, a necessidade de os grupos hegemônicos criarem e recriarem instrumentos – ideológicos ou concretos – para limitar a liberdade de quem os ameaça, a fim de manter seus planos no futuro. Para o existencialismo, esse é um projeto desumanizante, considerando que visa deixar o outro impotente, passivo diante da situação que lhe é imposta.

É no seio de condições sociais contraditórias, contudo, que edificamos nossa vida e nossa história. Será afirmando e negando, resistindo e superando os determinismos fixados pelo passado que negaremos a inércia e afirmaremos nossa liberdade, nossa humanidade.

Não obstante, não biografamos somente nossa vida singular. A propósito, a fazemos concomitantemente com a biografia da sociedade e dos grupos que pertencemos e ajudamos a construir. Como tecemos as relações, como somos produzidos por elas, o que produzimos por elas e como a superamos compõem a trama da humanidade.

Segundo o *método progressivo-regressivo* recomendado por Sartre, o movimento dialético dessas relações é estabelecido pela condição contraditória na qual ocorrem. Vejamos. Cada pessoa possui sua singularidade, que é constituída em um campo social, logo universal; paradoxalmente, esse campo é constituído por cada pessoa, como já mencionamos. O fundamento das relações interpessoais é a díade eu-outro (em par), que pode se fazer absoluta quando não há mediação de um terceiro. No entanto, no contexto social, os grupos são ternários, pois medeiam a relação do indivíduo com a sociedade.[1]

O olhar do terceiro é importante, pois é por ele que a relação entre duas ou mais pessoas será reconhecida, legitimada e identificada, respectivamente, como um par, um coletivo ou um grupo. O terceiro ocupa o lugar de quem percebe, de quem olha a relação mantendo distância dela e, assim, a presentifica. É por esse olhar, por conseguinte, que a experiência do "nós", que somos reificados pelo olhar do outro (*nós-objeto*), torna-se possível. Ao revés, os membros do grupo podem experienciar o *nós-sujeito*, quando são eles, juntos, que visam a algo.[1]

O terceiro, como mencionamos, tanto pode estar excluído da relação como pode ser um dos integrantes do grupo; pode igualmente auxiliar a manter a harmonia ou desequilibrar a relação. À vista disso, indivíduos e grupos estão implicados com projetos alheios e com seus próprios projetos, que podem (ou não) ser obstáculos ao projeto de outros indivíduos ou de outros grupos.[2]

O campo da materialidade, por seu turno, refere-se às produções concretas – singulares ou grupais –, que são socializadas e impõem a todos que lidam com ele que ajam correspondendo a suas funções, isto é, que conduzam suas ações de acordo com a finalidade para a qual foram produzidos (*contrafinalidade da matéria*). Por esse "determinismo" materialista, é predestinado o futuro, como um destino a ser cumprido (*futuro-fatalidade*).[1]

A vida e a história, portanto, são construídas nesse campo contraditório. A complexidade dos acontecimentos nos mostra que eles ocorrem por confrontos e superações, e o método progressivo-regressivo nos possibilita perseguir a história (o passado), bem como conhecer as projeções sobre o devir (futuro).

O método abrange dois movimentos complexos: a compreensão da história de um indivíduo ou de um grupo (movimento regressivo), isto é, do contexto sócio-histórico em que ocorreram, e as superações realizadas por esses (movimento progressivo). Parte-se, então, da experiência diante de um acontecimento. Deste, é necessário regredir para conhecer a história e encontrar o possível contexto em que nasceu aquele acontecimento. Não que o compreenda como um episódio determinista, mas, como nem sempre temos consciência reflexiva de como experienciamos determinados acontecimentos em nossa vida, pode ocorrer que mantenhamos a maneira de agir diante de situações iguais ou similares, sem saber o móbil para que isso ocorra.

Percorrendo a história, também poderemos compreender como as situações são superadas (movimento progressivo), ou seja, qual o encaminhamento futuro que uma pessoa ou membros de um grupo darão das condições que foram construídas no passado nas quais estão inseridos, como mencionado. Compreendendo como lidam com as situações, isto é, como sintetizam progressivamente passado e futuro, poderemos encontrar uma unidade nessas sínteses, pela qual reconheceremos a singularidade de uma pessoa ou de um grupo (o projeto de ser sujeito e o projeto de ser grupo); melhor dizendo, o que os faz serem como são e não se identificarem com outros.

Não obstante, ratificamos que o(a) psicólogo(a) não deve se ocupar somente com o movimento dialético realizado pelo seu foco de estudo. O(a) profissional deve ter claro que quase sempre o seu lugar, enquanto tal e diante de um grupo, é de um terceiro. De igual modo, em uma psicoterapia individual, ele(a) está diante do(a) cliente cuja demanda surge nas relações sociais que estabelece, logo, é um terceiro que medeia a relação entre o(a) cliente e seu mundo.

Acreditamos que o desafio do(a) profissional será o de utilizar o método progressivo-regressivo para compreender seu próprio movimento dialético. Primeiro, ele(a) está experienciando a intervenção no momento em que ela acontece, tal como experienciamos nosso cotidiano. Pode posicionar, portanto, a experiência do cliente sem conseguir realizar uma reflexão sobre como apreende e significa essa experiência do outro, isto é, refletir sobre sua própria experiência nessa relação. Essa maneira de a consciência posicionar somente o mundo Sartre[3] denomina *consciência irreflexiva*. No entanto, mesmo que não tenha consciência de sua experiência, ele(a) sabe que é ele(a) quem está vivenciando aquele momento (*consciência refletida*).

Para que reflita sobre sua experiência nessa relação, precisará apreender-se "a distância", ou seja, colocar sua própria experiência à sua presença para poder questioná-la. Ter essa *consciência reflexiva* é ter consciência de suas qualidades, estados e ações cotidianas, para reconhecer como se constrói como "ele(a) próprio(a)", como um "Eu que escolhi ser" (unidade de ser). Para Sartre,[4] portanto, esse Eu não é uma essência inerente às pessoas; ele é construído nas relações, em situação. Ele é visado e não o que visa.

Não obstante, refletir sobre si requer disposição e abertura para compreender o que e como se escolhe ser – ser psicólogo(a), por exemplo. Essa reflexão, por conseguinte, nem sempre nos agrada, considerando que, ao idealizarmos ser de uma maneira ou de outra, principalmente por pressões sociais, focamos nossas aspirações, sem nos darmos conta de nossas contradições. Apesar disso, somente pela reflexão, e crítica a ela, poderemos reconhecer o que fazemos como autores de nossa vida; o que queremos e podemos manter e mudar diante das condições sociomateriais nas quais estamos inseridos(as).

Quando colocamos a possível dificuldade de o(a) psicólogo(a) se perceber na relação como igualmente produtor dela, é importante considerar a hegemonização do saber científico. Esse poder tende a produzir submissão a sistemas filosófico-teóricos e metodológicos, desestimulando a autonomia e a segurança do(a) profissional para compreender o que ocorre no momento em que acontece a relação e o conhecimento que se produz a partir dela, desvinculado de saberes anteriormente produzidos e externo àquele contexto.

Ademais, com o evento da ciência moderna, da ideologia liberal e neoliberal do capitalismo e de outros acontecimentos históricos, por exemplo, da plataforma virtual e nesta a criação das redes sociais virtuais que afastam e serializam as relações, a ideia de indivíduo no contexto social é valorizada e centralizada.

Essa atomização das relações contribui para a negação do reconhecimento da necessidade do outro, por conseguinte, da construção conjunta. Para sermos psicólogos(as) precisamos de pessoas que necessitam de nossa ajuda, mas são elas que, dialeticamente, nos legitimam como profissionais; portanto, produzimos com outras pessoas esse "encontro".

Por esse motivo, o método progressivo-regressivo é relevante. Além de apontar para a importância da compreensão da realidade pelo movimento dialético, ele é heurístico.

Isso significa que esse é um método que nos permite abster de conhecimentos prévios, considerando que o conhecimento sobre aquela realidade específica é produzido no momento da investigação. É interrogando a finalidade das ações realizadas que estabelecemos um caminho ao mesmo tempo regressivo-progressivo e singular-universal.

Desse modo, vamos delineando a biografia da pessoa ou do grupo junto dela.

A seguir abordaremos a dialética de grupos, segundo Sartre,[1] e como se estruturam por esse movimento.

A DIALÉTICA DE GRUPOS

Sartre, quando escreveu *O ser e o nada,*[3] nos mostrou que o indivíduo nasce carente de ser e vive sob o desejo de ser. Não nascemos com uma essência capaz de, por si, nos totalizar; vamos construí-la no curso de nossas relações. Dessa maneira, para falarmos de sujeito, temos de compreender como a subjetividade (consciência) é objetivada ao visar o mundo.

Das reflexões ontológicas sobre a relação entre o ser (mundo objetivo) e o nada (consciência, subjetividade; condição fundamental das pessoas e que lhes confere a liberdade para escolher seu ser),[3] posteriormente Sartre[1] reflete sobre a sociabilidade que ocorre em um campo escasso de bens para todos. Na *Crítica da razão dialética,* o autor insere a subjetividade na história, que, segundo ele, foi esquecida pelos marxistas.

A liberdade passa, portanto, a ser compreendida como *práxis*, isto é, ações capazes de alterar o campo sociomaterial.

Este, por seu turno, limita e aliena as ações, como também não oferece todas as condições para que as necessidades das pessoas sejam supridas. Sartre denomina essa carência de bens *escassez*.

Para esse filósofo, nascemos em um mundo já construído, mas quem o constrói são as pessoas, e, estando no mundo, passamos a construí-lo e a sermos construídos por ele também, como mencionamos – isso mostra a dialética entre sujeito e história. A preocupação de Sartre, nesse momento, é alertar que as condições sócio-históricas de vida implicam as pessoas no esforço de sua produção, manutenção e superação. Adverte, por conseguinte, que a luta contra as condições sociomateriais que aviltam a dignidade humana, produtoras de desigualdades sociais e de classes como, por exemplo, a heteronormatividade, o racismo, a misoginia, o capacitismo, como mencionado, devem ser combatidas por um esforço conjunto.

Ao apreendermos o mundo, o significamos de acordo com nossas necessidades e agimos sobre ele na busca de supri-la. Por conseguinte, nossas ações manterão a história ou buscarão superá-la. Para Sartre,[1] o fundamento da vida em sociedade é pelo ajuntamento das pessoas, que são unificadas por projetos alheios a elas. Alienadas em suas ações, a única maneira de resistir e superar essa condição serial é por uma luta junto de outras pessoas. Os grupos, portanto, auxiliam a fortalecer as ações dos indivíduos que visam a fins comuns no campo social.

Vejamos como o pensamento de Sartre encaminha o entendimento da gênese e formação de grupos.

As estruturas grupais: a tessitura do campo social

Imagine alunos(as) de um curso de graduação em Psicologia, professores(as) desse curso; usuários(as) de plataformas sociais virtuais, de *streaming*; funcionários(as) de uma empresa. Quando imaginamos, o fazemos sem identificar as pessoas individualmente. As singularidades compõem um todo que é definido como uma categoria: a turma, o corpo docente, usuários(as), funcionários(as) etc. Anteriormente mencionamos que as singularidades não se diluem no campo social. O que ocorre, portanto, é que as pessoas podem ser ajuntadas por terceiros em um campo em que lhes é determinado como devem agir. As ações são passivas, pois estão alienadas ao projeto desse terceiro e podem estar alheias à própria liberdade.

O projeto desse terceiro nega as singularidades, porque não é oportuno a ele colocar em relevo as diferenças. Há normas de conduta em espaços coletivos, para se usar uma mesma ferramenta, programa etc. Essa padronização das ações e condições atribui características comuns às pessoas, que favorecem o enquadre delas em determinada categoria.

A liberdade individual no agir, capaz de situar as singularidades, é dissimulada por esses padrões de conduta. Para Sartre,[1] a *coletividade serial* é a estrutura que fundamenta a vida em sociedade, considerando que há grupos que controlam a liberdade de outros – e estes legitimam o controle ao alienar suas ações fazendo acontecer os projetos daqueles. A produção de estruturas seriais, entretanto, apresenta suas contradições. Isso ocorre porque os que subjugam sua liberdade também podem se identificar na experiência da impotência diante da sua reificação projetada por terceiros. Ou seja, esse modo alienado de produzir a vida pode igualmente suscitar a experiência do nós-objeto.

A consciência de que são usados como se fossem objetos (utensílios, instrumentos) para servir aos interesses de outros possibilita a identificação entre si por essa experiência em comum. Esta, por seu turno, pode ser um gatilho para que do seio da coletividade serial insurja um movimento de pessoas contra a condição alienante de produzir a vida.

> Ao contrário do ajuntamento realizado por terceiros que homogeneízam as ações das pessoas, a união dos insurgentes é espontânea e constitui um grupo chamado por Sartre[3] de *grupo-em-fusão*. Neste caso, o grupo é um meio pelo qual se busca superar as condições que constrangem a liberdade de seus membros. Quando atingem seu objetivo, o grupo se desconstrói e seus membros retornam à vida serial.

Os integrantes do grupo, portanto, se reconhecem como tal, nos resultados concretos de suas ações.

O retorno ao cotidiano da serialidade sempre apresenta uma ameaça, e a inevitabilidade de lutarem novamente juntos demanda que se reinventem como grupo. Ser um grupo, nesse momento, é o objetivo, mas enquanto a ameaça não se concretiza as pessoas não precisam se reunir. Como o laço entre elas ocorre na ausência delas enquanto grupo, a reinvindicação de formá-lo novamente é mantida pelo *juramento* que realizam entre si. A promessa realizada por cada pessoa em se comprometer com as demais quando for preciso também implica a permissão recíproca do controle da liberdade para que evitem o descumprimento da promessa. Essa ameaça é sempre presente, mas o problema é que as cobranças para que cumpram o juramento podem fragilizar a fraternidade entre elas.[1]

O juramento, portanto, mostra-se como um meio frágil para unir as pessoas. Ele é abstrato e depende de cada um querer se engajar quando for preciso. É necessário, então, passar da promessa de reconstituição do grupo para efetivá-lo concretamente. E como essa necessidade pode ser satisfeita? Como juntar novamente as pessoas? Sabemos que, juntos, seus membros podem lutar contra a vida serial, mas é necessário se planejarem, sistematizando suas ações. Diante desse imperativo, as pessoas tendem a se organizar, distribuindo entre si tarefas e funções. Reinventam-se espontaneamente como um *grupo organizado.*[1] Cada um com sua atribuição, empenhando-se para conquistar com os demais um objetivo comum. Essa organização do grupo sugere dar mais segurança a todos para resistirem a possíveis sujeições.

Não obstante, esse tipo de organização une seus membros pelo objetivo que têm que conquistar juntos, mas, contraditoriamente, também os distancia, porque podem realizar suas funções e tarefas individualmente e no campo serial, convivendo com outros grupos e com outras pessoas. Dividir partes de um todo dificulta a evidência da integralidade do projeto comum. Tomemos como exemplo um trabalho acadêmico executado por um grupo. Na condição de as partes desse trabalho (introdução, desenvolvimento, conclusão etc.) serem divididas entre seus membros, quando juntadas para compor o todo podem não apresentar reciprocidade entre si, deixando dúvidas sobre sua unidade. Além disso, as pessoas podem conflitar diante da qualidade e/ou quantidade das partes que cada uma assumiu.

O grupo organizado por divisão das tarefas tende a não estimular diálogos entre seus membros. Pode ser o caso de se reunirem somente quando terminarem a tarefa; algum integrante pode atrasar a sua prejudicando os demais ou mesmo desistir de fazê-la a qualquer momento, por exemplo. Essas e outras possibilidades podem provocar alguma tensão no movimento do grupo, colocando o projeto deste em risco.

Outra situação é a permanência histórica de certas práticas que passam a ter sua sistemática e a necessidade de pessoas para realizarem. Nestes casos, o exercício da função e das tarefas tende a ser abalizado por prescrições, isto é, o que deve ser feito e como se faz. O grupo que antes se organizou livremente começa a limitar sua liberdade, porque necessitou instituir suas ações para se manter como um grupo. Nas circunstâncias em que se intensifica a formalização das ações dos membros do grupo, este se reconstrói como um *grupo institucionalizado.*[1] Como as ações são instituídas, auxiliam a invisibilizar quem as executa; por conseguinte, o padrão de conduta pelo qual se estrutura expressa o Ser do grupo – um ser que poderá se tornar a sua marca. Na realidade, não há dissolução das singularidades no grupo institucionalizado, ou melhor, em nenhum; o que acontece é que a conduta padrão tende a conferir ao grupo uma estética plena e harmoniosa.

Ainda assim, a condição de escolher obedecer ou não às normas é presente em cada pessoa. A liberdade de seus membros de eleger transgredir o projeto instituído sempre será uma ameaça à manutenção de qualquer grupo. À vista disso, alguém que compõe (ou não) o grupo pode apropriar-se do projeto, que antes era de todos, para reivindicar a permanência do grupo. Essa apropriação dicotomiza e desnivela a relação, pois haverá os que ordenarão e os que deverão executar – e estes últimos serão os que subjugarão suas ações para que o projeto alheio seja realizado.

Essa nova estrutura grupal é constituída por uma pessoa ou por um grupo que se torna *soberana(o).*[1] A reciprocidade que imprimirá nega a humanidade das demais pessoas, considerando que as reifica ao determinar que elas realizem o que passou a ser o seu projeto. O soberano, portanto, exigirá dos demais a *anti-práxis*. Ele ocupa, por conseguinte, o lugar de terceiro na relação, pelo(a) qual as pessoas são ajuntadas e mantidas nessa condição alienada. Para tanto, geralmente é inevitável a criação de instrumentos de controle da liberdade alheia por exemplo, ideologias que forjam o projeto de dominação. À vista disso, o que ocorre é a reconstrução da coletividade serial, única condição pela qual o(a) soberano(a) consegue êxito sobre as demais pessoas.

Com o objetivo de sintetizar o exposto, apresentamos algumas características básicas das respectivas estruturas grupais, delineadas no quadro a seguir.

INTERVENÇÕES COM GRUPOS

Postas brevemente a gênese e a formação dialética de coletivos e grupos, como se constroem, descontroem e reconstroem, segundo a compreensão de Sartre,[1] apresentaremos nosso entendimento sobre como o(a) psicólogo(a) pode intervir, mediando as relações grupais. É importante salientar que coletivos e grupos constituem-se em contextos sociomateriais específicos e por pessoas específicas; portanto, assim como a biografia de uma pessoa é única, a de cada coletivo e grupo também é. Perseguir o movimento dialético de determinado coletivo e/ou grupo que dele insurge (entre seus membros, as mediações do campo sociomaterial em que estão inseridos e as intersecções), utilizando o método progressivo-regressivo, objetiva compreender sua biografia – que lhe confere sua singularidade – para desvelá-la a seus integrantes. Tendo consciência de como se relacionam/caminham juntos e para onde se encaminham, podem ter autonomia para refletir sobre o que farão da condição em que se encontram.

Consideramos que não deve ser tarefa prioritária o reconhecimento da estrutura grupal. O conhecimento desse "esqueleto" ocorre durante o percurso, como mencionado. O "Ser" de um coletivo ou de um grupo é estanque, inerte, somente o define, o reifica. Portanto, o que torna significativa e frutífera a intervenção é compreender os movimentos de seus integrantes com a história, com outras pessoas, com outros grupos, entre eles, com a materialidade etc., porque é essa compreensão progressiva que possibilitará o diálogo com eles.

Quadro 1 Estruturas grupais e suas características básicas

	Coletividade serial	Grupo em fusão	Grupo juramentado	Grupo organizado	Grupo institucionalizado	Soberano
Como apreendem o campo da materialidade	Onde se situa o "Ser das necessidades" individuais	Como atual ameaça à livre *práxis*	Como ameaça iminente à livre *práxis*	Como exigência e condição de/para uma livre organização do grupo	Como determinante das ações	Como sua propriedade privada
Como apreendem o outro	Outro comum ou "estrangeiro"	Outro correlato ou opositor	Ambíguo: indispensável, cúmplice, interdependente, mas que pode trair o grupo	O mesmo (por visar e agir em prol de um objeto comum ao grupo)	Instituinte/instituído; o outro e o mesmo	Subserviente
Como são unificados	Por exterocondicionamento	Pela autodeterminação	Pelo juramento	Pela distribuição e conjugação das tarefas e funções	Pela burocracia (institucionalização das tarefas e funções)	Pelas condições objetivas de/para dominação (regras do soberano)
Objetivo (fim proposto)	Suprir as necessidades individuais	Superar a condição alienante, opressora	Permanência do grupo	Atingir o objetivo em comum	Executar o que é instituído (institucionalização das *práxis*)	Dominar, comandar (fazer cumprir as regras)

(continua)

Quadro 1 Estruturas grupais e suas características básicas (*continuação*)

	Coletividade serial	Grupo em fusão	Grupo juramentado	Grupo organizado	Grupo institucionalizado	Soberano
Dialética temporal	Conserva as condições sociomateriais	Supera as condições sociomateriais	Conserva o grupo	Conserva a unidade estruturada grupal (reatualiza em curso a organização do grupo)	Conserva a processualidade das ações e as normas instituídas	Conserva a dominação sobre o campo sociomaterial (a autoridade e hegemonia do soberano)
Ação sobre o campo sociomaterial	*Antipráxis* (alienada, passiva e mantenedora das condições)	*Práxis* livres (espontâneas, criativas e transformadoras)	*Práxis* inerte juramentada mantenedora do grupo	*Práxis* organizadas, organizadoras e reorganizadoras do grupo	*Práxis* instituintes	Dominadora, controladora e destrutiva da livre *práxis*
Mecanismo de controle	São submetidos ao controle externo (contrafinalidade)	Ausente	Fraternidade-terror (controle interno)	Estatuto interno	Institucionalização das ações (imperativo--terror interno e externo ao grupo)	Violência (ameaças, punições, terror etc.)
Ética relacional	Alienante	Transformadora	Mantenedora	Fraterna	Prescritiva, normativa	Autoritária
Ser do grupo (significado por terceiros)	Servil; "massa de manobra"	Revolucionário	Comunidade	Estruturado	A "marca" da instituição	A "marca" do soberano
Política	Conservadora	Progressista	(de) Aliança	(de) Autorregulação	Disciplinar	Totalizante; autoritária

Não desconsideramos a importância de que tenham consciência de sua tessitura; o que entendemos é que o conhecimento desta não tem primazia sobre a dinâmica impressa pelo grupo.

Esse cuidado é necessário porque afirmações e negações precipitadas sobre uma mesma realidade ocorrem devido à complexidade desta não ser percebida de imediato pelas pessoas. O que de pronto se apreende é uma faceta dela, descontextualizada de toda a trama (movimentos, mediações e intersecções) que a compõe. Por esse motivo, a investigação sobre determinada realidade requer percorrer todos os movimentos e as sínteses realizadas (como superam as condições anteriores).

Em diversas situações é o(a) próprio(a) psicólogo(a) que reúne as pessoas pela sua proposta de intervenção. Neste caso, de imediato, a estrutura coletiva fica evidente, considerando que ele(a) é uma terceira pessoa que precisa das outras para que seu projeto aconteça, mesmo que o trabalho que ofereça busque atender às demandas daquelas. A diferença é que o ajuntamento não foi criado espontaneamente pelos membros daquele coletivo, mas pelo(a) profissional.

Buscaremos sistematizar didaticamente algumas condições de intervenção para facilitar o entendimento. No entanto, chamamos a atenção para o fato de que a mediação não segue uma linearidade. Não temos como prever o que ocorrerá na relação durante o trabalho (lembre-se de que as pessoas podem eleger como agir). Essa limitação, portanto, dificulta abarcar as diversas possibilidades de intervenções, considerando que estas ocorrem no tecimento das relações de todas as pessoas envolvidas, tanto as do coletivo ou grupo quanto as que com elas interseccionam. Por esse motivo, vamos nos limitar a orientar a intervenção seguindo o que é necessário para qualquer trabalho com grupos.

Quem demanda a intervenção?

Um dos primeiros fenômenos a serem colocados em questão é o que justifica o trabalho com grupos. Nem sempre temos clareza da resposta a essa questão, e o problema é que o objetivo do trabalho está intrinsecamente relacionado à necessidade de intervenção. Muitas vezes o trabalho com grupos justifica-se por demandas do(a) próprio(a) profissional ou do local em que trabalha. O legado histórico de estudos teóricos sobre grupos e de técnicas de dinâmicas de grupos principiados durante a Segunda Guerra Mundial; a vontade do(a) profissional de realizar um trabalho grupal; diagnósticos precoces sobre a necessidade desse tipo de intervenção ou mesmo a necessidade de ampliar o número de pessoas atendidas são alguns móveis que justificam esse tipo de trabalho.

Nessas condições, como mencionado anteriormente, o que possibilitaremos é a formação de um coletivo de pessoas que podem se alienar ao nosso projeto. Tendemos a planejar as intervenções geralmente com recursos e técnicas predefinidas, e orientamos as pessoas a agir conforme os objetivos dessas ferramentas. Não que sejam ineficazes; o problema é que criamos uma expectativa de que as pessoas "aprendam" ou reflitam nos balizando pelas técnicas propostas. O risco é que, como a demanda foi abstraída "fora" do coletivo formado e a busca pelo trabalho provavelmente ocorreu somente pela identificação com a temática, alguns participantes podem não perceber sentido no que é trabalhado quando o compara com suas necessidades.

Outra via de demanda ocorre por solicitação de terceiros. É muito usual um(a) gestor(a) demandar um trabalho com sua equipe; um(a) professor(a) com os(as) alunos(as); um(a) diretor(a) com os(as) professores(as), por exemplo. Acontece também de um membro do grupo tomar a iniciativa de solicitar uma intervenção sem decidir junto dos demais. Nestes casos, quem solicita a intervenção pode ser apreendido(a) pelos(as) demais como um "soberano", e se não for o projeto deles(as) a resistência ao trabalho pode ser inevitável.

Na condição de a demanda ser apresentada voluntariamente pelos membros do grupo, estaremos diante de uma situação ideal. A procura espontânea por ajuda sugere a preexistência de disponibilidade para se comprometerem com a intervenção.

Os caminhos que podem ser percorridos pelo(a) psicólogo(a) na prática interventiva

Em conformidade com as possibilidades descritas no item anterior, buscaremos sugerir algumas conduções possíveis no processo interventivo.

Quando é o(a) psicólogo(a) que apresenta a demanda

Comentamos anteriormente que o trabalho com grupos pode ocorrer por iniciativa do(a) profissional de psicologia. Recomenda-se que a primeira coisa a ser feita, antes de iniciar o trabalho, seja colocar em questão essa necessidade. O(a) psicólogo(a) deve refletir se essa ação interventiva coadunará com a necessidade dos(as) participantes para, como mencionamos, não assumir o lugar de um terceiro soberano que conduz as ações deles limitando suas autonomias.

Não há problema de o(a) psicólogo(a) ser o idealizador do trabalho; contudo, deve ter cuidado para não impor o seu projeto ao grupo. Por exemplo: se perceber a necessidade de trabalhar com famílias ou determinada categoria profissional, oportunizando trabalho de escuta e acolhimento, rodas de conversa ou mesmo de psicoterapia em grupo, deve proceder à intervenção de maneira que a mediação entre os(as) participantes ocorra partindo das experiências deles próprios e não do projeto do(a) profissional, de outros e mesmo fundamentado em saberes já construídos.

São os membros do grupo que devem instigar o andamento da intervenção.

À vista disso, no caso de reunir pessoas não conectadas anteriormente, após a apresentação do trabalho e o estabelecimento do contrato, sugere-se que solicite aos(as) participantes que exponham suas experiências de acordo com o tema proposto a ser trabalhado. Durante as colocações, o(a) psicólogo(a) pode intervir desvelando as experiências que são comuns e as que se contradizem entre eles(as); pode solicitar o ponto de vista dos(as) participantes sobre determinado assunto exposto objetivando integrá-los, inclusive os(as) que, por algum motivo, restrinjam sua participação.

É como um "convite" àqueles(as) que têm receio de se expor, para os(as) incentivar a experienciar a escuta e o acolhimento do grupo – atitude que deve ser sempre valorizada e preservada pelo(a) psicólogo(a).

Esse tecimento de experiências e o desvelamento delas, realizado pelo(a) profissional-mediador(a), pode auxiliar os(as) participantes a terem consciência reflexiva das suas experiências, ou seja, de como apreendem, significam e agem diante de determinadas situações; principalmente porque é um manejo que visa à superação da condição inicial do grupo – como um coletivo – para outra criada pelos(as) participantes. Realizando essa mediação, estimula-se a autonomia para que pensem e busquem conjuntamente os limites e possibilidades de superação das condições que os afligem.

Ademais, intervenções informativas que tratam de questões pontuais e objetivas, e que são necessárias ao trabalho grupal, são sempre bem-vindas. Há pessoas, por exemplo, que têm ataques de pânico, e a ansiedade aumenta devido ao desconhecimento do que ocorre com ela. Em muitas situações ela pode estar apresentando o que se denomina como transtorno do pânico, e é importante informá-la sobre o que se trata, considerando que as crises de ansiedade acontecem sem que se tenha claro o motivo. Outras pessoas sentem-se angustiadas e, por vezes, a expressam colocando a mão no peito sinalizando uma pressão, sem saber que sua experiência é de angústia. Informações sobre redes de apoio são imprescindíveis.

É importante pontuar que estamos falando aqui de informações que enriquecem a experiência singular e grupal e não de explicações que se assemelham às aulas expositivas. O encaminhamento dos encontros deve igualmente ser decidido com os(as) integrantes e, ratificando, no caso de formação de um coletivo, não há a necessidade de conhecer sua biografia, considerando que o nascimento do grupo se faz naquele momento em que é formado pelo(a) psicólogo(a).

A intervenção é solicitada por uma terceira pessoa. O que faço?

Outra situação é quando uma terceira pessoa, que não interaja com as demais como uma outra "igual", demanda a intervenção. Nessa situação, é importante que o(a) psicólogo(a) busque compreender a história desse(a) terceiro(a) com o respectivo grupo. No entanto, antes de iniciar a conversa, é importante informá-la de que sua demanda será levada aos demais membros do grupo e que deve se implicar com o processo de intervenção, quando necessário. Essa colocação permite que a pessoa escolha se quer ou não se comprometer com o trabalho, considerando que a demanda é sua. No caso de querer somente expor o problema sem se envolver com a solução, pode revelar uma expectativa de que o(a) psicólogo(a) deva/pode resolver sozinho(a) ou com os demais. Essa atitude desvela a negação de sua implicação com a situação-problema que apresenta, e a pertinência da intervenção com as demais pessoas deverá ser avaliada pelo(a) psicólogo(a).

Caso essa terceira pessoa decida se implicar, o(a) psicólogo(a), utilizando o método progressivo-regressivo, deve realizar o movimento regressivo para compreender a história dele(a) na relação com o grupo para compreender o nascimento da demanda apresentada. Não devemos compreender esse nascimento como determinante do problema e da situação atual. A persistência do "problema" pode ocorrer, porque se tende a agir da mesma maneira com situações parecidas, ou seja, superam-se as situações reproduzindo as anteriores.

Compreender os movimentos de superação das condições anteriores, portanto, nos permite acompanhar o movimento progressivo da pessoa. À vista disso, poderemos compreender também como ela apreende e significa suas ações, as dos membros do grupo e as de sua relação com este, sempre considerando o contexto sociomaterial em que elas acontecem. Esse primeiro momento nos fornece o entendimento dessa terceira pessoa sobre sua interação com os demais e como ela medeia e é mediada pelos membros do grupo e, por conseguinte, que tessitura auxilia a manter ou criar.

O momento seguinte é focar o grupo. Como a demanda não partiu deles, nem do(a) psicólogo(a), faz-se necessário expor sua origem (quem demandou e o que foi demandado). Com isso incita-se o entendimento do motivo de o(a) psicólogo(a) estar naquele momento reunido com eles, e esse momento deve ser considerado como uma intervenção. É importante explicar aos(às) integrantes, como foi exposto à terceira pessoa, que, sendo um trabalho de mediação entre esta e eles(as), o foco não visará somente a suas idiossincrasias enquanto grupo ou as da terceira pessoa. O sentido inicial do trabalho é auxiliar a todos(as) a apreender, dentro do possível, o tecimento das relações de todos(as) os(as) envolvidos, para desvelar pontos de intersecção.[2] Desse modo, é importante que todos(as) se comprometam com a reflexão conjunta para deliberações de encaminhamentos.

Realizados esses esclarecimentos e a demanda inicial, deve-se questionar os(as) participantes como a proposta do trabalho e a demanda se apresentam para eles(as). Considerando que a demanda pode referir-se à necessidade somente da terceira pessoa que a levou ao(à) psicólogo(a), pode não fazer sentido para os(as) demais, igualmente com o que acontece quando a demanda é do(a) psicólogo(a). Enquanto os membros do grupo se colocam, o(a) psicólogo(a), de acordo com o que consegue assimilar, deve desvelar os pontos que são comuns e contraditórios entre eles(as) e com a terceira pessoa. Caso perceba que a "queixa" é relacionada às inquietações somente da terceira pessoa, pode-se trabalhar exclusivamente com ela; do mesmo modo trabalha-se com o grupo caso sejam identificadas idiossincrasias no seu seio.

No caso de haver pontos comuns, antes de integrar a terceira pessoa ao grupo, será significativa a escuta de sua biografia, ou seja, de como eles se constituíram como grupo, as mediações, os pontos de intersecção e por qual/quais tessituras se sustentaram enquanto grupo. Compreendidas as respectivas histórias da relação entre a terceira pessoa e o grupo, por cada parte, o momento seguinte é realizar a integração entre elas, isto é, fazer a intervenção com todos(as) juntos.

Nesse momento, as contradições e congruências entre elas devem ser desveladas, encaminhando a intervenção para que juntos se impliquem na superação dos problemas.

Obviamente o colocado anteriormente é o ideal de condução. Encontraremos resistências de qualquer lado, mas, se isso ocorrer, é esse o fenômeno (a resistência) que deve ser trabalhado, caso contrário haverá dificuldade de superar a negação do trabalho em conjunto.

Quando é o próprio grupo que pede ajuda

No caso de ser o grupo a levar a demanda, a intervenção é facilitada, visto que sugerem abertura para o diálogo. Deve-se, portanto, proceder de igual maneira, dentro do possível: escutar a demanda, solicitar que todos se coloquem sobre ela, buscar compreender, pela biografia do grupo, o nascimento daquela necessidade, as mediações, os pontos de intersecção e a estrutura pela qual se sustentam. O que se compreende do movimento do grupo deve ser sempre elucidado aos integrantes. Dessa maneira, incita-se a reflexão de como se movimentam enquanto grupo e de como buscam superar as adversidades.

Como colocamos anteriormente, cada coletivo e grupo têm sua singularidade, portanto suas idiossincrasias devem sempre ser trabalhadas considerando as intersecções construídas na relação com terceiros. É importante ressaltar que, como o campo da materialidade em que se inserem mediará suas relações, ele também definirá seus limites e possibilidades de ação.

Por falar em campo da materialidade, como ficam as técnicas de dinâmicas de grupo ou outros instrumentos disponíveis ao(à) psicólogo(a)? Igualmente a outros instrumentos ou utensílios que medeiam as relações, os utilizados por esse profissional mediarão a relação. Como produto da ação humana, terá impressa em si a finalidade para a qual foi criado, e por conseguinte determinará que esse fim seja perseguido por todos. Por exemplo, toda técnica de dinâmica de grupo tem seu objetivo. Mesmo que seja utilizada em consonância com a demanda, ela orientará as ações a um fim posto por um terceiro. À vista disso, é importante que o(a) psicólogo(a) tenha cautela e consciência dos fins dessas técnicas e demais instrumentos, para que também não se aliene a projetos alheios e assim direcione as demais pessoas.

Para Sartre,[5] a livre *práxis* é aquela ação capaz de construir, desconstruir e reconstruir situações, ou seja, ao mesmo tempo que por uma ação se cria uma técnica, também se pode negá-la e superá-la.

O que devemos ter como fim, pela mediação de coletivos e grupos com base no existencialismo sartriano, é aflorar a reciprocidade que afirma a humanidade na sociabilidade.

CONSIDERAÇÕES FINAIS: O COMPROMISSO SOCIAL DE QUEM TRABALHA COM GRUPOS

A dificuldade em trabalhar com grupos reside na dicotomia indivíduo/sociedade, por apresentar contradições que, a todo momento, negam-se mutuamente.

Tanto é assim que discussões acaloradas sobre o que determina as relações humanas, se o social ou o indivíduo, são frequentes no meio intelectual e na opinião pública em geral. Entretanto, a aparente contradição intransponível entre ambas as dimensões é aos poucos desvelada quando recorremos ao método dialético. Este preconiza que as dicotomias não se anulam reciprocamente, mas demonstram que suas contradições se esgotam, exigindo que sejam superadas em um momento de síntese, ainda que provisória.

Isto é, não se anula nem o indivíduo nem o grupo no qual ele está inserido.

Essa guerra dos "ismos", entre o comum(ismo) e o individual(ismo), sempre apresentou soluções opostas, negando uma superação. Entretanto, a escassez do mundo material sempre nos ameaça, pois estamos constantemente sujeitos a mudanças catastróficas. Essa escassez coloca em risco a vida de pessoas e requer uma luta em comum, em vista do bem comum.

Em tempos de fartura, os grupos se serializam por ser desnecessária a ajuda de outras pessoas. As necessidades parecem estar satisfeitas, e os indivíduos empreendem suas ações dando a impressão de que são autônomos, sem notarem que agem condicionados pelo que produzem. Têm a ideia que é cada um por si, avalizando-se na sua competência individual. Por essa senda, diante de alguma escassez, o outro é apreendido como adversário. Ademais, esse antagonismo é apresentado pelo ideário capitalista como motor do "desenvolvimento humano". No entanto, a realidade é bem adversa. Instituições, privadas ou públicas, podem se constituir por grupo(s) soberano(s) que são indiferentes aos projetos individuais de seus funcionários, esses que trabalham para manter suas necessidades básicas, sem nunca experienciarem verdadeiramente a abundância.

Como as instituições vêm se construindo cada vez mais de forma abstrata, principalmente pelo evento da plataforma virtual, os conflitos entre as pessoas manifestam-se intensamente, visto que elas tendem a reconhecer seus projetos individuais negando o que é comum a todos(as). Nem poderia ser diferente, haja vista a ideologia neoliberal orientar as relações para o individualismo e competição. Além disso, o grupo soberano não objetiva produzir intersecções com os demais grupos que a ele se submete. Sendo assim, o conflito é constante e, de certa forma, estimulado pelo grupo soberano, que, como mencionado, aposta na competição e a apreende como uma virtude para sua prosperidade. Por conseguinte, recorre a intervenções grupais tão somente quando veem seus projetos em risco.

Trabalhar com grupos sem desvelar suas contradições é traçar um caminho infrutífero; por outro lado, trabalhar as contradições é estimular resistências, pois ameaça o *status quo*. A demanda geralmente é para que se mude, "desde que se deixem as coisas como estão".

Encontrar pontos de convergência entre os projetos individuais de membros de um grupo e os do grupo soberano parece ser impossível enquanto não se desvela que o projeto deste último é tão somente a exploração.

Por outro lado, uma contradição importante do sistema capitalista é mostrar um mundo de abundância de produtos, pois assim leva os indivíduos a acreditarem que estão vivendo sempre em estado de escassez. Criar essa necessidade é o que alimenta o consumo. À vista disso, o sistema capitalista e suas instituições vivem e precisam do conflito mediado pela sensação de escassez, ao mesmo tempo que se veem ameaçados por esses conflitos. É por isso que o(a) psicólogo(a) usualmente é solicitado a intervir para conciliar as relações.

Podemos perceber que não é fácil trabalhar com grupos quando não se tem o objetivo de corresponder às expectativas dos grupos hegemônicos. No entanto, o desafio é justamente lidar com essas contradições e desvelá-las ao grupo para que seus membros decidam o que farão diante delas.

Na condição de não ter como superar a dicotomia indivíduo/grupo; negando um ou outro, o tecimento das relações que o(a) psicólogo(a) realizará entre todas as pessoas envolvidas será "artesanal". Ao considerarmos que as técnicas podem estimular a interação entre as pessoas, a inércia dessa materialidade não elucidará as contradições dessa interação. Somente a atividade humana, que é dialética, é capaz de desnudar as contradições das condições em que as pessoas produzem suas vidas.

REFERÊNCIAS

1. Sartre J-P. Crítica da razão dialética: precedido por Questões de método. Teixeira GJF, translator. Rio de Janeiro: DP&A; 2002.
2. Freitas SMP. Psicologia existencialista de grupos e da mediação grupal: contribuições do pensamento de Sartre. Editora Appris; 2018.
3. Sartre J-P. O ser e o nada: ensaio de ontologia fenomenológica. Perdigão P, translator. Petrópolis: Vozes; 1997.
4. Sartre J-P. A transcendência do ego: esboço de uma descrição fenomenológica. Alves PMS, translator. Lisboa: Edições Colibri; 1994.
5. Sartre J-P. Em defesa dos intelectuais. Paula SG, translator. São Paulo: Ática; 1994.

CAPÍTULO 12

Plantão psicológico em uma compreensão fenomenológica existencial*

Henriette Tognetti Penha Morato

> *"Enchem os interstícios da ação quotidiana como o pó os interstícios dos móveis quando não são limpos com cuidado. Na luz vulgar do dia comum veem-se a luzir como vermes cinzentos contra o mogno avermelhado. Tiram-se com um prego pequeno. Mas ninguém tem pressa para os tirar. [...]. As plantas estão ali, mas há ruas – ruas. Crescem árvores, mas há bancos por baixo da sua sombra. No alinhamento virado para os quatro lados da cidade, ali só largo, os bancos são maiores e têm quase sempre gente."* (Fernando Pessoa)

INTRODUÇÃO: COMO PODEMOS APRESENTAR O ATENDIMENTO EM PLANTÃO PSICOLÓGICO?

É nessa medida que procede discutir-se a modalidade de prática de plantão psicológico como *locus* da clínica-escola em instituições formadoras de psicólogos, contribuindo à ação clínica necessária em saúde e educação na realidade brasileira. Trata-se de proposta que, tanto na teoria quanto na prática, demanda desafios a serem enfrentados no âmbito da comunidade acadêmica e científica, podendo implicar reformas curriculares e de diretrizes na formação do psicólogo.

O plantão psicológico é uma ação que, originariamente, é clínico-investigativa, pois busca esclarecer, junto àquele que sofre, uma demanda a partir dele mesmo, na tentativa de abrir possibilidades para que ele se responsabilize pelo seu próprio cuidado. Por *responsabilizar* quer-se dizer *responder a*, no sentido de

---

* Este capítulo é uma reformulação do conteúdo já publicado em Morato.[1]

conduzir-se por. Nessa medida, é trabalho do plantonista relançar no próprio discurso do cliente aquilo que se apresentou a ele como urgência.

Contudo, para pensar acerca do plantão psicológico, faz-se necessário primeiramente historicizar o surgimento dessa ação psicológica no Brasil. Nessa perspectiva, move-me a questão do plantão psicológico como modalidade de prática do aconselhamento psicológico, iniciada por Oswaldo de Barros e Rachel Rosenberg em 1969, com a criação do Serviço de Aconselhamento Psicológico (SAP/IPUSP) no curso de Psicologia da USP, e tendo eu participado como estagiária da graduação nesse ano de sua implantação. Propunha-se como primeiro atendimento e possível continuidade em processo terapêutico pela terapia centrada no cliente de Rogers. Para mim, aconselhamento sempre foi prática e sinônimo de terapia, embora soubesse que essa prática não tivesse se iniciado com Rogers.

A inclusão da disciplina e de um Serviço de Aconselhamento Psicológico no recém-criado curso de Psicologia da Faculdade de Filosofia Ciência e Letras da Universidade de São Paulo garantiram aos psicólogos a possibilidade de nova área de atuação profissional como alternativa distinta da orientação, da seleção, do diagnóstico e da psicoterapia. Por meio da orientação Centrada no Cliente com que foi idealizado e implantado por Oswaldo de Barros e Rachel Rosenberg, assegurou um lugar para a psicologia humanista como mais uma das abordagens representativas no cenário da psicologia brasileira, além da psicanálise e do comportamentalismo.

Era por essa perspectiva que o recém-criado SAP iniciava em 1969 a invenção da modalidade de plantão psicológico.

Ao longo dos anos, o Plantão, por ser um serviço gratuito da Universidade aberto à comunidade e já bem conhecido, era muito procurado espontaneamente ou por encaminhamentos de instituições de saúde e educação. Porém, havia uma limitação para atendimentos psicoterápicos por estar atrelado ao estágio de alunos de oitavo, nono e décimo semestres, este optativo. Desse modo, começaram a se formar longas filas de espera que acabavam por descaracterizar a proposta de um pronto atendimento. Encaminhando-se do Plantão à terapia, os alunos e supervisores não conseguiam atender na mesma proporção da procura. Começamos a buscar possibilidades para essa situação e surgiram os Grupos de Espera, por intermédio do doutorado de Rachel Rosenberg (1972). Amparando-se em Rogers,[2] realizou grupos com os clientes em lista de espera, procurando compreender como se percebiam diante da falta de atendimento à procura inicial e como esta era agora compreendida naquele momento de atenção oferecido posteriormente. Por algum tempo essa ação ocorreu, em momentos críticos de quantidade de clientes em espera. Com a entrada de alguns psicanalistas na equipe, discutiu-se a possibilidade de recorrer à proposta de terapia breve de Fiorini, para que o processo de aconselhamento e o Plantão pudessem responder à procura recorrendo também a essa perspectiva. Contudo, embora conduzido por esses novos técnicos, havia questionamento pelos docentes da legitimidade de explorar outra prática ao invés de repensar outros modos a partir do que já era tradição. Novas mudanças na equipe redundaram ao Plantão como conhecíamos, ainda que a questão de não atender toda a clientela se mantivesse.

Enquanto escrevia o doutorado, minha preocupação estava voltada para preparar os alunos em aconselhamento para serem terapeutas e não para serem psicólogos. Amparada na perspectiva rogeriana, compreendia a ação de Plantão como primeira entrevista e assim conduzia sua formação. Percebia certo engessamento em Rogers quanto à compreensão de aconselhamento psicológico como se desdobrando quase que obrigatoriamente em terapia, mas que não sintonizavam com suas ações em termos de formação de psicólogos em contexto fora da clínica tradicional, por meio de suas propostas de formação de facilitadores e compreensão de aprendizagem significativa.[3-6] Havia a necessidade de retomar o questionamento do sentido de aconselhamento psicológico a fim de compreender o Plantão por outra perspectiva tanto para a formação quanto para a clientela.

Em 1990, houve um problema com a interdição dos prédios do Instituto por perigo de desmoronarem. Tivemos que interromper tudo e pensar em reformular.[7,8] Começamos a trabalhar na perspectiva de Plantão "mesmo", ou seja, como pronto atendimento, atenção e escuta no momento da procura, imposto pela necessidade de eliminar as filas de espera, pois não tínhamos como dar conta sem salas para atendimento, recorrendo a espaços emprestados por professores. Simultaneamente, comecei a perceber nesse momento que fazia toda a diferença pensar no Plantão dentro do modo como estávamos começando a pensar: como uma única entrevista por causa de ser um trabalho dentro de uma instituição. Não procedia continuar com modelo de consultório em uma instituição aberta cujo caráter deveria ser o de um serviço que funcione à necessidade da comunidade. Era necessário pensar em termos de um modo de prática que fizesse sentido para o lugar onde ele acontecia. Surgiram, então, ideias de "projetinhos",[†] com alguns números de sessões de plantão, de retornos de plantão. Mas permanecia o incômodo com a alta demanda, nem sempre podendo ser atendidas todas as pessoas que procuravam e propondo-lhes voltar na semana seguinte. Seria possível

[†] Como foi denominado por alguns membros da equipe que não concordavam com a ideia de um único encontro, principalmente porque dificultaria a aprendizagem dos alunos. Assim, supervisores passaram a ter propostas diferentes para seus grupos de supervisionandos.

realizar o Plantão de outra maneira? Quer dizer, em instituição faz-se necessário considerar o lugar onde acontece a prática para poder desenvolver um trabalho, caso contrário não há sentido para uma prática psicológica. Não se pode partir de um modelo rígido e fixo para poder responder ao que é solicitado, tampouco contribuir para a formação de psicólogos perante as demandas sociais.

Por outro lado, a radicalidade de um serviço de Plantão que abre a possibilidade de um encontro único, como apresenta Mahfoud,[9] estaria ou não contemplada em Rogers? Havia certa radicalidade em Rogers ao não distinguir entre aconselhamento e terapia, mas que foi compreendida como uma indistinção em vez de esclarecer qual seria verdadeiramente o sentido de aconselhamento psicológico, principalmente por se tratar de especificidade do psicólogo pela lei brasileira de 1962 que regulamentou a profissão.

Acredito que tenham sido essas experiências iniciais as disparadoras para questionar que o SAP não formava apenas psicoterapeutas, por transitar por outros espaços. De certa forma, sendo supervisora, entrando em uma instituição com alunos, ouvindo os atores institucionais e tentando criar um serviço para aquela instituição a partir do que ela pedia, fui aprendendo ao longo do tempo que eu era psicóloga supervisora de futuros psicólogos, desde o primeiro contato com aquele que nos solicitava.

Aliás, penso que essa compreensão começou a se delinear já em 1990, ano tão crítico, como já disse. Foi ao abrir aquele grupo de formação para alunos primeiranistas e acompanhá-los pelos cinco anos do curso, fazendo grupo com alunos iniciantes,[10] que se formulou a questão de ser psicólogo em sentido mais amplo, abrindo um espaço para contemplar uma possibilidade de discussão sobre o seu próprio fazer e as necessidades do contexto atual para um trabalho em psicologia. Em realidade, nesse grupo ocorria uma supervisão, não de caso, mas do que se configurava supervisão de apoio como formação, identidade profissional, ação do psicólogo, supervisão, entre outras questões que diziam respeito à constituição de um modo de ser psicólogo. Simultaneamente, essa prática era também apoiada pelo que ocorria com educadores de rua.

Tendo voltado nosso olhar para o próprio passado e tradição desse campo, resgatando sua memória, é possível redimensioná-lo por meio da pluralidade de práticas e compreensão de seu significado, enquanto prática clínica que pode transcender para além da aparente confusão entre teoria, prática e/ou técnica de campo de atuação de psicólogos.

Sendo o aconselhamento psicológico atenção e cuidado ao sofrimento existencial como prática específica do fazer do psicólogo,[11] o plantão psicológico pode ser compreendido como uma de suas modalidades.

Compreendido inicialmente como uma primeira entrevista e atrelado ao processo de terapia, baseado na perspectiva de Rogers, o Plantão, posteriormente, constituiu-se em uma prática psicológica própria. Como próprio de uma prática afeita aos negócios humanos, fez-se imperativo ao Plantão abrir-se à diversidade, pluralidade e singularidade, contextualizando uma compreensão atenta à realidade experiencial do demandante, para também contemplar as dimensões da cultura atual.

Interpretar aspectos socioculturais e saberes específicos referentes impunha-se diante do que à prática de Plantão se apresentava: campo de invenção de prática em ação atentando a experiências singulares narradas. Desse modo, se há alguma inventividade produzida por essa compreensão de Plantão Psicológico como modalidade de prática em AP, ela percorre uma ação de atenção e cuidado do sofrer peregrinado do homem.

Nessa perspectiva, o plantão psicológico se encontra na fronteira para uma alternativa outra em aconselhamento psicológico, mantendo-se atento à tensão e diálogo entre suas origens constitutivas e um contexto de mundo. Assim, poder compreender o aconselhamento psicológico por sua modalidade de Plantão seria uma possibilidade de reencontrar a tradição já presente em Carl Rogers e Rachel Lea Rosenberg: o sentido de prática clínica, inventiva e plástica, para atentar e cuidar do desalojamento humano solicitadamente demandado no mundo junto a outros. Afinal, a questão de docentes e profissionais, envolvidos com a formação do psicólogo na clínica-escola e na atividade de supervisão, é repensar o curso de Psicologia e o estágio supervisionado em função de dois objetivos: formação de estagiários e atendimento à comunidade.

Os atendimentos desenvolvidos em instituições, tais como as clínicas-escola, não podem mais ser considerados como a possibilidade de aplicação do modelo teórico positivista à prática. Tem sido constatado que o estágio de Psicologia, estruturado a partir de um escalonamento crescente de dificuldades de atuação, deixa pequena margem de iniciativa aos estagiários. Além disso, pesquisas nessa direção mostram a ineficiência de atendimento aos clientes. É na prática psicológica que surgem os incômodos da insuficiência e incompletude teórica da concepção científica da modernidade. Mais especificamente, é a prática psicológica em instituições que oferece situações para o repensar teórico contextualizado e atualizado.

Ao mesmo tempo, coloca-se a questão de como ajudar o estagiário a desenvolver-se numa situação em que se coloca a necessidade de intervenção, de flexibilidade, de recurso ao conhecimento tácito e ao saber do ofício de um clínico experiente e dentro do contexto de realidade de demanda da população por serviços de saúde e educação com qualidade de atendimento. E isso ainda é uma questão.

Considerando o psicólogo como profissional do encontro com a alteridade, em vez de eliminar qualquer perturbação da representação (filiação teórica, coerência e lógica), sugere-se que o estudante seja confrontado com situações como campo para experiências, ou seja, para a ela recorrer para aprendizagem múltipla e mestiçada.[12]

Por outro lado, a questão da precariedade dos serviços públicos de saúde, e em especial de saúde mental, requer um olhar atento tanto à formação de profissionais quanto à qualidade dos atendimentos oferecidos.[13]

Nessa direção, a modalidade de plantão psicológico tem sido reiteradamente investigada por se mostrar pertinente ao acolhimento de demanda de funcionários e usuários das instituições em que tem sido implantado.

Considerando o plantão psicológico como intervenção para atenção e cuidado ao que do humano se manifesta em situações de crise, buscava-se compreender sua eficácia terapêutica e estabelecer bases conceituais para uma intervenção clínica, socialmente contextualizada.[14] Fundamentando essa perspectiva, encontra-se o fenômeno da aprendizagem significativa como transferência de metodologia a multiplicadores no cumprimento de sua função institucional social: responsabilidade e promoção social para com a comunidade.[15]

Pela experiência em trânsito, a prática psicológica se fazia uma questão.

A um determinado ponto, o plantão psicológico se firmou como mais primordial do que o aconselhamento psicológico enquanto possibilidade para ação clínica.

Transitando entre psicologia social clínica e a fenomenologia existencial, outras veredas foram se abrindo para desconstruir a tradicional relação entre aconselhamento psicológico e psicoterapia, e pensar o agir clínico originário na prática psicológica pelo Plantão, para além de qualquer referencial teórico. E mais, pela ampliação da prática da supervisão, agora se colocava a perspectiva da aprendizagem significativa para a formação de psicólogos.[16]

Nessa direção, recupero a seguir trecho de uma entrevista para uma pesquisa,[17] na qual um pesquisador assim se referiu a sua experiência com alunos que se iniciavam na prática do Plantão, descrevendo o movimento vivido pelos estudantes de graduação quanto a compreenderem o sentido de Plantão em instituições por não se apresentar como prática tradicional:

> "Isto não é plantão!". Como assim? Há uma definição *a priori* de plantão? Não existe. Ele vai acontecer conforme o grupo que está ali, conforme o encontro que está ali, porque se a gente for determinar *a priori* o que a gente vai fazer lá, o que é plantão, acabou! Vocês vão inventar com a população! Não fiquem se obrigando a inventar algo para levar à população, que não vai dar certo! Vocês vão inventar junto! Conversem! Perguntem o que eles querem, o que vocês podem fazer! (Pesquisadora 1, apud Ostronoff[17]).
> Então... se referir ao Plantão por esses aspectos de enquadre... começou a ficar cada vez mais difícil... cada lugar que a gente ocupa... oferece uma lembrança diferente do Plantão... do que seja o Plantão... Então... tem algumas coisas de... práticas de encaminhamento um pouco diretas... Tem muita gente que entrava para atender já pensando no encaminhamento como opção... Na verdade... como uma opção já *a priori*... [...] Eu acho que... em AP... essas possibilidades já estavam permeando os atendimentos antes delas se apresentarem... Acho que isso direcionava muita coisa e às vezes dificultava estabelecer o espaço ali mesmo... Mais ou menos isso: as pessoas já iam para o atendimento sabendo o que iam fazer com aquela pessoa... Até com a questão de... por exemplo... não atender pessoas daqui da região... Então... se falava que não é que vai negar atendimento... pois não vai... porque vai ter um encontro com a pessoa e instruir que ela vai ter que ser encaminhada... Isso... para mim... já foge da ideia do Plantão![18]

Nessa direção é que se apresenta um início para descortinar o sentido de plantão psicológico: o percurso fora da clínica-escola permitiu afirmar o que já se anunciara com "a queda dos prédios do IP"; ou seja, a ação clínica por essa modalidade de prática revelando-se pela urgência na procura do cliente. Diz de momento no qual o cuidar de si se mostra em ação e como tal solicita re-colhimento por outro para em-caminhar-se, revelado de modo bem explícito nos projetos em instituições.

Embora reconhecido que o plantão psicológico era um espaço para esclarecimento da demanda do cliente, havia o consenso de que, caso não fosse clarificada a situação, poderia ser necessário marcar um retorno de Plantão, em outro dia e hora. Nem sempre tendo ocorrido a supervisão de Plantão no mesmo horário do atendimento, era mais tranquilizador ao aluno iniciante recorrer a essa estratégia: "na dúvida, marque um retorno". Em que medida essa orientação não implicava tanto certa desconfiança no aluno quanto uma descrença que em um único encontro não se pudesse "ajudar" o cliente a esclarecer a demanda? Em que medida não era ainda uma adesão à clínica tradicional, uma vez que, orientando-se por inspiração em Rogers, o Plantão seria a possibilidade de entrada em processo terapêutico? De qualquer modo, como procedimento, os retornos de Plantão podiam estender-se, na clínica-escola, ao longo do semestre, confundindo alunos e clientes quanto a seu sentido, praticamente agindo clinicamente como em processo psicoterapêutico, mantendo-se um *setting* de consultório tanto na realização da prática como na compreensão do aluno, prevalecendo nesse modo o enfoque clínico tradicional de consultório na clínica-escola para o atendimento à comunidade.

Ou seja, "fazer Plantão" em seu início constituía-se pelo disponibilizar-se em um espaço físico durante determinado espaço de tempo a quem aparecesse, sem nenhuma referência ao modo de debruçar sobre à pro-cura do cliente.

Era utilizado como via de acesso facilitada ao exercício clínico, uma situação construída tanto a partir do uso que a população fazia do serviço quanto da maneira como os alunos o compreendiam: por um lado, a população sabia que no Plantão poderia encontrar atendimento psicológico gratuito e de qualidade; por outro, os alunos sabiam que poderiam encontrar pacientes por meio dos quais exercitariam toda a teoria. Apontava para um possível automatismo de ação, engendrando uma prática com procedimentos previamente determinados: plantonista disponível por um espaço de tempo em determinado lugar, compreendendo disponibilidade como presença física, o estar concretamente acessível a quem solicitasse atendimento. Não era compreendido como uma modalidade da prática clínica em psicologia na realidade acadêmica: fazer Plantão pelo disponibilizar-se em um espaço físico durante determinado espaço de tempo a quem aparecesse, podendo haver retornos vários com o mesmo plantonista em outros horários, haja vista a criação dos "projetinhos", configurava-se por uma prática clínica "assimilada" como uma técnica. Enfim, o Plantão mantinha uma forma ambígua de ação entre disponibilidade e compreensão tradicional de clínica. Seria desse modo que estaria sendo difundido?

A partir da escuta de tais depoimentos de pesquisadores e professores de universidades públicas, confessionais e particulares, o Plantão se apresentava quase como uma instituição ele mesmo, principalmente por ter se expandido por lugares diversos no Brasil. Para isso também contribuía a circunstância de estarem sendo questionados os currículos, a formação, o lugar da psicologia entre as ciências, a especificidade dela, a pressão da comunidade devida à precariedade de serviços de saúde mental. Nessa direção, a proposta mais aberta apresentada pelo Plantão era vista como uma "alternativa adequada e pertinente".

Contudo, acompanhando esse *boom*, percebia-se que em cada lugar onde havia essa modalidade de prática ela acontecia de diferentes modos. Nesse sentido, o Plantão parecia ter se tornado uma "instituição": um modelo de procedimento clínico a ser aplicado.

O Plantão virou moda em instituições e clínicas-escola, mas me pergunto: "Quantos de fato entendem o sentido de Plantão como ação clínica?". O Plantão passou a ser uma técnica pertinente ao dito compromisso social de instituições, pelo aparente livre acesso à "demanda" da comunidade.

É por esse momento que surge também outro termo: a "clínica ampliada", que passa a ser apresentada como expansão da clínica da díade para o social, e por ela o Plantão também vem sendo apresentado. Mas Plantão seria isso ou poderia estar sendo atravessado por outras questões das instituições e profissionais que o mantinham em um modo "institucionalizado" sem reflexão? O que parecia valer era a novidade que ele propunha por romper com algumas ideias acerca da clínica tradicional. E em que medida não estaria, também, sendo atravessado por questões políticas do momento do país? Penso que ele pode ter se cristalizado, simultaneamente limitado e limitante. Seria essa uma possibilidade para ele ser confundido com "triagem" e/ou "porta de entrada"? Mas entrada a quê? Qual a pertinência, o limite desse trabalho? Até onde seria possível ir ou não nessas intervenções de Plantão. Qual o sentido?

Esses atravessamentos foram permitindo refletir acerca dessa ação. Nessa mesma direção, o Plantão se apresentava como possibilidade de compreensão, atravessado pelo lugar onde ocorria, revelando que a prática não poderia ser marcada e aprisionada por procedimentos, técnicas nem teoria.

O inesperado e incontornável são a presença pela qual a ação clínica se dá a ver pelo Plantão.

DA ATENÇÃO AO QUESTIONAMENTO

Se a experiência com projetos de atenção psicológica a instituições abria possibilidades de invenções à prática do Plantão, essa modalidade mesma ainda era motivo de questionamento ao modo como acontecia na clínica-escola. Seria possível repensar essa prática no espaço da instituição de formação do psicólogo?

Que contribuições a experiência de saída para além dos muros da universidade poderia provocar para desconstruir inventivamente o Plantão em clínica-escola?

Recorrendo à experiência, o atendimento em Plantão, pelo olhar da formação em aconselhamento psicológico, pode ser compreendido como uma situação, na qual há particularidades tanto do cliente quanto do profissional, do mesmo modo como encontramos nas instituições: por um lado, a realidade sociocultural e existencial mesma do cliente, e, por outro, a realidade da instituição onde acontece o Plantão, ou seja, a realidade do plantonista, suas possibilidades e limites permitidos pela instituição. Nesse sentido, o Plantão se apresenta também como prática de atenção psicossocial, por ser oferecido pela clínica-escola como extensão universitária para a formação do futuro profissional.

Inseridas na universidade pública, intervenção e pesquisa em Plantão são contribuições visando ao exercício do bem-estar em comunidade: ação ética reflexiva e contextualizada por meio de projetos de pesquisa e extensão universitária.[10] Remetem à articulação entre universidade e comunidade, construindo alternativas de "aplicação" da psicologia que não expurguem a experiência, ao compreender a "realidade social" por meio dos próprios cidadãos.

Desse modo, considera-se o termo *práxis* psicológica e não prática, visando marcar o caráter ético de ação na comunidade. Ético diz respeito a disponibilizar ao sujeito ou instituição demandante cuidado responsável às singularidades dirigido ao bem-estar. Disponibilidade revela que projetos de extensão universitária se marcam como presença: constância e permanência nas instituições, por intervenções, não pontuais nem predeterminadas, na realidade mesma vivida pelos sujeitos nesse contexto: abordagem clínica de trabalho em instituição qualquer, inclusiva na clínica-escola.

No Plantão é necessário esclarecer a demanda do cliente e não escrutinar sua problemática. Pela perspectiva fenomenológica, aquele que procura por cuidado psicológico apresenta-se por sua própria história, tecida na trama de significados do mundo no qual se constituiu. Ou seja, o cliente se traz já imerso no social no qual foi lançado como humano. É a partir dessa teia de relações constituintes que o plantonista, também imerso em um mundo, vai ser ouvinte dessa narração. Assim, o sofrimento existencial manifesto não pode ser compreendido como mera interioridade individual, passível de corroborações teóricas sobre o psiquismo como entidade em si. Ouvinte atento, o plantonista, afetado por sua humanidade, pode responder ao clamor por sentido que brota na singularidade daquela existência narrada.

Compreendendo tal apelo, o plantonista passa a ser narrador do que ouviu e abre-se a modos de cuidado que revelem a situação existencial vivida singularmente por aquele cliente na teia de relações culturais que o fazem pertencente ao mundo humano.

O PLANTÃO PSICOLÓGICO E UMA COMPREENSÃO FENOMENOLÓGICA EXISTENCIAL

Olhar a ação clínica em Plantão diz respeito a atentar ao sofrimento, ou àquilo que é de fato urgente; ou seja, sofrer circula muitas vezes no humano de modo muito sutil e pouco nítido. Tal "imprecisão" em se dar a ver é característica da urgência, daquilo que é preciso, visto que sua linguagem fala daquilo que, ao mesmo tempo, é familiar e estrangeiro. O que urge ao cliente é ambíguo; nem sempre ele sabe nomear o que sente, permanecendo imerso em sua angústia. É essa disposição afetiva que o coloca em movimento por um sentido para o que sente, revelando que a angústia mesma é possibilidade de abertura para buscar outros rumos pertinentes à existência.

Nessa direção, disponibilidade e atenção para as afetações são o fio que conduz o plantonista à ação. Atentar a afetações possibilita o plantonista a comunicar interpretações que aproximem o que emerge daquilo que é urgente. O inexorável fato de ser afetado pelo outro desabriga e coloca o plantonista em um lugar desconhecido, levando-o a um não saber ao impeli-lo na direção do saber do outro.

Se ser afetado é a matéria-prima da ação clínica, ser plantonista exige uma disponibilidade para a "dimensão das afetações", para legitimar as compreensões que têm origem na experiência da escuta do outro. Afetação, quando bem cuidada, pode desvelar a compreensão e comunicação dos sentidos que, no outro, estão ainda por vir.

Pela perspectiva fenomenológica existencial, o Plantão pode encaminhar-se partindo do aparecer dos entes como desdobramento da temporalidade e existencialidade dos humanos enquanto *Ser-aí*, dada a ver pelo modo como o plantonista compreende e responde ao que lhe vem ao encontro. Nessa medida, o olhar cuidadoso àqueles que buscam o Plantão implica cuidar de ser pelo plantonista. É pela atenção e cuidado daqueles que se aventuram como clínicos, estribando-se pela afetabilidade, que se abrem possibilidades de ser clínico ancorado na própria existência.

É tarefa do ser plantonista cuidar do cuidar de ser como modo de ser fundamental do Ser--aí. Ser no mundo junto às coisas com outros revela o cuidado como tarefa fundamental.

Assim, clinicar implica debruçar-se ou inclinar-se para poder apreender e escutar aquele que precisa de cuidado por mal-estar. Ser clínico se mostra pelo modo da solicitude,[‡] fundamentada na escuta: compreensivamente mover-se no âmbito do ser-com, pois o outro é sempre alguém com o qual o psicólogo profissionalmente se pre-ocupa; ou seja, solicitude não é ocupação, mas pre-ocupação.

Ao ocorrer em instituições fora do âmbito acadêmico, a ação do Plantão revela que as divisões teóricas ou disciplinares são fronteiras interpostas por um modo tradicional de compreensão da área e do campo. Na prática, fronteiras existem, mas é a disponibilidade do profissional que torna possível a passagem/trânsito, legitimando projetos e ações interdisciplinares. Dessa forma, iniciar-se no Plantão em instituições fora da clínica-escola oferece ao aluno mais facilmente a possibilidade de compreender o sentido dessa modalidade de prática psicológica: em instituições, a ação cartográfica inicia-se por olhar ao redor, escutar e dizer, reconhecendo-se no e pelo contexto demandante como metodologia interventiva psicológica.[15,19] Nessa direção, oferece-se como investigação propícia a pesquisas que exploram a atenção psicológica como ação clínica demandada em diferentes contextos de instituições e organizações de saúde e educação na realidade social brasileira.

Embora compreendido pela perspectiva fenomenológica existencial, o Plantão, mais do que con-formar-se por essa compreensão, possibilita ao aluno refletir sobre um modo de ser clínico. Assim, não importa se o aluno continuará a ser plantonista ou se o referencial fenomenológico será sua direção. Importa que a formação de ser clínico diz de form-ação via *práxis*, desvelando-se uma ação clínica ética e política.

Assim, plantão psicológico não é uma técnica e não é para ser uma técnica. A experiência de se questionar "é ou não é plantão" é o desalojamento necessário para dar-se conta de que Plantão acontece no não esperado, implicando estar disponível ao inesperado necessário. Na formação do plantonista, viver situações desalojadoras, fora do lugar fixo tradicional do ser psicólogo, promove aprendizagem significativa pela experiência em ação.

---

‡ Solicitude diz respeito a procurar, composta pelo prefixo pro, que se refere a projeto no sentido de *proyectum*, traduzido por lançado adiante e por curar, em sua concepção de cuidar. Sendo o ser-aí sempre projetivo, na acepção de lançar-se adiante em direção a possibilidades, equivale a dizer que o homem é um realizador de possibilidades, sempre conjuntamente com outros.

Nessa direção é que se apresenta um início para descortinar o sentido de plantão psicológico: o percurso fora da clínica-escola permitiu afirmar o que já se anunciara com a impossibilidade de sua ocorrência na clínica-escola da universidade, por razões de estrutura física. Ou seja, a possibilidade de ação clínica por essa modalidade de prática revelou-se pela urgência na procura do cliente em projetos em outras instituições. Diz de momento no qual o cuidar de si se mostra em ação e, como tal, solicita re-colhimento por outro para en-caminhar-se, revelado de modo bem explícito nesses projetos.

Foi com tais questionamentos que levar o Plantão para espaços não acadêmicos fez-se fundamental. Impunha-se uma ação radical[§] e revolucionária[¶] ao que havia se transformado como compreensão de ação clínica em Plantão por definição ou representação. Ou seja, "fazer Plantão" na clínica-escola, como já mencionado, por espaço e tempo determinados a quem aparecesse, era exercício clínico utilizado como uma situação construída tanto a partir do uso que a população fazia do serviço quanto da maneira como os alunos o compreendiam: por um lado, a população sabia que no Plantão poderia encontrar atendimento psicológico gratuito e de qualidade; por outro, os alunos sabiam que poderiam encontrar "pacientes" por meio dos quais exercitariam a teoria ensinada.

Ou seja, a denominação enquanto modalidade de aconselhamento psicológico havia mudado, mas como ação clínica mantinha-se a conduta tradicional. Apontava-se para um possível automatismo de ação, engendrando uma prática com procedimentos previamente determinados: plantonista disponível por um espaço de tempo em determinado lugar, compreendendo disponibilidade como presença física, o estar concretamente acessível a quem solicitasse atendimento.

Não compreendido como modalidade da prática clínica em psicologia na realidade acadêmica, "fazer Plantão", no modelo já mencionado e assim sendo difundido, poderia configurar-se por uma prática clínica "assimilada" como uma técnica, mantendo uma forma ambígua de ação entre disponibilidade e compreensão tradicional de clínica. No entanto, outras situações se interpuseram na prática do Plantão.

Na medida em que a prática psicológica se deslocou para instituições, dava-se a ver como ela abria outras possibilidades de ações. Se, por um lado, a ação clínica possibilitava ver a instituição por intermédio de seus atores, por outro, a instituição ia apresentando contornos de como seria pertinente uma ação clínica nes-

[§] Radical: relaciona-se à raiz como: original, fundamental. Radicalidade: procedendo diretamente da raiz que sustenta os ramos.

[¶] Revolucionário: promover uma resistência ao instituído como autoridade, por uma ação não desmedida, a fim de desconstruir a traição ao passado, ou seja, ir além do estabelecido como certeza.

se contexto. Esses atravessamentos foram permitindo refletir acerca dessa ação. Nessa mesma direção, o Plantão se apresentava como possibilidade de compreensão atravessado pelo lugar onde ocorria, revelando como a prática não poderia ser marcada e aprisionada por procedimentos, técnicas nem teoria. O inesperado e incontornável são a presença pela qual ação clínica se dá a ver pelo Plantão.[20]

Assim compreendido o Plantão, situações clínicas vividas conduziam a mudanças de percurso de ações, como o atendimento de adolescente em uma unidade de internação, sugerindo continuar sua história mesmo que fosse com outro plantonista, ou o de um cliente na clínica-escola, atendido por vários plantonistas/supervisores. Por essas experiências, uma radical e revolucionária ação foi expressão de compreensão outra.

Afinal, o que se compreendia por essa modalidade eram procedimentos que se criaram a partir do contexto da clínica-escola. Desse modo, marcar retornos após o Plantão era já presumido, ainda que tais retornos de Plantão pudessem se estender ao longo do semestre, confundindo alunos e clientes quanto a seu sentido, praticamente agindo clinicamente como em processo psicoterapêutico, mantendo-se um *setting* de consultório tanto na realização da prática como na compreensão do aluno, prevalecendo nesse modo o enfoque clínico tradicional de consultório na clínica-escola para o atendimento à comunidade

Nessa direção, em instituições outras, o Plantão passou a contemplar retornos não *de* Plantão, mas retornos *ao* Plantão *no* Plantão, não necessariamente passando com o mesmo plantonista. Perseguia-se o sentido da vida como ela é: inexoravelmente imprevista e inóspita no mundo.

Afinal, seja em instituições ou clínicas-escola, o Plantão se oferece como um Plantão: uma árvore grande cuja sombra é ofertada a quem se encaminha pela existência, ao longo da qual nem sempre se encontra a mesma árvore, tampouco a ela se retorna por se estar seguindo adiante.

Essa compreensão não se opõe nem se contrapõe a outras modalidades de prática psicológica. Apenas abre outras possibilidades de ação clínica a partir das solicitações que lhe chegam. É nessa direção que se apresentou outro sentido ao encaminhamento a partir do Plantão, diferentemente de triagem. Pensando-se en-caminhar como pôr-se a caminho, há outra compreensão de encaminhamento: persegue o encaminhar-se do próprio cliente, não sendo essa uma ocupação do plantonista para o cliente, mas fruto de um trabalho de colaboração entre a dupla em Plantão – plantonista/cliente: plantonista junto ao cliente possibilita que o cliente mesmo se encaminhe como um cuidar próprio de si. Do mesmo modo, pode ser uma possibilidade de compreender o retorno ao Plantão no Plantão: como uma ação do cliente partindo de uma pro-cura que se apresenta urgente. O retorno ao Plantão diz de um modo de encaminhar-se apropriado e responsável da tarefa de cuidar de ser, direcionando-se ao en-caminhamento, se necessário.

Uma possibilidade

O Plantão como a metáfora da árvore é um sentido possível, por apontar o trânsito da existência humana. Pensar pela árvore pode dar a ver o modo como o ser clínico se inclina ao ser balançado por uma rajada de vento, aberto a recolher-se re-colhendo o vento, inclinando-se para acompanhar por onde ele o conduz. Ao mesmo tempo que diz desse modo de des-abrigamento, o ser clínico revela-se como des-apego: des-locando-se pelo percurso de momentos de chegadas e partidas das intempéries.

Por essa compreensão, o Plantão não é uma árvore tampouco por ter suas raízes fincadas em determinado lugar, não podendo movimentar-se. Suas raízes não expressam fixidez; antes dizem de origem. Dizem de uma possibilidade de referência para um en-caminhar-se, ainda que como referência transitória. Assim, ser clínico diz de uma passagem referente, posto que se faz marcar marcando: revela-se ação para abrir outras possibilidades para outras estações.

> Desse modo, o Plantão não pode se apresentar por um modo técnico a ser exportado como tecnologia: "Plantão é isso e assim tem que ser feito". Fechar-se-ia seu des-cobrimento como *tekhne*: arte ou habilidade de criar do artesão.

O Plantão, se compreendido como reprodutibilidade técnica, mostra um encadeamento organizado de ações para a obtenção eficaz de um resultado; assim, como processo replicável, homogeneíza as ações, tornando-as previsíveis e destituídas de plasticidade e mobilidade. Seria essa a compreensão do clínico: agir pela eficiência e pela eficácia? Tais características não implicariam perda de espontaneidade, pela adequação do sofrimento/fenômeno como mero objeto ao seu modo de operar? Ou seria esse um mal moderno, pelo qual a utilização da técnica enquanto tecnologia torna a clínica mecânica e automática, contribuindo para a reificação das ações humanas?

Como o Plantão Psicológico, cuja expansão é crescente nas instituições universitárias brasileiras nos últimos anos como prática formadora de psicólogos, de fato vem sendo compreendido? Trata-se de apenas mais uma modalidade de atenção psicológica "em moda", dado o "espírito" da eficácia e eficiência, próprias da lógica da tecnicidade para dar conta de situações de emergência psicológica? Ou, de fato, há uma pertinência e legitimidade como prática para o contexto social atual e, nesse sentido, formadora de psicólogos para instituições de saúde e educação?

A técnica é o modo de desvelar o ser e habitar o mundo, ou seja, o modo de existir, e, se de certo modo nossos pensamentos e ação encontram-se historicamente ligados à técnica, não é possível desvencilhar-se de certo modo técnico moderno. Mas refere-se a uma questão em tensão, que merece ser sempre interrogada pela ação. No modo de ser clínico não há a possibilidade de controle dos procedimentos a fim de obter resultados.

Tendo apresentado o Plantão Psicológico como modalidade prática psicológica em instituições, articulando-o com aprendizagem significativa, é chegado o momento de aproximá-lo de ação clínica. Recorro à cartografia clínica constituinte da ação do Plantão, dado que ela se oferece como elemento possível para essa aproximação.

Plantão e cartografia clínica

A ação cartográfica apresenta-se como uma etapa inicial de intervenção em cada projeto, sem, contudo, encerrar-se, na medida em que se manifesta, constante e presentemente, para o psicólogo como atitude clínica cartográfica, desde sua entrada no contexto da instituição. Tal atitude possibilita e engendra ações clínicas pertinentes, contextualizadas e reflexivamente refletidas.

Diz de um modo de se dispor indicando humor ou ação, disposição para agir em direção às pessoas, grupos, situações, inclinando-se para aprender e compreender; diz de uma atenção cuidadosa. Assim, refere-se mais propriamente ao modo como os plantonistas trazem o Plantão junto a si de maneira radical, na medida em que sustentam a tensão entre fala/escuta tensional entre ele e o outro, como atitude ao modo clínico de ser junto a. Nessa direção, há uma cumplicidade entre todos na ação clínica cartográfica para, a partir dela, refletir como intervir. Por diferentes pedidos, outras formas de situações para ocorrência de atenção psicológica se revelaram possíveis para angústias poderem ser explicitadas, pertinentes ao pertencer e agir em diferentes situações de coexistência coletiva, como em Casas Abertas para Crianças em Situação de Rua; Tribunal Regional do Trabalho de São Paulo; Projeto Esporte Talento – Centro de Práticas Esportivas da Universidade de São Paulo (CPEUSP); Companhias de Polícia Militar; Delegacias de Polícia Civil; Departamento Jurídico da Faculdade de Direito; Fórum de Justiça Juvenil; Febem/Fundação Casa; Hospital Universitário da Universidade de São Paulo – HU; Mutirões Habitacionais; Conjunto Residencial da Universidade de São Paulo (Crusp).

A presença da atitude cartográfica nesses diversos contextos foi, assim, caracterizando a ação clínica como intervenção de prática psicológica em instituições, através de um modo de atenção própria e específica do psicólogo. Configuraram-se, por ela, lugares não apenas de busca direta de alguém, mas de legitimação de ação espontânea de dizer do sofrimento, vivido por atores sociais, tanto para questões particulares como pelo vivido em comunidades ou instituições. Poderia ser esse modo de agir desvelador da dimensão ético-política na prática psicológica em instituições? Uma questão a ser refletida...[15]

Se essa compreensão foi se apresentando como o modo de compreender as intervenções de atenção psicológica em instituição, simultaneamente foi possível construir uma compreensão da experiência em Plantão como ação clínica. A ação clínica apresenta-se como escuta que chama o dizer, compreendido como *zeigen* – deixar ver, preparando a situação para que ele possa acontecer, possibilitando a abertura para outras possibilidades de ser. Nessa perspectiva, a escuta não se submete à interpretação nem à realização de um atributo como alternativa ou potencialidade; está comprometida com circundar de silêncio o dito para ressoar, de modo que o possível possa figurar-se, desfigurar-se e refigurar-se. Assim, via um silêncio inquietante, convoca o humano, em dívida com aquilo de que ele sempre procurou fugir, a assumir a intransferível responsabilidade de ser si mesmo.

Ação clínica e plantão

A civilização moderna instrumentalizou-se para escamotear o mistério, subjugar o inóspito, antecipar-se para controlar o imprevisto, afugentar a morte, mergulhando o homem em um mundo técnico, que desapropria, desaloja e não oferece ambientação que propicie o acontecer humano. Em tal condição, o existir, convertido em objeto, desenraíza-se de si mesmo, "à medida que, sob o signo da eficiência e da 'consumação de ser', o homem se desencarrega, se des-empenha do existir".[21]

Desse modo, a modalidade de Plantão Psicológico em instituições, mantendo tensão e diálogo entre suas origens constitutivas e o contexto atual, oferece-se para a ação clínica socialmente engendrada. É nessa direção que Plantão Psicológico se (des)fecha por invenção e plasticidade.

Mas como poder compreendê-la pela perspectiva fenomenológica existencial sem que corra o perigo de transformar-se reduzido a uma técnica ou método?

Nesse sentido, a compreensão de atitude clínica como um modo de se dispor indicando humor ou ação pode ser um vestígio a ser perseguido para refletir uma articulação possível entre a ação clínica e o Plantão Psicológico.

Recorro a Novaes[22] para encaminhar essa possibilidade. Apresenta como o que surge na situação clínica precisa ser considerado no concreto do qual procede.

> Como compreender então a atitude fenomenológica, tal como sugerida por Heidegger, para pensar a partir daí seu exercício clínico? Em um de seus seminários de Zollikon, ele afirma que a fenomenologia lida com algo que é anterior a toda representação conceitual ou vivência emocional (id., 2001, p. 158) a este "método" como um "envolver-se de modo especial na relação com o aquilo que nos vem ao encontro", pois "faz parte da fenomenologia o ato de vontade de não se fechar contra este envolver-se". Ao invés de qualquer tentativa de objetivação, "aguardemos" (*warten*) pela sua essência. Este "aguardar", no entanto, não se pode confundir com "ter expectativas" (*erwarten*), pois a expectativa já tem *a priori* um objeto pelo qual espera. O aguardar, tal como proposto, não tem qualquer objeto, simplesmente "aventura-se no próprio aberto..." (ibid., p.43). O aguardar sem nada representar conduz à própria abertura de sentido do ser. A serenidade vem da própria abertura, consiste no aguardar sereno através do qual experienciamos o pertencimento de nossa essência à abertura.

Novaes apresenta como recorrer à atitude fenomenológica fornece uma referência "fértil" à diversidade da prática psicológica, por provocar diferentes modos de disposição ou atitude para compreensão de sentido no que se dá a ver no cotidiano humano de psicólogo e cliente. Refere-se a um "deslocamento de si" que

> [...] nunca se reduz à simples mudança de ponto de vista teórico, trata-se de uma verdadeira transformação existencial, pois implica uma desestabilização e "des-identificação" dos nossos modos cotidianos de ser. Numa linguagem fenomenológica, diríamos que se trata de suspender os preconceitos intelectuais e afetivos da atitude cotidiana de ocupação utilitária de si e do mundo, para deixar vir ao encontro aquilo que se mostra, tal como se mostra a partir de si, em suas múltiplas possibilidades de sentido.[22]

Ou seja, trata-se de referencial ôntico, não podendo ser reduzido à estrutura existencial ontológica; contudo, pode dar-se por uma compreensão fenomenológica hermenêutica da existência. Diz de pensar por essa ótica como desapego a considerações prévias, pois "a atenção serena seria uma disposição de abertura que não exclui por princípio possibilidade alguma, nem mesmo aquela da intervenção técnico-científica, embora aqui já descaracterizada em sua pretensão de hegemonia e superioridade".[22] Contudo, a atitude clínica pode perseguir a atitude fenomenológica como possibilidade humana por se dirigir também à investigação da experiência, pela disposição da "serenidade" proposta por Heidegger.

Na verdade, "estranhamento" e "consentimento" podem ser compreendidos como momentos estruturais na unidade dinâmica da atitude fenomenológica. Essa dinâmica de "des-dobramento" do ser, inerente à existência, pode realizar-se em uma infinidade de modos e graus de intensidade, ou apropriação, na prática clínica. Caracteriza-se como espaço de explicitação da experiência existencial, de modo que a sessão de supervisão pode ser caracterizada como espaço de explicitação da própria experiência de escuta e/ou intervenção clínicas.[22]

Pela perspectiva fenomenológica existencial, experiência diz do modo de abertura do *Dasein,* referindo-se a ser afetado (*Befindlichkeit*) e "transformado" pelo que lhe vem ao encontro desalojador e dramático** no mundo com outros. Diz da atitude cartográfica do ser clínico.

Para Barreto,[21] na ação clínica, o encontro dá-se pelo falar e escutar a quem busca por sentido de sofrimento vivido em vários contextos: consultório psicoterápico, instituições de saúde e/ou de educação ou de um hospital; supervisões. Por esse encontro, a dimensão fenomenológica da experiência já inicia seu trânsito, mesmo em um sentido ainda não des-velado. A escuta atenta e o disponibilizar-se do psicólogo se apresentam como "ente-à-mão", dirigindo-se à singularidade daquele que o procura, como modo de cuidar do que demanda ser cuidado: sua própria existência. Nessa perspectiva, a ação clínica se apresenta como modo ôntico possível próprio de cuidar, ou seja, de "ação pré-ocupada" com o acontecer do cliente, atenta ao modo como o cliente vive o seu cuidar de ser. Pensar a ação clínica implica reconsiderar o mundo e seu contexto, no qual o humano contemporâneo se encontra.

Procede dizer que cuidar não é especificidade da prática psicológica. Para Barreto,[21] "enquanto manifestação ôntica refere à configuração concreta do modo constitutivo da existência humana que se apresenta como 'estrutura de cuidar'. Assim, o ser clínico como cuidado remete aos modos possíveis de cuidar num determinado tempo e numa determinada situação". Tal ação abre-se para a escuta de um falar, pro-curando abertura ao que permanece "cego" em sua singularidade. Afinal, o que permanece em familiaridade constante pode perder sua peculiaridade, por ser necessária certa distância para poder ser assim visto e compreendido. Como diz Heidegger,[23] "proximidade não é pouca distância". Assim, cuidar diz de atitude cartográfica em direção à ação clínica.

** Drama: condição ou situação ou série de eventos envolvendo conflito intenso de forças. Do grego, *dran*, agir, fazer, *drainein*, pronto a fazer.

O modo básico de ser é compreendido como cuidado (*Sorge*), e tal cuidado como modo básico de ser do *Dasein* é apenas como preocupação básica (*Besorgen*), se *Dasein* é essencialmente ser-no-mundo, como uso, e, no mesmo sentido, o modo básico de ser do *Dasein* é solicitude (*Fürsorge*), enquanto como *Dasein* é ser-com outros. No que diz respeito à ocupação, (*Besorge*) refere-se a equipamento, que pode mostrar-se inautenticamente como dominando ou aliviando o cuidado do outro por substituição de seu lugar: "pegando-o no colo". Contudo, sendo autêntico, pode mostrar-se como "se colocando à frente do outro", a fim de que como *Dasein* o outro possa retornar a si próprio. Solicitude autêntica permite ao *Dasein* abrir possibilidades a outros *Daseins*, em vez de impor suas próprias possibilidades a outros, reduzindo-os à dependência.[24] É nessa direção que a ação clínica dirige-se a re-colher, e não a-colher,[††] ao sentido de existir como destinação, por entre as tramas de significações no modo cotidiano de viver no mundo.

Assim, é esse sentido que chama pelas formas de cuidado, apontando que o homem tem como tarefa na existência o cuidar de ser, sendo afetado pelo mundo e pelos outros, por seu modo originário de lançado na facticidade do cotidiano. Contudo, sendo aberto a possibilidades, implica-se poder-ser por entre elas para encaminhar sua existência, destinando-se com responsabilidade e liberdade. Diz de atitude cartográfica implicada na ação clínica.

O homem existe lançado no mundo, na facticidade do cotidiano, enredado nas circunstâncias estruturais já interpeladas pelo público. Tem como tarefa cuidar da própria existência que se apresenta como pura possibilidade e abertura ao ser. Assim, a possibilidade implica ser livre para o mais peculiar poder-ser: entre a responsabilidade de ser, o homem deve, permanentemente, abrir-se para suas possibilidades, dar-lhes sentido e escolhê-las de modo a encaminhar sua existência. É por essa compreensão que a ação clínica constitui-se em uma disponibilidade para acompanhar o outro (cliente) no cuidar das suas possibilidades mais próprias, dispondo delas livremente e com responsabilidade.[21]

Assim refletindo, é possível mostrar como a ação clínica busca pela fala tornar o outro um narrador de si mesmo pela escuta atenta e de um dizer "afetadamente" encarnado do psicólogo ao outro, agora ouvinte. Transitando pela escuta e fala, *a ação cartográfica clínica* possibilita ao outro transitar por sua história, e encaminhar-se responsavelmente para o seu próprio cuidar de ser.

Por toda essa compreensão, contemplando a atitude clínica revelada pelo Plantão Psicológico, caberia uma possível abertura a outra compreensão. Em que medida o Plantão, por sua característica de não continuidade e retorno ao plantão com qualquer plantonista, apresenta ruptura do cotidiano, instituindo uma tem-

[††] Pensa-se no gesto que acompanha essas palavras, e a-colher me e-voca "tutela", *besorge*.

poralidade kairológica[25] para re-colher a possibilidade de transitar pela história e encaminhar-se responsavelmente para o seu próprio cuidar de ser?

De qualquer forma, nesse percurso, a linguagem surge como fundante para a experiência. Para Heidegger[23] e Gadamer,[26] o ato de nomear pode instalar o ente na clareira do ser e abrir para ele o que aparece como imprecisão e inquietação, já que, originalmente, dizer significa "mostrar".

Para Nunes,[27]

> Escuta-se antes de ouvir, silencia-se indo contra a corrente da fala. Escutar é uma forma de perceber compreendendo. Quem é surdo, pode escutar sem ouvir. E quem ouve verdadeiramente, não escuta sons esparsos, sem conexão; percebe o ruído pesado da chuva, o prolongado cicio do vento, etc. Perceber dessa maneira é compreender, como se compreende o outro escutando-o e como escuta ou ausculta com as mãos, apalpando, aquele que nada vê. Mais do que a minha fala, a escuta de quem me ouve assinala a ocorrência da compreensão. Pode também assinalá-lo o meu silêncio, quando interrompo ou deixo em suspenso o meu discurso para aquele que me ouve.

Desse modo, a ação clínica transita por outra compreensão de psicologia por enfatizar a dimensão ética dos discursos e da prática psicológica.

Assim compreendida, apresenta-se implicada à linguagem como possibilidade de levar algo à luz, trazendo algo para des-ocultação. É por essa vereda que se encaminha o (des)fecho a seguir.

Plantão psicológico e ação clínica... acontecência para cuidar de ser?

Para Barreto,[21] a hermenêutica como escuta da linguagem em sua essência poética diz de sua força de abertura e fundação, interpretando a palavra sem a esgotar por respeitá-la em sua natureza de permanente reserva. Na situação clínica, o cliente se compreende, dá-se a compreender nessa relação, para si e para o terapeuta, abrindo-se na justa medida para a experiência que deseja expressar. "A ação clínica pode pôr em andamento o que já é próprio do humano, ajudando-o a 'pro-curar' aquilo de que foge: a morada no sentido e o habitar des-cobrindo ele mesmo e o mundo, relançando-o na sua existência, a fim de que pense a própria vida."[21]

Nessa perspectiva, a ação clínica pode mostrar-se possibilidade para libertar a fala e a ação pelo nomear: des-ocultar a demanda que solicita um habitar sereno pelo dizer-escutar-ouvir-dizer, para sair e encaminhar o poder-ser próprio: liberdade de ser realizadora de cuidar de ser para cuidar de ser. E aqui apresenta-se a propriedade da ação clínica pelo plantonista, pois ele escuta não o que é falado, mas sim aquilo que pro-cura para ser escutado com atenção. Para Duarte,[28]

> A escuta não é testemunha apenas da abertura originária que me garante a possibilidade de reconhecer o outro em sua alteridade; de modo ainda mais importante, a escuta testemunha a abertura do *Dasein* para o outro que cada um já traz junto a si e que se manifesta pela voz silenciosa que apenas requer que eu me torne amigo do outro, que eu reconheça o outro que sou enquanto mortal, acolhendo em mim o outro-que-o-humano na antecipação da morte. [...] Apenas uma tal escuta primeira e fundamental a si mesmo, à alteridade que já se é, permite escutar o amigo como outro e, portanto, calar-se diante dele, abstendo-se de ditar-lhe conselhos e indicações quanto ao que verdadeiramente importa em seu existir, tanto porque ninguém está de posse de uma medida universal que pudesse esclarecer o que é objetivamente melhor para o outro, quanto porque "substituí-lo" em seus próprios cuidados e ocupações implicaria dominá-lo e mantê-lo sob o jugo da dependência, ainda que suave. Trata-se do modo da preocupação que concerne ao encontro da "existência do outro" em seu poder-ser mais próprio, e que o ajuda a tornar-se "livre" e "transparente" para o que ele propriamente é (Heidegger vol. 1, § 26, p. 177; 1986, p. 125). [...] Tais considerações buscaram evidenciar que se Heidegger não elaborou uma ética, nem por isto seu pensamento tornou-se surdo para a alteridade. Pelo contrário, o pensamento heideggeriano nos mostra que no resguardo da precariedade o cuidado de si é também cuidado do outro. A consideração do "ser-para-a-morte" como o "modo de ser mais próprio" do *Dasein* não implica a irresponsabilidade ética para com os outros, mas tem como seu aspecto positivo a liberação da amizade como o modo próprio da relação ética, inspirando um agir cauteloso e resistente a quaisquer sistemas teóricos que definam padrões últimos quanto à moralidade do agir.

É nessa direção que Duarte[29] continua:

> Cotidianamente, não temos tempo para o outro e sequer lhe concedemos espaço, não velamos pela proximidade na distância nem deixamos que o outro seja o mortal que ele é, pois não o reconhecemos em sua alteridade como o outro que ele é na proximidade. Antes, tratamos o outro com indiferença ou hostilidade: seja porque ele não é um dos nossos, isto é, porque ele não é um nacional, não nasceu num mesmo solo comum; seja porque encarna em si mesmo uma diferença que a comunidade ou parcelas representativas dela não toleram e buscam

excluir por meio do preconceito e da discriminação; seja porque, em função da miséria, ainda quando o outro é formalmente reconhecido como um dos "nossos", ele já se encontra de antemão excluído das instâncias institucionais mundanas e privilegiadas nas quais acontece cotidianamente a *co-ek-sistência*. Ao pensar originariamente o *ethos* como morada, como abrigo comum na proximidade velada da clareira do ser – sem designar qualquer espaço, tempo ou atitude definidos e localizáveis; sem mencionar quaisquer hábitos ou costumes históricos socialmente compartilhados, passíveis de repetição e ensino, bem como sem se ater a quaisquer procedimentos de universalização normativa – Heidegger não se afasta da possibilidade de repensar a ética. Muito pelo contrário, ele nos ajuda a redefini-la, ao nos desvencilhar das determinações tradicionais, espaçotemporais, a partir das quais não pensamos e não exercitamos nossa *co-ek-sistência* na abertura do ser. Ao mesmo tempo, ao nos definir como os mortais, como os que são capazes de experimentar o dom da morte enquanto morte, Heidegger também renova as possibilidades da reflexão ética ao recuperar a indeterminação e finitude constitutivas do agir e pensar humanos. Da perspectiva de uma consideração originária ou pós-metafísica da ética, jamais se tratará de propor valores ou regras e procedimentos teóricos e práticos a partir dos quais se poderia garantir a boa vida em comum. Antes, e principalmente, trata-se de pensar e agir no sentido de uma ética do deixar-ser, capaz de deixar o outro ser livre para seu poder-ser mais próprio. No sentido de uma ética pós-metafísica pensar é agir, assim como agir é pensar, e tanto a ação de tal pensamento quanto o pensamento de tal ação escapam ao exercício da conceitualização e justificação teóricos sistemáticos, pois tal agir e tal pensar ontológico-ético não são nem da ordem do teórico nem da ordem do prático, não implicam a pretensão de causar quaisquer efeitos determinados ou resultados mensuráveis no mundo.

Apresenta-se que a linguagem é essencial ao homem por ser con-versação, envolvendo falante e ouvinte, con-versação que possibilita um encontro estável entre eles que pode persistir por um fluxo de tempo. Assim, nomeando coisas, o mundo se dá a ver como resposta a uma ação pela qual nos responsabilizamos.

No sentido estrito, linguagem como meio de comunicação do que já está mostrado é *Dichtung*, isto é, poesia. *Poesie* tem, assim, um sentido ainda mais estreito que *poiesis*, dizendo respeito mais exclusivamente a versos em contraste com prosa. Contudo, *poesie*, do grego *poiesis*, refere-se a fazer, produzir, que, vindo de *poiein*, refere-se à ação de pro-duzir ou fazer algo criativamente. Refere-se a dar nascimento a algo quando se move para fora de seu lugar como algo para tornar-se outro, des-ocultando-se como ação que transforma e continua adiante como possibilidade.

Nessa direção de linguagem e *poiesis* como des-ocultação, encontra-se em Benjamin, via Arendt,[30] uma possível reflexão da articulação com aquilo que é verdadeiro e que se dá ver pelo des-velamento que ocorre na ação clínica. A tradição transforma a verdade em sabedoria, e a sabedoria é a consistência da verdade transmissível.

Por essa reflexão, re-colher um testemunho de quem se narra implica atitude in-clinada da ação clínica ao habitar humano na linguagem poética: atitude clínica ética da prática. Por Heidegger (2002a, p.129),[31]

> [...] habitar, ser trazido à paz de um abrigo, diz: permanecer pacificado na liberdade de um pertencimento, resguardar cada coisa em sua essência. [...] O traço fundamental do habitar é esse resguardo. O resguardo perpassa o habitar em toda a sua amplitude. Mostra-se tão logo nos dispomos a pensar que ser homem consiste em habitar e, isso, no sentido de um de-morar-se dos mortais sobre essa terra. [...] O que se toma para abrigar deve ser velado. Onde, porém, habitar é bem mais um demorar-se junto às coisas.

Mas habitar também diz de construir como pro-duzir, ou seja, conduzir para diante, colocando algo diante do que já vigora, mas que por um lugar abre-se a um deixar-aparecer, no sentido grego de *tékhne*, para que se possa deixar-habitar. *"Somente em sendo capazes de habitar é que podemos construir."*[31]

Pensando por essa reflexão, em que medida o plantão psicológico, como cartografia clínica pela fala poética, pode ser compreendido como verdadeira ação para des-ocultação de quem é aquele que busca por re-velação de uma morada própria pela re-encaminhar-se pela história como cuidar de ser? Poderia o Plantão ser compreendido como acontecimento?

Pro-curar por escuta aponta a fala/linguagem como dar a ver algo. Transitando pela escuta e fala, a ação clínica possibilita ao outro transitar por sua história e encaminhar-se responsavelmente para o seu próprio cuidar de ser.

Assim pensando, como aponta Figueiredo,[32] a fala como ação diz de alguém, permitindo fazer acontecer algo. Já Barreto[21] apresenta o sentido de experiência na concepção de Heidegger:

> [...] consiste em ser "afetado" e "transformado" num encontro com o outro na sua alteridade, um acontecimento dramático que supõe o estar instalado num mun-

do como horizonte de encontros. Esse horizonte, ao mesmo tempo, abre-se para transformações e resiste e se opõe a qualquer captura pelo outro.

Nessa articulação, ela abre a possibilidade de algo se apresentar como acontecimento. Mas como compreender?

Acontecimento[‡‡] refere-se a algo que surge (ir)rompendo inesperadamente a trama cotidiana da vida. Diz de uma experiência de des-abrigamento de ruptura e transição, destruindo e fundando mundo ao mesmo tempo: pela fenda que abre na realidade, possibilita a passibilidade ao inesperado possível – o real. Assim, instaura-se por uma temporalidade como "transitar pelo suspenso" entre uma quebra e re-emergência de sentido, fazendo história entre o passado e o futuro.[32]

Nessa medida, podemos compreender acontecimento como experiência daquilo que é "incompreensível", pro-voca emoções (medo, prazer, alegria, espanto, horror), vividas como enigma do impossível. É experiência que expõe uma ferida, restando no abismo dessa experiência ela poder ser testemunhada.

E como essa angústia se articula à fala? "Esta fala que acontece ao falante e o coloca à escuta",[32] nomeando o enigma à justa distância para ser algo, é a fala acontecimental, pois abre ao falante e ao ouvinte o horizonte de visibilidade ao que é. Sendo não representacional, possibilita fazer experiência ao apelo de uma demanda: uma solicitação de fala para que o falante se re-instale na história.

Como apontado acima, "a palavra 'acontecimento' significa o que se dá e ocorre enquanto aquilo que se prepara e processa desta ou daquela maneira, ou seja, enquanto se envia e destina." (Heidegger, 2002b, p.54).[33] E se como também dito que a "natureza, o homem, o acontecer histórico, e a linguagem constituem, para as respectivas ciências, o incontornável já vigente", busco compreender "acontecimento" como *geschehen*, pelo modo de ser historial do humano. Buscando em Inwood,[24] encontro que o termo mais geral para um evento é *Ereignis*, de *sich ereignen*, como acontecer, ocorrer, derivando de *Auge*, olho, anteriormente *Eräugnis, eräugnen*, referindo-se a colocar diante dos olhos, tornar visível.

Outro termo é *Geschehnis*, como evento, incidente, acontecimento, de *geschehen* como correr, apressar-se, porém atualmente diz de acontecer. É o termo mais abstrato para "acontecimento". Procurando pela etimologia de *geschehen*, encontramos uma aproximação a gesto ou *jest*, vindo do latim *gestus*, particípio passado de *gerere*, como gerar ou gestar. Indica a ação de um agente como algo heroico ou notável, como "fazer história".

Em que medida o plantão psicológico como cartografia clínica diz de um gesto? O psicólogo, seja em uma entrevista de Plantão em clínica-escola ou em car-

---

‡‡ Do latim *accident-*, *accidens* inoportuno evento, traduzido do grego *symbebēkós*. De *accidere* como cair por terra impingido, *ad-* (para) + *cadere* (cair). Pro-voca emoções.

tografia por uma instituição de saúde ou de educação, mantendo-se inclinado à narrativa daquele com quem fala, está sempre in-vestigando a experiência clinicamente, experiência essa que, vindo do mundo com outros, apresenta-se enovelada no público, porém sem fio de sentido ao narrador. Em outras palavras, a ação psicológica conduz-se a ir por entre os vestígios do vivido para des-ocultar outras facetas que se mostram nas situações de homens e atores institucionais. Buscando des-enredar a experiência da trama sedutora de significados na qual se encontra, acompanha o cliente, testemunhando sua narrativa pela desorientação e desamparo para, junto a ele, sugerir o encaminhar-se para fora de seu sofrimento, levando-se adiante dessa urdidura do público na qual se enroscou. E isso só pode acontecer em experiência em ação, ou seja, quando a interpretação da compreensão pudesse conduzir-se para "fora do perigo".

Estruturando-se a partir da escuta, a ação psicológica, amparada na perspectiva fenomenológica existencial, conduz-se pela narrativa na prática e na pesquisa, já que ambas dizem de experiência e história que urgem por uma compreensão mais ampla. Na trilha do sofrimento na história, outros modos de seu enfrentamento são per-seguidos pela atenção e cuidado psicológicos, sem jamais percorrer modelos clássicos de triagem, amparados no psicodiagnóstico tradicional ou na psicopatologia, nem de intervenção, quase sempre acompanhamento psicoterápico. Apenas emerge no encontro entre o cliente e o psicólogo/pesquisador como testemunha que autoriza e legitima uma continuação da história desse cliente em uma dimensão em que possa existir em bem-estar e autenticidade.[34]

E, nessa direção, seria possível associar o *plantão psicológico,* como vem aqui sendo apresentado, à *ação cartográfica clínica* instaurando acontecimento? Fica em aberto esse questionamento para ser interrogado... para não cair no perigo de equivocar-me com o des-encobrimento e o interpretar apressadamente. Afinal, "talvez por isso nos seja tão difícil adquirir familiaridade com uma questão nascida de uma verdadeira experiência. Para que isso aconteça, é preciso poder espantar-se diante do simples e assumir esse espanto como morada" (Heidegger, 2002a, p.228-229).[31]

O Plantão se revelando pelos "caminhos de floresta"

Considerando-se a metáfora de Plantão como "uma grande árvore", os "caminhos de floresta" se apresentaram. Os caminhos florestais referem-se à atividade do lenhador empenhado em um labor. Contudo, tais caminhos podem até levá-lo a lugar nenhum, sem que isso seja problema, pois ele já está onde gostaria de chegar. A floresta é sua morada, como que fazendo parte do seu ofício. Assim, não há lugares aonde chegar nem resultados a serem alcançados, uma vez que já se fixou morada com o que se ocupa.[30] Habitando a floresta e não com ela se ocupando, o lenhador não busca um fim fora dela em direção à cidade dos homens, pois sempre haverá novas trilhas a percorrer por ela. "Na floresta há certos caminhos que frequentemente se perdem, recobertos de ervas, no não traçado. A gente os chama de *Holzwege*" (Heidegger, 2002b, p.9; Heidegger, 2002c).[33,35]

Pelo Plantão como ação cartográfica clínica não se busca transmitir conhecimento e conteúdos, mas sim oportunizar condições de caminhada junto em trilhas florestais ainda não exploradas, embora cada um siga seu próprio caminho pela mesma floresta: espantar-se frente ao simples, sempre dis-posto ao espanto como morada.

Esse é o trabalho do lenhador/plantonista: dis-posição para deter-se no espanto da condição humana de errância. O "homem erra. O homem não cai na errância num momento dado. [...] a errância participa da constituição íntima do ser-aí à qual o homem historial está abandonado".[36] "Somente apropriando-se da instância de mistério e desconhecimento da existência" os plantonistas podem lançar-se à ação cartográfica clínica, "terreno ambíguo, de mansidão e rigor, do deixar-ser"[37] deixando-se ser.

Fundamentalmente, é pelo sentido etimológico de aconselhamento e de plantão psicológico que nossos projetos de extensão e nossas pesquisas caminham. Apresentam-se sendo a possibilidade de continuação de várias histórias, inclusive da própria cultura, quando homem/homens, inquietamente transitando pelos caminhos da vida, permitem-se deixar-se estar à sombra de uma planta grande que em sua direção inclina suas ramas, sugerindo uma ruptura em sua cotidiana errância a fim de pôr-se mais uma vez em destinação. Sentido esse que pode ter sido perdido ou esquecido ao longo dos tempos...

Se a coordenação da alma, do olhar e da mão é própria do artesão, será que aqui se apresentou como narrativa? Afinal, a relação entre o narrador/plantonista e sua matéria – a vida humana – diz de relação artesanal: sua tarefa é trabalhar a matéria-prima da experiência, a sua e a dos outros, singular e plural, ética e politicamente.

Quem sabe as metáforas, como expressões de narrativas antigas, possam se apresentar como a moral desta história, abraçando um acontecimento, "como a hera abraça um muro"?

PLANTÃO PSICOLÓGICO... AÇÃO CARTOGRÁFICA... ACONTECER CLÍNICO...

Como diria Guimarães Rosa, a cada volta do caminho, personagens humildes, em luta com a expressão recalcitrante, procuram definir-se, tentam encontrar o sentido da aventura humana: "Viver é obrigação sempre imediata"; "Viver seja talvez somente guardar o lugar de outrem, ainda diferente, ausente"; "A gente quer, mas não consegue furtar no peso da vida"; "Quem quer viver, faz mágica"; "Da vida sabe-se: o que a ostra percebe do mar e do rochedo".

E a floresta do plantão psicológico, na acontecência de suas veredas, dá a ver possibilidades de ambiência necessária ao existir do "homem em tempos sombrios". Diz de seguir adiante (*meta)* por esse caminho (*hodos*) para per-seguir o ainda não trilhado insinuante da existência humana, embrenhando-se floresta adentro. Ou, uma *tekhne* dramática para seguir a caminho de compreensão do "trágico" humano: sua mortalidade.[38] Ou, ainda, uma "*método logia*" clínica encaminhando ação cartográfica como atenção e cuidado, ouvindo o lamento do acontecer humano trágico, seguindo por onde e como o trânsito acontece pelas passagens na errância do homem de pés inchados...

Assim, não é por uma perspectiva nem filosófica nem teórica que os plantonistas se marcam. Mas, tendo eu me colhido, es-colhi re-colher atenta e cuidadosamente aqueles que, colhendo-se, es-colheram re-colher atenta e cuidadosamente outros que buscaram colher-se para es-colherem re-colher cuidar de ser para en-caminharem-se ao poder-ser precário pelas veredas da vida.

A travessia do ser clínico implica assinar em branco a condição humana de estar pronto para ser aquilo que puder ser... com atenção e cuidado... por entre acontecimentos que lhe vêm ao encontro... Plantonista errante... abrindo-se para re-colher... legitimando o poder-ser...

> "Felizmente, o que vai raiar é o dia. Sossego, quase, do cansaço do desassossego. Nascemos já em plena angústia metafísica, em plena angústia moral, em pleno desassossego político. [...] A vida é a hesitação entre uma exclamação e uma interrogação. Na dúvida, há um ponto final" (Pessoa, 2014, p.222,229,279).[39]

REFERÊNCIAS

1. Morato HTP. Por entre plantão psicológico e ação cartográfica clínica pelos "caminhos de floresta". In: Cabral BEB, Barreto CLBT, Kovács MJ, Schmidt MLS (org). Prática psicológica em instituições – clínica, saúde e educação. Curitiba: CRV; 2017. p.19-37.
2. Rogers CR. The process of the basic encounter group. In: Bugental JFT. Chalenges of humanistic psychology. New York: Mc Graw-Hill Book Company; 1967. p.261-76.
3. Rogers CR. Tornar-se pessoa. São Paulo: Martins Fontes; 1977.
4. Rogers CR. Sobre o poder pessoal. São Paulo: Martins Fontes; 1978.

5. Rogers CR. Liberdade para aprender em nossa década. Porto Alegre: Ed. Artes Médicas Sul Ltda.; 1985.
6. Wood JK. Mais princípios da aprendizagem centrada na pessoa. Simpósio "Vivência Acadêmica: o Enfoque Centrado na Pessoa". São Paulo: Cadernos USP. CODAC-USP; 1986. p.27-43.
7. Eisenlohr MG. Formação em psicologia: uma possibilidade para educadores. [Dissertação]. São Paulo: Instituto de Psicologia da Universidade de São Paulo; 1997.
8. Eisenlohr MG. Serviço de aconselhamento psicológico do IPUSP: breve histórico de sua criação e mudanças ocorridas na década de 90. In: Morato HTP (org.). Aconselhamento psicológico centrado na pessoa: novos desafios. São Paulo: Casa do Psicólogo; 1999.
9. Mahfoud M. Vivências de um serviço de plantão psicológico. In: Rosenberg RL (org.). Aconselhamento psicológico centrado na pessoa. São Paulo: EPU; 1987.
10. Morato HTP, Schmidt MLS. Aprendizagem significativa e experiência: um grupo de encontro em instituição acadêmica. In: Morato HTP (org.). Aconselhamento psicológico centrado na pessoa: novos desafios. São Paulo: Casa do Psicólogo; 1999. p.117-30.
11. Morato HTP. Prática psicológica em instituições: ação política. In: Anais do VIII Simpósio Nacional de Práticas Psicológicas em Instituições. São Paulo: IPUSP; 2008.
12. Serres M. Filosofia mestiça. Rio de Janeiro: Nova Fronteira; 1993.
13. Morato HTP. Pedido, queixa e demanda no plantão psicológico: querer, poder ou precisar? In: VI Simpósio de Práticas Psicológicas em Instituição – Psicologia e Políticas Públicas. Vitória: Ufes; 2006a.
14. Morato HTP. Relatório de Pós-Doc. Fapesp, 2006b.
15. Morato HTP. Prática de plantão psicológico em instituições: questionamentos e reflexões. In: Breschigliari JO, Rocha MC (org.). Serviço de aconselhamento psicológico: 40 anos de história. São Paulo: SAP/USP; 2009.
16. Morato HTP, Schmidt MLS. Um livro pode valer pelo muito que nele não deveu caber. In: Morato HTP (org.). Aconselhamento psicológico centrado na pessoa: novos desafios. São Paulo: Casa do Psicólogo; 1999.
17. Ostronoff VH. Plantão psicológico: diversidade e ação clínica. Exame de qualificação (Doutorado em Psicologia Escolar e Desenvolvimento Humano). São Paulo: Instituto de Psicologia da Universidade de São Paulo; 2007.
18. Oliveira MM. Clínica, experiência e sentido: narrativa de plantonistas. [Dissertação]. São Paulo: Instituto de Psicologia da Universidade de São Paulo; 2006. p.124-5.
19. Morato HTP. Simpósio de práticas psicológicas em instituições: atenção psicológica: fundamentos, pesquisa e prática. Recife: Unicap; 2009a. v. 1. p.1-15.
20. Morato HTP. Plantão psicológico em instituições e aprendizagem significativa: atenção e formação. Relatório CNPq de bolsa produtividade, 2014.
21. Barreto CLBT. Uma possível compreensão fenomenológica existencial da clínica psicológica. In: Anais do VIII Simpósio Nacional de Práticas Psicológicas em Instituições. São Paulo: IPUSP; 2008. p.208.
22. Novaes RS. Elementos introdutórios para uma reflexão sobre a atenção nas práticas psicológicas clínicas a partir de uma atitude fenomenológica. In: Anais do VIII Simpósio Nacional de Práticas Psicológicas em Instituições. São Paulo: IPUSP; 2008. p.7-11.
23. Heidegger M. Ser e tempo. Cavalcante MS, translator. 3.ed. Petrópolis: Vozes; 1989. p.143.
24. Inwood MA. Heidegger dictionary. Massachussetts Blackwell Publishers Inc.;1999. p.36.
25. Evangelista PERA. Temporalidade kairológica do dasein e plantão psicológico. In: Anais do II Congresso Luso-brasileiro de Psicoterapia Existencial. Lisboa, 2014.
26. Gadamer H-G. Verdade e método. Petrópolis: Vozes; 1997.
27. Nunes B. Heidegger e a poesia. Natureza Humana (versão impressa). 2000;(2)1:109.
28. Duarte AM. Por uma ética da precariedade: sobre o traço ético de Ser e tempo. Natureza humana (versão impressa). 2000 Jun;2(1).

29. Duarte AM. Heidegger e a linguagem: do acolhimento do ser ao acolhimento do outro. Nat Hum [on-line]. 2005;7(1):129-58.
30. Arendt H. Homens em tempos sombrios. São Paulo: Schwarcz Ltda.; 1987. p.167-8; 226-7.
31. Heidegger M. Construir, habitar e pensar. In: Ensaios e conferências. Tradução: Leão EC et al. Petrópolis: Vozes; 2002a.
32. Figueiredo LC. Fala e acontecimento em análise. Percurso. 1993;(11-2):49.
33. Heidegger M. Aletheia (Heráclito, fragmento 50). In: Ensaios e conferências. Tradução: Leão EC et al. Petrópolis: Vozes; 2002b.
34. Morato HTP. Algumas considerações da fenomenologia existencial para a ação psicológica na prática e na pesquisa em instituições. In: Barreto CLT, Morato HTP, Caldas MT (orgs.). Prática psicológica na perspectiva fenomenológica. Curitiba: Juruá; 2013.
35. Heidegger M. A origem da obra de arte. In: Caminhos de floresta. Duarte IB, Pedroso F, translators. Lisboa: Fundação Calouste Gulbenkian; 2002c.
36. Heidegger M. Sobre a essência da verdade. In: Conferências e escritos filosóficos. São Paulo: Abril Cultural; 1979a. p.340-1.
37. Heidegger M. O que é isso: a filosofia? In: Conferências e escritos filosóficos. São Paulo: Abril Cultural; 1979. p.219-20.
38. Loraux N. A tragédia grega e o humano. In: Novaes A (org.). Ética. São Paulo: Companhia da Letras; 2007. p.21-43.
39. Pessoa F. Livro do desassosego. Lisboa: Tinta-da-China; 2014.

CAPÍTULO 13

A pesquisa na perspectiva fenomenológica: uma proposta dialógica e colaborativa

Heloisa Szymanski
Luciana Szymanski

APRESENTAÇÃO: DO SURGIMENTO E CONSOLIDAÇÃO DE UM MODO DE PESQUISAR FENOMENOLÓGICO

> *"O sujeito que se abre ao mundo e aos outros inaugura com seu gesto a relação dialógica em que se confirma como inquietação e curiosidade, como inconcluso em permanente movimento."* (Paulo Freire[1])

O grupo Ecofam (Grupo de Pesquisa em Práticas Educativas e atenção Psicoeducacional à Família, Escola e Comunidade) começou a estruturar-se em 1993, no Programa de Estudos Pós-graduados em Educação: Psicologia da Educação da PUC-SP, com a intenção de desenvolver pesquisas qualitativas de base fenomenológica junto a famílias e escolas situadas no território da Brasilândia, na periferia da cidade de São Paulo. Desde o início pretendíamos desenvolver pesquisas de interesse acadêmico, formar pesquisadoras e pesquisadores e oferecer às famílias e escolas da região subsídios para práticas educativas dialógicas.

As pesquisas desenvolvidas, ao mesmo tempo que traziam dados para a academia, ofereciam formação para as educadoras das escolas e creches do bairro, além de apoio às famílias. Isso era possível porque as alunas e alunos do programa de pós-graduação eram, na grande maioria, profissionais das áreas de educação e psicologia.

Essa proposta foi se consolidando, e, paralelamente, mais instituições e grupos da comunidade começaram a demandar formação e apoio psicoeducativo, bem como mais pesquisadores começaram a se interessar por pesquisas de cunho interventivo e dialógico e com fundamentação no pensamento fenomenológico e fenomenológico existencial. Desenvolvemos, assim, ao longo de décadas, um conjunto de conhecimentos sobre o modo de pesquisa de base fenomenológica e uma concepção própria e fenomenológica de circunstanciar problemas de pesquisa, de compreensão dos fenômenos tais como aparecem, de inserção ética e comprometida e de análise do processo.

PESQUISAR COMO AÇÃO POLÍTICA

Entendemos que a escolha por metodologias qualitativas que pesquisas de base fenomenológica realizam já nos aproximam de uma militância em relação ao ato de pesquisar, fomentando e legitimando modos de investigação que questionam um modelo tradicional e positivista:

> Procurar legitimação e reconhecimento é, em nosso caso, a busca por um espaço de inserção social e acadêmica, e não o anseio pela conquista de uma posição hegemônica. Há, aqui, a convicção de que as múltiplas e diversas abordagens qualitativas podem contribuir para a construção de conhecimento, colaborando e/ou antagonizando com os saberes produzidos dentro da perspectiva metódica positivista e quantitativa, configurando, mais especificamente, um campo de experimentações fecundas – e não experimentos rigidamente controlados e reprodutíveis – para a democratização da pesquisa.[2]

Democratizar a pesquisa significa explorar outras formas de investigar. Assim, pesquisas de base fenomenológica que questionam metodológica e procedimentalmente aspectos já engessados em nosso modo de pensar tradicional e ocidental acabam por nos aproximar das questões complexas de nossa sociedade e nos possibilitam experiências significativas de inserção em campo. Esse movimento desencadeia o que chamamos de "efeitos emancipadores"[2] do processo investigativo. Esperamos, ao longo deste capítulo, demonstrar alguns deles, tais como a construção de problema de pesquisa em conjunto com atores parceiros; a valorização das narrativas e suas perspectivas; o acolhimento da experiência do(a) participante e do(a) pesquisador(a); a inserção da primeira pessoa na escrita do texto; a aproximação da ciência de outras linguagens e a busca de sentidos e reflexões sobre ações transformadoras. Aqui apresentamos apenas alguns dos muitos aspectos contra-hegemônicos dessa forma de pesquisar, que desnaturalizam tantos outros já arraigados na academia, usualmente calcados na ideia de objetividade, neutralidade, distanciamento do(a) pesquisador(a), bem como uma assepsia textual. Eis, portanto, um convite para pensarmos juntos os momentos dessa pesquisa e de seus procedimentos.

A PESQUISA DE BASE FENOMENOLÓGICA: ALGUNS APONTAMENTOS

Sobre o pesquisar

"Investigar é sempre colocar em andamento uma interrogação." (Dulce Critelli[3])

Pesquisar é um modo de questionar o mundo; todos pesquisamos, as crianças pesquisam, formulam perguntas, testam, verificam, duvidam, concluem... Os gregos, ao falarem de um estado admirativo ou experiência de admiração – *thaumatzein* –, trazem à tona uma possibilidade humana, que deveríamos valorizar mais, de olhar com curiosidade e espanto para o mundo. Crianças olham com curiosidade; podemos investir na curiosidade ou suprimi-la; as escolas, famílias e entorno, em geral, podem também valorizar ou impossibilitar tal movimento de perplexidade diante dos acontecimentos.

Muitos(as) de nós desaprendemos a olhar com curiosidade para os processos da vida, somos desvalorizados(as) nesse movimento; sabemos que uma sociedade menos questionadora incomoda menos e atrapalha menos, especialmente quando dominam projetos totalitários, de pouco respeito à vida ou negacionistas, como o que vivemos agora, em plena pandemia de Covid-19. Dessa forma, pesquisadores(as) podemos ser todos(as), mas escrevemos aqui principalmente para aqueles(as) que querem (ou precisam) passar por isso em sua vivência acadêmica. E retomamos o estado admirativo e pré-reflexivo que nos faz questionar, pois perguntas todos(as) temos a fazer. A questão que aqui se coloca é: como elaborar uma pergunta de pesquisa que a) nos motive; b) faça sentido para a comunidade acadêmica; c) mobilize a investigação?

Sobre o perguntar

"A arte de perguntar é a arte de continuar perguntando; isto significa, porém, que é a arte de pensar." (Hans-Georg Gadamer[4])

"Não há nenhum enunciado que não seja uma espécie de resposta." (Hans-Georg Gadamer[5])

Nas primeiras experiências de pesquisa, somos colocados diante da tarefa de ter que formular o que chamamos de problema de pesquisa, deparando com o primeiro e complexo desafio. O problema se revela em forma de uma pergunta e deve se desdobrar de acordo com o todo da investigação; voltaremos a ele no final deste tópico. Essa pergunta decorre de algo mais amplo, que denominamos dimensão temática. Os temas podem dialogar, por exemplo, com questões advindas de experiência de vida, da experiência profissional, dos estudos de uma disciplina durante a graduação ou da escolha de um grupo de pesquisa na graduação ou pós-graduação. Dentro de nossa área de pesquisa, Educação e Psicologia, há grandes territórios a serem investigados, por exemplo, Família, Educação Infantil, Alfabetização, Gênero, entre muitos outros. A partir daí nossa área de interesse começa a se delimitar, segundo o questionamento que nos move a pesquisar.

Nas ciências humanas os fenômenos diferem em sua manifestação, conforme o cenário sociocultural e humano em que aparecem. Assim, estudar o processo de alfabetização, por exemplo, difere de região do país para região, das condições dos protagonistas, do contexto cultural, das relações que se estabelecem, da natureza das instituições implicadas, enfim, dos inúmeros atravessamentos com os quais deparamos, bem como com a possibilidade (relativa à formação e repertórios) de o(a) pesquisador(a) entrar em contato com aquilo que quer investigar.

Isso indica que os fenômenos são situados, vividos e percebidos de modos particulares; assim, na pesquisa de base fenomenológica, é fundamental a consciência de que, como pesquisador(a), você está necessariamente vivenciando o processo a partir de uma perspectiva.

Começa aqui uma reflexão que acompanhará a pesquisa em todo o seu percurso – que transcende inclusive a pesquisa, fazendo parte do modo de pensar de base fenomenológica no sentido de uma atitude, permeando qualquer outra atividade profissional, seja ela a clínica, a docência, a intervenção institucional etc. Dessa forma, um pesquisador homem branco de classe média tem vivências e conhecimentos muito próprios sobre, por exemplo, o processo de alfabetização (ou qualquer outro processo).

Na perspectiva fenomenológica, portanto, o pesquisador homem e branco deverá praticar a consciência de que seu olhar para o fenômeno acontece do lugar que ocupa.

Seu texto nunca poderá ser elevado a algo universal. Esse não é aquele que ocupa uma mulher, por exemplo – que traz consigo outras múltiplas vivências. A mesma coisa em relação à discussão racial: admitir o racismo estrutural,[6] por exemplo, é fundamental para um trabalho consistente. Admitir o lugar de privilégio também. Vale sempre uma reflexão, interseccionada com essas anteriores, de que a academia é historicamente elitista e descolada das questões sociais, por isso a tradição de pesquisa, no âmbito acadêmico, traz desafios para pensar pesquisas que tematizem questões sociais e de desigualdades.

Gostaríamos de apresentar, entretanto, além do que já colocamos anteriormente, uma modalidade de inserção em temas específicos e uma maneira muito própria de o nosso grupo se direcionar a uma pergunta de pesquisa que não aparece com muita frequência nas pesquisas acadêmicas: o problema coletivo de pesquisa. O que entendemos como problema coletivo de pesquisa? É possível, em pesquisas de parceria com comunidade/instituições como a que estamos habituados(as) a desenvolver, que o próprio tema pelo qual o(a) pesquisador(a) se interesse apareça a partir de sua inserção na comunidade ou instituição parceira. Assim, se a universidade, o programa de pós-graduação ou a própria graduação têm um currículo que incentiva parcerias, é comum que o(a) aluno(a) se veja conectado a alguma instituição ao longo de sua formação. E é comum que essa parceria amplie o repertório do(a) estudante em relação ao acesso às histórias, narrativas e problemas locais.

Uma forma de organizar essas questões, que às vezes nos chegam em forma de demandas, é transformando-as em perguntas de pesquisa. Assim, temos demandas que são organicamente transformadas em perguntas de pesquisa em conjunto e coletivamente de modo que tanto o tema quanto a pergunta não estão de posse do(a) pesquisador(a), mas são construídos coletivamente.

Quando isso ocorre, a permanência do(a) pesquisador(a) e o desfecho do trabalho (ou seja, a tentativa de responder à pergunta que o orienta) são de interesse tanto da academia quanto da comunidade/instituição parceira. Todos se interessam pela pesquisa, e, idealmente, quando publicada, mais que um(a) autor(a) pode se responsabilizar, inclusive.

Assim, seja coletiva ou individualmente, uma vez motivados(as) e inseridos(as) em um campo de interesse, o que aqui estamos chamando de interesse temático, podemos nos debruçar sobre a formulação da questão que irá impulsionar nossa pesquisa. O problema – necessariamente uma pergunta a que gostaríamos de responder e que orienta a investigação como um todo – traz consigo uma discussão complexa, pois deve: a) dialogar com o todo da pesquisa; b) estar de acordo com seu método e c) ser respondido ao final. Assim, merece atenção o modo como deve ser elaborado, sua linguagem, sua construção, e, para tanto, o(a) pesquisador(a) deve construir uma familiaridade com a linguagem da pesquisa. No caso da pesquisa de base fenomenológica, o foco está, como vemos na própria terminologia, no fenômeno. A pergunta, portanto, será necessariamente sobre um fenômeno; voltaremos a ela no decorrer do próximo item.

Sobre o fenômeno a ser estudado

> "... *tudo o que se mostra, necessariamente, mostra-se a um olhar compreensivo.*"
> (Dulce Critelli[3])

Entendendo que a questão estudada (e quem a investiga) encontra-se sempre situada em um tempo-história-lugar, temos de compreender que nunca alcançaremos um todo em relação àquilo que pretendemos investigar, senão uma perspectiva possível (de novo, a partir do lugar que os(as) protagonistas de um processo de pesquisa ocupam no mundo). Assim já adiantamos o sentido do próprio termo "fenômeno", que deriva de *phainestai* (Heidegger, 2012; Bicudo e Martins, 2006),[7,8] ou aquilo que se revela, que vem à luz. Para Heidegger (2012), fenômeno é: "o que se mostra, o se-mostrante, o manifesto [...]. Como significado da expressão *fenômeno* deve-se, portanto, reter firmemente: *o-que-se-mostra-em-si-mesmo*, o manifesto" (p. 103). Heidegger (2012) lembra que o ente pode se mostrar de modos diferentes, dependendo do modo de acesso que se tem a ele.

Em um exercício de ir às origens da discussão, lançamos mão da reflexão inaugural de Husserl[9] sobre o movimento de "ir às coisas mesmas", ou seja, ir àquilo que aparece, que é o que é possível aparecer a partir dos atravessamentos anteriormente citados. Assim, para investigar um fenômeno, necessitamos de uma atitude de abertura para que ele se mostre em nossas condições de pesquisa. Por seu aspecto de abertura, as perguntas de trabalhos de base fenomenológica usualmente priorizam os termos "como" em vez de "por que" e não dialogam com hipóteses pré-formuladas. Perguntar, por exemplo, "como se dá determinada experiência?" é diferente de perguntar "por que se dá alguma experiência?". Na primeira há uma disposição de olhar o que aparece; na segunda, há a suposição de um paradigma de causa e efeito: "isso se dá por causa daquilo". Se nos perguntarmos "qual a influência" de algo, estará subentendido que um fenômeno é influenciado por outro, e verificaremos se isso procede com nossa pergunta.

O mesmo se dá em relação a hipóteses de pesquisa. Se colocarmos uma hipótese para verificar se ela acontece ou não, subentende-se que a) acreditamos na verificação e b) não apostamos na abertura necessária sobre a qual falamos anteriormente.

As questões acima colocadas são possibilidades de pesquisa, e todas elas podem ocorrer com rigor. Entretanto, se pretendemos formular uma pergunta e desenvolver um trabalho de pesquisa de base fenomenológica, teremos de nos manter no paradigma da perspectiva que o termo "fenômeno" nos apresenta.

Assim, a pergunta formulada sobre um fenômeno que se quer conhecer deve conversar com a forma como investigaremos, isto é, o método, e com os procedimentos, ou seja, os possíveis instrumentos a partir dos quais nos debruçaremos na questão a ser investigada.

Esse diálogo entre os vários momentos de pesquisa constitui sua fidedignidade, sua consistência e seu rigor.

Assim, o perguntar acompanha todo o processo da pesquisa fenomenológica. Desde a questão inicial até os procedimentos de análise e interpretação. O questionar inicial já indica a disposição de compreender aquilo que vai se mostrar. Como se quem inicia a pesquisa estivesse disposto(a) a estabelecer um diálogo com o fenômeno. Para que isso aconteça, a abertura para o novo e o diferente deve estar presente. Como diz Gadamer,[4] "Contra a firmeza das opiniões, o perguntar põe em suspenso o assunto e suas possibilidades". Isso é uma disposição para a abertura.

Para que essa disposição ocorra é preciso tomar conhecimento daquilo que já sabemos e sentimos sobre o fenômeno a ser estudado. O que sabemos vem de nossos estudos e da literatura produzida sobre o tema, e o que sentimos refere-se a nossas crenças, valores e avaliações subjetivas sobre o que pretendemos investigar. Isso significa que já temos uma pré-compreensão sobre o tema. Ter em mente nossa pré-compreensão nos torna alertas para não enviesar nossos procedimentos de pesquisa em direção ao que antecipadamente desejamos. Isso é parte do rigor:

> Quem quiser compreender um texto deverá sempre realizar um projeto. Ele projeta de antemão um sentido do todo, tão logo se mostre um primeiro sentido no texto. Esse primeiro sentido somente se mostra porque lemos o texto já sempre com certas expectativas, na perspectiva de um determinado sentido. A compreensão daquilo que está no texto consiste na elaboração desse projeto prévio, que sofre uma constante revisão à medida que aprofunda e amplia o sentido do texto. [...] a interpretação começa com conceitos prévios substituídos depois por conceitos mais adequados. Em suma, esse constante projetar de novo é o que perfaz o movimento semântico de compreender e interpretar (Gadamer, 2002, p.75).[5]

Gadamer, na citação acima, chama atenção para a leitura rigorosa de um texto; entendemos que o que ele traz cabe para a compreensão de uma transcrição de entrevista, para uma narrativa, para um fenômeno que pretendemos investigar. Estaremos, na modalidade fenomenológica de pesquisa, mergulhados nas possibilidades do campo compreensivo e interpretativo, que sustentam, por sua vez, o sentido de algo. "Sentido é aquilo que sustenta a compreensibilidade de alguma coisa. Chamamos de sentido aquilo que pode articular-se na abertura compreensiva." (Heidegger, 2007, p.212).[10]

A pergunta na pesquisa fenomenológica indaga pelo *sentido* do fenômeno, isto é, por sua orientação.

A que fim determinado fenômeno se dirige? Por exemplo, podemos indagar: A que fins determinadas práticas educativas se orientam? Qual a finalidade de determinado programa educacional? Para que finalidades se dirige determinado Projeto Político Pedagógico? Critelli (1996)[3] traz importante contribuição para a compreensão do termo "sentido" inserido no contexto de investigação em seu texto *Analítica do sentido: uma aproximação e interpretação do real de orientação fenomenológica.*

O MÉTODO EM QUESTÃO: EM FOCO O CAMINHO E OS PROCEDIMENTOS

No processo de investigação de base fenomenológica, o método ocupa um lugar privilegiado, desenvolvendo-se de acordo com o problema levantado e apontando qual caminho traçaremos em busca de possíveis respostas para nossa pergunta. O que entendemos como método na pesquisa fenomenológica? O método é aquilo que rege epistemologicamente uma investigação: "é o caminho que leva a algo"[11] – *meta* (além) e *hodos* (caminho).

No caso de uma pesquisa de base fenomenológica, o método é o caminho da pesquisa em suas diversas possibilidades, pois vale lembrar que falamos de múltiplas fenomenologias, gerações de autores e ideias que vão de pensadores europeus a latino-americanos e especificamente brasileiros, edificando um pensamento amplo, embora com bases e questionamentos comuns.

É possível que grande parte dessa comunidade compartilhe da ideia de que a pesquisa, tradicionalmente ligada ao modelo das ciências naturais, acarretou um distanciamento do que entendemos e queremos apreender como fenômeno. Também possivelmente compartilha com o fato de que tenhamos que abrir mão de pressupostos teóricos e explicativos, que operem num paradigma de causalidade, afastando a pesquisa da possibilidade de operar com o caráter de estranheza daquilo que aparece.[12] E, como pesquisadores(as) fenomenólogos(as), interessamo-nos exatamente pelo caráter de estranheza, do inesperado, o que ocorre em um processo de envolvimento com o fenômeno a ser investigado quando há um movimento de perplexidade e curiosidade, tal como colocamos inicialmente. Quando consideramos método como caminho, e como envolvimento, trazemos à tona algo mais amplo do que a questão técnica:

> O envolver-se é um caminho inteiramente diferente, um método muito diferente do método científico, se soubermos usar a palavra método em seu sentido original [...] o "caminho para"... a esse respeito os senhores precisam afastar-se do conceito comumente dado de método enquanto uma simples técnica de pesquisa[11] (destaque do autor).

Uma vez envolvidos(as) e cientes de que não estamos diante de uma técnica de pesquisa, mas de um envolvimento metodológico, partimos para a discussão procedimental que constituirá os próximos itens. O amadurecimento que as experiências de parceria proporcionaram ao nosso grupo de pesquisa permitiu a construção de *instrumentos* que dialogam com os diversos momentos aqui colocados, a saber, a curiosidade; o interesse temático; a construção de um problema de pesquisa (individual ou coletivamente) e o caminho a ser seguido (por exemplo, a inserção no *locus* de pesquisa ou a inserção no campo bibliográfico, em direção ao que já foi construído sobre o tema). Tais instrumentos foram batizados de "entrevista reflexiva" e de "encontros reflexivos" pelas razões que serão expostas a seguir e nos direcionam para o modo como entendemos que pode ser a aproximação do(a) pesquisador(a) daqueles(as) que chamamos de participantes, parceiros(as), atores/atrizes, protagonistas da pesquisa.

A entrevista reflexiva: uma aproximação horizontal

> "*[O diálogo] é uma exigência existencial.*" (Freire, 1987, p.79)[13]

> "*Perguntar quer dizer colocar no aberto.*" (Hans-Georg Gadamer)[14]

A entrevista, em uma situação de pesquisa, é fundamentalmente uma conversa entre duas pessoas, sendo que uma delas tem perguntas a fazer sobre um tema que deseja conhecer. A outra pessoa tem o conhecimento e/ou a experiência sobre aquilo que o(a) pesquisador(a) deseja estudar. Sendo uma conversa entre duas pessoas, segue as condições que norteiam todas as interações humanas, tais como: "percepção do outro e de si, expectativas, sentimentos, emoções, preconceitos, interpretações e constituição de sentidos para ambos os protagonistas".[15]

Procuraremos a seguir descrever como construímos uma modalidade de entrevista na consideração dessas condições. O processo de construção da entrevista reflexiva deu-se nos anos iniciais da década de 1990, a partir de pesquisas realizadas no PPGE: Psicologia da Educação da PUC-SP, e que utilizavam a entrevista como um meio para fazer aparecer o fenômeno que estava sendo estudado – o assim chamado instrumento de pesquisa. O primeiro nome que nos ocorreu foi o de entrevista dialógica. Seguíamos e continuamos seguindo a perspectiva freireana, segundo a qual o diálogo é um "ato de criação" (Freire, 1987, p.51),[13] que implica necessariamente uma horizontalidade, ou a igualdade de valor entre a pessoa que pesquisa dado fenômeno e a outra, que o conhece e o experiencia.

Uma condição fundamental para uma relação dialógica entre pessoas é a escuta. Mas que tipo de escuta? Uma escuta que procura deixar de lado conhecimentos prévios que podem ou não se confirmar, que busca ter presente a existência do mundo e dos mundos que estão entre as pessoas, que está consciente das diferenças entre esses mundos, que está atenta aos grupos sociais a que os(as) interlocutores(as) pertencem, que considera que idade e sexo de quem está entrevistando são fatores que influenciam as respostas de quem é entrevistado.

A escuta deve envolver o respeito pelas pessoas entrevistadas e por seus saberes, o desejo de compreender e de construir um conhecimento comum.

Essas são condições propícias para um diálogo.

Por que o nome desse procedimento mudou para entrevista reflexiva? Porque consideramos o processo de construção da compreensão um aspecto fundamental em um encontro dialógico e que, para construí-la, era preciso uma troca daquilo que era compreendido durante a conversa.

Isso significa refletir o que chegava até nós, possibilitar à pessoa entrevistada ouvir como sua narrativa se configurou para nós e abrir a possibilidade de esclarecimento ou a confirmação.

Refletir significa curvar-se novamente sobre o que foi dito, considerar o que a outra pessoa falou e tornar explícito o que foi compreendido. Para fazer isso, é necessário ter muita atenção e respeito para o que é dito. Assim, o caráter dialógico permaneceu, e enfatizou-se seu aspecto compreensivo. É muito frequente ouvirmos as pessoas dizerem depois da entrevista que se sentiram ouvidas e que isso foi muito bom.

Descreveremos os vários momentos de planejar e realizar uma entrevista reflexiva; antes, porém, falemos um pouco dos(as) protagonistas: entrevistador(a) e entrevistado(a).

Para quem entrevista, há a intencionalidade de adquirir um conhecimento sobre algo que não sabe. Se já sabe, não há necessidade de pesquisar ou entrevistar. Há expectativas a respeito da outra pessoa: que ela esteja disposta a contribuir com seu conhecimento/experiência sobre o tema estudado, que compreenda sua linguagem e perguntas, que se sinta à vontade na situação de pesquisa. Pode ingenuamente achar que a outra pessoa se exponha sem ocultamentos.[15]

Já quem é entrevistado(a) pode estar desconfiado(a), receoso(a) diante de um(a) pesquisador(a), feliz por ter uma oportunidade de falar e ser ouvido(a) ou querendo causar boa impressão, além de uma infinidade de outras possibilidades que influenciarão seu modo de responder. Não podemos adivinhar o que move a pessoa entrevistada, e temos de suportar esse desconhecimento, baseando-se em sua fala para analisar sua narrativa.

Mesmo com todos esses atravessamentos, a entrevista continua sendo um excelente recurso de pesquisa, desde que se respeitem as orientações construídas por muitos anos de pesquisas científicas e pelos procedimentos éticos.

Momentos da entrevista reflexiva

A realização da entrevista se dá em momentos complementares, mas que seguem os mesmos princípios de dialogicidade e reflexividade: planejamento; contato inicial; fase preparatória; condução da entrevista; a questão desencadeadora; a expressão da compreensão nas questões de compreensão e devolutiva.

Planejamento da entrevista

Este é o ponto de partida para a construção de uma entrevista. Iniciar uma entrevista sem planejamento prévio incorre no risco de se obter informações que não interessam à pesquisa. Nesse momento é preciso ter muito claros os objetivos da pesquisa. O que se deseja estudar? Qual a grande questão do nosso estudo? Qual o objetivo de nossa entrevista? No momento preparatório, delineiam-se os objetivos e como será conduzida a entrevista em todas os momentos: contato, momento preparatório e definição da questão desencadeadora. As questões de compreensão, esclarecimento, focalizadoras, de aprofundamento e de síntese não podem ser preparadas com antecedência, como veremos adiante.

Ao planejar a entrevista, iniciamos com a definição dos objetivos que desejamos atingir com ela. Imaginemos que nosso estudo deseja compreender "como ser professora em uma escola pública durante a pandemia de Covid-19". A entrevista pode ter como objetivos: saber que atividades a professora desenvolveu durante esse período e como ela se sentiu como professora.

O contato inicia-se com a apresentação do(a) pesquisador(a), a apresentação da pesquisa e demais procedimentos éticos. É desejável criar um clima mais informal com questões referentes à escola, tempo de magistério, o que mais gosta de fazer em sua atividade de professora.

O momento preparatório tem por finalidade aproximar o(a) interlocutor(a) do tema que estamos estudando. Em nosso exemplo de pesquisa, pode-se incluir uma questão sobre o que é ser professora para ela.

A questão desencadeadora é elaborada tendo como base os objetivos da pesquisa e é o ponto de partida para iniciar a narrativa da pessoa entrevistada sobre o tema. Se o foco da pesquisa for compreender como a professora se sentiu durante esse período, a questão poderia ser: "Gostaria que você me contasse que atividades com os(as) alunos(as) você desenvolveu durante a pandemia e que me dissesse como se sentiu durante as aulas".

A condução da entrevista

Expressão livre do pensamento

Uma vez lançada a questão desencadeadora, é importante que o(a) entrevistado(a) possa discorrer livremente e trazer suas ideias e experiências sobre o tema. Este é um momento-chave para que o(a) participante comece a organizar sua narrativa. Muitas vezes sua própria compreensão se dá nessa ocasião.

A construção da compreensão

Aos poucos, ao longo da entrevista, são feitas algumas questões com a finalidade de verificação se quem está entrevistando compreende o que diz a outra pessoa. Se reflete sobre o que ela diz, se realiza um movimento reflexivo, de curvar-se atentamente sobre o que foi dito e compartilhar com o(a) interlocutor(a). Compreender aqui é tido como assumir um caráter descritivo e não avaliativo e pode ser definido como "relação dialogal que nada reduz a objeto e exige do intérprete empatia, capacidade de se colocar no lugar".[16] São indagações que visam à compreensão: questões de síntese, questões de esclarecimento, questões de focalização e questões de aprofundamento.

Questões de síntese

Depois de algum tempo pode-se fazer uma breve síntese do que o(a) participante falou: "Veja se eu compreendi direito o que você disse: ...". É importante nessa síntese respeitar o vocabulário do(a) interlocutor(a) e *não introduzir ne-*

nhuma interpretação ou avaliação do que foi dito. Pode acontecer da outra pessoa não concordar com o(a) entrevistador(a) ou preferir dizer as coisas de outro modo e mudar sua narrativa. Aceitaremos sua mudança. Se a professora discorre como as crianças não aprenderam nada no ensino a distância, a síntese pode ser: "Entendi que na sua experiência com ensino a distância não houve aprendizagem por parte das crianças". A professora pode reformular dizendo: "Não que ninguém tenha aprendido, algumas crianças até que aproveitaram; as que tinham apoio dos pais, por exemplo. Mas a maioria rendeu pouco ou quase nada".

Questões de esclarecimento

Pode acontecer de o(a) entrevistador(a) não ter acompanhado o raciocínio do(a) participante ou alguma situação descrita, e aí caberia uma pergunta para esclarecê-la. É muito importante que a atitude de quem entrevista seja muito respeitosa e não avaliativa nesse momento. Exemplo de uma situação que demandou um pedido de esclarecimento: em uma pesquisa sobre significado de família, em dado momento a pesquisadora não conseguiu entender a composição da família de uma das participantes, que, segundo sua descrição, envolvia relações de sangue, de compadrio, de amizade e adoções. Só depois de algum tempo e muitas explicações foi possível esclarecer para a pesquisadora qual era a composição daquela família.[17]

Questões de aprofundamento

De certa forma, todas as questões anteriores levam a um aprofundamento, possibilitam novas articulações da narrativa e trazem novas facetas do fenômeno que estudamos, sem nos afastarmos dos objetivos da pesquisa e da entrevista. As questões de aprofundamento podem ser utilizadas quando o(a) participante toca superficialmente em um aspecto que consideramos importante ser investigado. Um modo de se aprofundar em algum aspecto do que estudamos é solicitar comparações considerando outros tempos, contextos, personagens ou possibilidades.[15] Por exemplo, na pesquisa com professoras e sua atuação na pandemia, poderíamos perguntar: "Houve alguma mudança no seu modo de ensinar durante a pandemia?"; "Como é seu modo de ensinar neste momento comparado a outras professoras que você conhece?".

Questões de focalização

Como esta se trata de uma entrevista semidirigida, essas questões são utilizadas quando o(a) participante se alonga em digressões que se afastam dos objetivos da pesquisa. Caso a pessoa entrevistada não se disponha a voltar para o foco, respeitaremos sua escolha. É interessante em nossa análise observar que tipo de digressão ocorreu, em que momento e como a pessoa reagiu quando voltamos à questão desencadeadora.[15] Em nosso exemplo da pesquisa sobre a docência com a professora durante a pandemia, caso ela se alongue falando sobre sua formação, podemos perguntar: "E o que você pode utilizar durante a pandemia de tudo o que aprendeu durante seus anos de formação?".

A sugestão de diferentes tipos de questões possíveis de serem feitas durante a entrevista reflexiva tem a finalidade de desvelar várias facetas do fenômeno que estudamos e ampliar nossa compreensão. Se o(a) pesquisador(a) faz parte de um grupo de pesquisa, é muito enriquecedor partilhar o processo de planejamento da entrevista, em especial a construção coletiva da questão geradora. Outra sugestão: para pesquisadores(as) iniciantes é desejável praticar a entrevista antes e realizar uma entrevista piloto.

A devolutiva

Esta é uma fase especialmente importante na entrevista reflexiva porque se trata da apresentação à pessoa entrevistada daquilo que foi compreendido de sua narrativa por quem a entrevistou. Depois da entrevista realizada e transcrita é feita uma pré-análise e esta é apresentada à pessoa entrevistada. Pode-se deixar disponibilizada igualmente a transcrição para consideração do(a) participante. Caso seja solicitada a exclusão de alguma informação, essa solicitação deverá ser respeitada. O(a) participante poderá, durante a devolutiva, acrescentar ou modificar informações dadas inicialmente e que serão incorporadas à análise da entrevista. Nem sempre, entretanto, é possível realizar esse momento da entrevista, mas, se possível sua realização, ampliará sensivelmente a compreensão do fenômeno estudado.

Entrevista reflexiva coletiva

Desde o início, a entrevista reflexiva mostrou-se muito eficiente em sua modalidade coletiva. Os procedimentos são basicamente os mesmos para a construção dos objetivos da entrevista e da questão desencadeadora. As questões de síntese, de focalização, aprofundamento e esclarecimento permanecem igualmente. Mas há algumas especificidades:

A. O(a) pesquisador(a) deve ter experiência na condução de grupos, e deve considerar alguns aspectos importantes, tais como: criar um clima que favoreça a participação, estar atento(a) para que todos possam expressar suas ideias, ser respeitoso(a) nas interrupções de monólogos demorados por parte de um(a) participante, evitar críticas entre os(as) membros do grupo entrevistado, lidar com as divergências de modo a respeitar todas as ideias surgidas. Um grupo entre 4 e 8 pessoas permite uma participação maior de todos os membros. Grupos maiores nem sempre deixam os(as) participantes à vontade para expressar suas ideias. É desejável que outro(a) pesquisador(a) acompanhe quem irá entrevistar. Conforme o grupo, o tempo de duração da entrevista pode/deve ser menor.

B. Os procedimentos de contato inicial podem conter uma breve apresentação de cada participante e do(a) entrevistador(a). É importante informar que as contribuições dos(as) participantes não serão julgadas e que será mantido o sigilo das narrativas que forem feitas. Solicita-se igualmente que não se façam julgamentos e críticas ao que os demais participantes falarem, mas ideias discordantes podem ser apresentadas, desde que se respeitem os demais. Nesse momento a pesquisa é brevemente apresentada e seguem-se os procedimentos éticos. Na fase preparatória pode-se solicitar que os(as) participantes digam algo brevemente sobre sua experiência com algo relacionado ao tema.

C. No mais, o desenvolvimento da entrevista coletiva segue os mesmos procedimentos da entrevista individual. Quem entrevista deve ter claro que o resultado final é uma produção do grupo e resultado de uma construção que teve a participação de todos.

Encontro reflexivo

> *"Se é dizendo a palavra com que, 'pronunciando' o mundo, os homens o transformam', o diálogo se impõe como caminho pelo qual os homens ganham significação enquanto homens. Por isto, o diálogo é uma exigência existencial."* (Freire, 1987, p.79)[13]

O encontro reflexivo (ER) tem na proposta dialógica de Paulo Freire e na fenomenologia existencial dois de seus eixos fundamentais. Para Freire, "o [...] diálogo é o encontro em que se solidarizam o refletir e o agir de seus sujeitos endereçados ao mundo a ser transformado e humanizado [...]" (Freire, 1987, p.79).[13] E, como lembra Gadamer, "O que perfaz um verdadeiro diálogo não é termos experimentado algo de novo, mas termos encontrado no outro algo que ainda não havíamos encontrado em nossa experiência de mundo. [...] O diálogo possui uma força transformadora" (Gadamer, 2002b, p.247).[5] Pode-se deduzir dessas afirmações a importância da escuta e da abertura para receber as ideias das outras pessoas e refletir sobre elas.

O encontro reflexivo refere-se a uma atividade grupal que tem por objetivo compreender determinada questão por meio da construção coletiva de uma resposta. A questão pode ser originariamente uma demanda advinda de um grupo de pessoas para buscar soluções e alternativas para resolver a situação de interesse comum. Por exemplo, a equipe técnica de uma escola deseja melhorar a comunicação da escola com as famílias; um grupo de famílias se preocupa com o tempo que as crianças ficam no celular; educadoras e educadores se propõem a construir espaços dialógicos em contextos educacionais na pandemia. Mas pode também ser um recurso de pesquisa para responder sua questão de pesquisa. Ou, no caso de pesquisa participante, pode ser as duas coisas: uma intervenção e uma pesquisa.

> O grupo oferece um ambiente propício para se narrar experiências, ouvir a si mesmo, o outro, reconhecer o impacto das próprias ideias no outro, entre pessoas que vivem situações semelhantes. Em um encontro grupal, a interação favorece a lembrança, reinterpretações, comparações e o resultado é uma produção conjunta, uma criação.[18]

O encontro reflexivo difere da entrevista reflexiva coletiva em um aspecto muito importante, embora partilhe raízes teóricas e práticas comuns. No encontro reflexivo é fundamental o momento vivencial, que possibilita tanto a introdução ao tema a ser desenvolvido como a compreensão baseada no saber desenvolvido ao longo da vida e na prática. Veremos esse aspecto mais adiante.

Gostaríamos de ressaltar alguns aspectos éticos que devem ser considerados ao longo do desenvolvimento de um encontro: cuidar para que jamais qualquer pessoa participante seja discriminada, julgada, avaliada ou menosprezada por suas ideias; ressaltar que as conclusões serão sempre o resultado da contribuição de todos(as) os(as) participantes; estabelecer que deverá haver sigilo por parte de todos sobre o que ocorrer dentro do grupo. É importante que a pessoa que coordenará o encontro tenha prática com o trabalho de grupo e preferencialmente que alguém a acompanhe para observar, tomar notas e acompanhar a gravação, se o grupo assim o permitir. Além disso, como em qualquer pesquisa, deve-se seguir o protocolo dos procedimentos éticos.

Momentos do encontro reflexivo

O encontro reflexivo constitui-se em seis momentos que se complementam: planejamento; atividade preparatória; atividade vivencial; reflexão sobre o momento anterior; reflexão focada na demanda/tema; síntese final. Vejamos brevemente cada um deles.

Planejamento

O planejamento inicia-se com uma reflexão, estudos e, se possível, discussão entre profissionais ou membros de um grupo de pesquisa. Essa atividade tem a finalidade de aprofundar a compreensão do tema a ser desenvolvido, com base no conhecimento científico acumulado. Isso vale tanto para um projeto de pesquisa como para a atuação de profissionais na área das ciências humanas. Se se tratar de pesquisa participante, tal atividade tem o sentido de aprofundar a demanda. Tomemos o exemplo de uma demanda advinda de educadores(as) que se propõem a construir espaços dialógicos em contextos educacionais na pandemia.*

A pesquisadora tem como ponto de partida o aprofundamento teórico da concepção de espaço dialógico em contexto educacional e estar familiarizada com pesquisas na área. Pesquisas atuais que estudam impactos da pandemia no ensino da rede pública também devem ser consultadas, além de conhecimentos científicos básicos atuais sobre a pandemia. Esses conhecimentos servem para ter contato como o conhecimento acumulado sobre o tema como um todo. Há que ter consciência de que o grupo trará novas informações a partir de sua experiência e saberes ao investigar o que se revela em um espaço dialógico para professores(as) da rede pública de ensino na cidade de São Paulo.

O planejamento continua na definição clara do que se pretende no encontro reflexivo. Tais objetivos podem ser: conhecer o que compreendem os(as) docentes sobre espaço dialógico; possibilitar com os(as) participantes a expressão dos desafios trazidos durante a pandemia no decorrer do período de isolamento; criar espaço junto ao grupo para a expressão de questões que gostariam de compartilhar durante o encontro reflexivo. São os objetivos que orientam a escolha de todas as atividades a serem realizadas dentro do grupo. E as questões a serem formuladas.

Na terceira etapa do planejamento, as atividades e questões a serem dirigidas ao grupo devem ser descritas claramente. Consideramos esse planejamento necessário para que se atinja a finalidade proposta pelo encontro reflexivo, pois tal cuidado servirá de base para qualquer mudança que seja necessária. As perguntas dirigidas ao grupo são importantes para propiciar uma discussão focalizada em um tema e uma atitude de abertura para propiciar diálogo entre os(as) participantes. Veremos as perguntas e atividades nas demais fases no exemplo que escolhemos.

Atividade preparatória

As atividades aqui desenvolvidas referem-se à apresentação do grupo caso as pessoas não se conheçam e a sua apresentação para quem está coordenando as atividades do encontro reflexivo. É o momento em que a pesquisa ou a finalida-

* Rodas de ConversAção: grupos reflexivos com famílias em contexto de pandemia. Dissertação de Mestrado de Prado C. Orientada por Luciana Szymanski. Defendida em novembro de 2021, no Programa de Estudos Pós-Graduados em Educação: Psicologia da Educação pela Pontifícia Universidade Católica de São Paulo (PUC-SP).

de do encontro reflexivo é explicitada para o grupo, são apresentados os procedimentos éticos e as diretrizes para o modo de andamento ao grupo. Deve ficar muito claro que não serão permitidas ações de discriminação, agressão verbal ou críticas pessoais a ninguém do grupo. Discordâncias são bem-vindas quando servem como etapas para a construção de um conhecimento comum e feitas de modo respeitoso.

Atividade vivencial

Esse momento do encontro tem o sentido de preparar o grupo para uma reflexão mais profunda e própria sobre o tema em questão. Para Gadamer (2002b),[5] a vivência se constitui na lembrança, e nesse momento do encontro reflexivo pretende-se criar condições para que as pessoas se recordem de situações vividas relativas ao que se vai tratar posteriormente e mostrem como foram afetadas por elas. Podem ser atividades que envolvam o corpo, movimentos, encenações de situações vividas, representações gráficas, músicas, vídeos ou jogos, por exemplo. A escolha da atividade depende de vários fatores que devem ser considerados, tais como idade, composição do grupo, sua familiaridade com esse tipo de situação, habilidade de quem coordena de levar adiante uma atividade vivencial. Ao final é necessário que o grupo expresse como sentiu e o que percebeu ao longo desse momento, isto é, coloque em palavras suas lembranças do vivido. Em nosso exemplo a atividade pode ser a encenação de uma professora preparando e realizando uma aula a distância ou uma aula presencial durante a pandemia, ou do encontro de professores(as) em uma reunião virtual, ou uma representação gráfica de situações que viveram.

Reflexão sobre o momento anterior

Terminado o momento anterior, é importante que as pessoas expressem o que sentiram durante a atividade e o que se abriu em sua compreensão a partir da vivência. É um momento importante de compartilhamento, pois as pessoas começam a elaborar um pensamento articulado sobre o tema a partir da rememoração da experiência anterior vivida por elas. Como foi uma situação comum a todas as pessoas, ouvir a outra pode trazer uma confirmação das impressões e sensações sentidas na experiência vivida antes da representação no encontro reflexivo.

Reflexão focada na demanda/tema

Com o olhar para a questão enriquecido pela experiência, inicia-se uma atividade grupal que favoreça a expressão de todos(as) os(as) participantes, com a tarefa de responder à questão desencadeadora previamente planejada. Em nosso exemplo a questão seria: "Quais as questões principais a serem trabalhadas pelos(as) docentes durante a pandemia?". Pode-se dividir o grupo em grupos menores de 2 ou 3 pessoas, e depois realizar um painel com as contribuições de todo o grupo. Cada pequeno grupo apresentará sua contribuição. É interessante ir anotando em um quadro o que apresentam os pequenos grupos para que todos possam visualizar e para facilitar a síntese do(a) coordenador(a).

Síntese final

Terminada a apresentação de cada pequeno grupo, o(a) coordenador(a) irá, com o grupo todo, reunir as contribuições e articular as falas dos pequenos grupos em uma síntese que representa a contribuição de todos.

SOBRE A ANÁLISE: BREVES ENCAMINHAMENTOS

> *"A conquista implícita no diálogo é a do mundo pelos sujeitos dialógica, não a de um pelo outro. Conquista do mundo para libertação dos homens [e mulheres]."*
> (Paulo Freire)[13]

Aquilo que se observa e registra nas entrevistas e encontro é, com os respectivos consentimentos, transcrito e utilizado no trabalho de análise. Nesse momento se explicita como se deu a compreensão do fenômeno por parte do(a) pesquisador(a). Aqui iremos novamente lançar mão do interrogar e perguntaremos pelo sentido daquilo que se mostrou, isto é, o que as pessoas querem dizer quando fazem suas narrativas. Para desenvolver a compreensão do texto que explicita as narrativas das entrevistas e encontro, estabelece-se uma conversação com ele, na disposição de abertura, para se colocar no lugar dos(as) participantes.

> [...] como diz Gadamer[5] sobre uma ideia, "tenho que tomar conhecimento, sem precisar compartilhá-la", e cuidar de não impor ao texto as próprias ideias e opiniões. Não se trata de desconsiderar tudo o que se sabe ou sente em relação ao tema, adotando uma pseudoneutralidade, mas sim de ter consciência de conhecimentos e opiniões prévias para desenvolver uma atitude de abertura para o que o texto quer dizer".[19]

No processo de construção da compreensão durante a análise há constante trânsito entre as partes e o todo do texto, que configura o que em hermenêutica se denomina "círculo hermenêutico" (Gadamer, 2002b).[5] Como diz Gadamer:[5] "A tarefa é ampliar, em círculos concêntricos, a unidade do sentido compreendido". À medida que as afirmações se aglutinam em torno de um mesmo tópico temos a formação de "unidades de sentido",[19] que, por sua vez, aglutinam-se em conjuntos maiores que denominamos "constelações", já que essa imagem nos remete a uma forma de organizar estrelas em figuras maiores para nos orientarmos à noite. Dessa forma, lemos e relemos o texto advindo, por exemplo, de uma entrevista, escolhemos frases ou ideias que parecem remeter a uma mesma ideia e formamos, com isso, as unidades de sentido. Várias unidades formam uma constelação.

No artigo "Interpretação como des-ocultamento: contribuições do pensamento hermenêutico e fenomenológico-existencial para análise de dados em pesquisa qualitativa"[19] mostramos uma descrição pormenorizada desse momento da pesquisa. O conjunto das constelações nos dá a visão geral do que compreendemos daquele aspecto do fenômeno estudado. Ao final, realizamos um diálogo com autores(as) que produziram conhecimentos relevantes na área e trazemos nossa contribuição. Essa conversação com o texto das entrevistas e encontros tem-se mostrado um caminho muito fértil para compreender algo da complexidade de fenômenos humanos, além da possibilidade de apontar para caminhos de atuação na prática educacional e na psicologia.

Não nos alongaremos na descrição dos procedimentos de análise, já que esta é a tarefa do artigo citado, que o(a) leitor(a) poderá acessar no processo de pesquisa. De qualquer modo, na análise é mantida a disposição dialógica com o(s) texto(s) resultante(s) dos registros de observação e de conversas com os(as) participantes. A hermenêutica orienta o diálogo que se estabelece com o texto. A discussão dos "resultados" está da mesma forma inserida nessa discussão. Escolhemos outras nomenclaturas para as etapas da pesquisa na abordagem fenomenológica, por isso as aspas em "resultados" (optamos pelo termo: *aquilo que se revela* ou *aquilo que aparece* no lugar de "resultados"): o que "resulta" da análise pautada nas unidades de sentido e constelações são configurações possíveis do texto, relacionadas àquela relação específica que se estabeleceu entre o(a) pesquisador(a) e os(as) participantes, sendo por isso uma das muitas possibilidades de leitura daquele texto, o que nos remete à ideia inicial de pesquisa-situada.

DES-FECHO: ASPECTOS DE UMA INCONCLUSÃO

> *"Compreender é infindável e, portanto, não pode gerar resultados definitivo."*
> (Hannah Arendt)[20]

O nome do último tópico faz referência ao texto de Pompéia[21] que analisa o verbo "desfechar" como a possibilidade de abertura. Des-fecho é o contrário de fechamento, é des-fechar, que é precisamente (ou imprecisamente) o que fazemos no processo de pesquisa, pois, quando somos bem-sucedidos em uma investigação, abrimos brechas para futuras investigações. Um processo de pesquisa se encerra com algumas respostas para aquilo que se perguntou e com diversas outras perguntas. Assim se dá a construção do conhecimento, sobretudo quando se opera em um diferente paradigma de verdade: verdade como *alethéia*, que significa desocultação. "Ser verdadeiro (verdade) significa ser-descobridor [...] A *alethéia* [...] significa 'as coisas elas mesmas', o que se mostra, *o ente no Como de seu ser descoberto*" (Heidegger, 2012, p.607, grifo do autor).[7]

Assim, o que vem à tona em um processo investigativo aparece a partir de uma perspectiva, conforme expusemos no início deste texto. A verdade que se manifesta em qualquer pesquisa não coincide, não corresponde e nem se adéqua, na concepção fenomenológica, a um *fato*.

A verdade é o que pôde ser desocultado no processo de pesquisa. Gadamer,[5] em concordância com os demais autores citados neste capítulo, discute a questão da verdade como algo "que não pode ser acessada com o instrumental técnico das ciências ditas exatas".[19]

Também não pode ser acessada, fenomenologicamente, a partir do paradigma do pensamento positivista, da previsão, controle ou generalização, pois tais ações não dialogam com a perspectiva e com os múltiplos atravessamentos que fazem com que um fenômeno se apresente em suas múltiplas facetas. É aí que residem o rigor e o aspecto inovador do método fenomenológico e de outras pesquisas que se aproximam dessa base e utilizam termos semelhantes para se referirem à complexidade fenomênica: narrativa, palavra falada, constelação, dentre muitos outros termos que desafiam o consenso acadêmico e constroem saberes. Falamos aqui de um "mosaico",

> [...] como formas de acolher o que se apresenta, aproximando a ciência da arte, da poesia, da literatura; apresentação ou mostração de conhecimento ancorado na experiência por meio de metáforas, unindo o físico e o espiritual (ou mental), o empírico e o teórico; adoção da filosofia para a desnaturalização da psicologia e nunca como pedagogia do fazer; rigor relacionado ao autoconhecimento e à explicitação daquilo que norteia a pesquisa como visão de mundo, escolha metodológica, assunção de compromissos e responsabilidade por desdobramentos e efeitos de conhecimento, desconhecimento e reconhecimento produzidos; recurso à interpretação, ao trabalho hermenêutico e à busca de sentidos e, ainda, a conexão da pesquisa com a prática interventiva em diversos contextos [...].[2]

REFERÊNCIAS

1. Freire P. Pedagogia da autonomia: saberes necessários à prática educativa. São Paulo: Paz e Terra; 1996. p.154.
2. Cabral B, Szymanski L, Moreira MI, Schmidt ML. Construção de conhecimento na relação com alteridades: ética e política em pesquisas qualitativas. In: Práticas em pesquisa e pesquisa como prática. Experimentações em psicologia. Curitiba: CRV; 2019. p.11-9.
3. Critelli DM. Analítica do sentido: uma aproximação e interpretação do real de orientação fenomenológica. São Paulo: Brasiliense; 1996. p.25, 55, 158.
4. Gadamer HG. Verdade e método. Meurer FP, translator. Petrópolis: Vozes; 1997. v. 1. p.540-541.
5. Gadamer H-G. Verdade e método. Meurer FP, translator. Petrópolis: Vozes; 2002b. v.2. p.67, 72, 404.
6. Almeida S. Racismo estrutural. São Paulo: Sueli Carneiro; Editora Jandaíra; 2020.
7. Heidegger M. Ser e tempo. Tradução: Fausto Castillo. Petrópolis: Vozes; 2012.
8. Bicudo MP; Martins J. Estudos sobre existencialismo, fenomenologia e educação. São Paulo: Editora Centauro; 2006.
9. Husserl E. A crise da humanidade europeia e a filosofia. Porto Alegre; EDIPUCRS; 2008.
10. Heidegger M. Ser e o Tempo. 2nd ed. Petrópolis: Vozes e Bragança Paulista: EDUSF; 2007.
11. Heidegger M. Seminários de Zollikon. 2.ed. rev. Petrópolis: Vozes; Bragança Paulista: Editora Universitária São Francisco; 2009. p.139, 148.
12. Rodrigues JT. Terror, medo, pânico: manifestações da angústia no contemporâneo. Rio de Janeiro: 7Letras; 2006. p.53.
13. Freire P. Pedagogia do oprimido. 49ª reimpr. São Paulo: Paz e Terra; 1972/2005.
14. Gadamer H-G. Verdade e método. Meurer FP, translator. Petrópolis: Vozes; 2002a. v.1.
15. Szymanski H. Entrevista reflexiva: um olhar psicológico para a entrevista em pesquisa. Psicologia da Educação, PUCSP. 2000;10/11:195.
16. Demo P. Metodologia científica em ciências sociais. São Paulo: Atlas; 1992. p.249.
17. Szymanski H. Significado de família. [Tese]. São Paulo: Pontifícia Universidade Católica de São Paulo; 1988.
18. Szymanski H, Szymanski L. O encontro reflexivo como prática psicoeducativa: uma perspectiva fenomenológica. Revista de Educação, Ciência e Cultura. 2014 Jan/Jun;19(1);12.
19. Szymanski L, Szymanski H, Fachim FL. Interpretação como des-ocultamento: contribuições do pensamento hermenêutico e fenomenológico-existencial para análise de dados em pesquisa qualitativa. Pro-Posições [Campinas]. 2019;30:e20180014. p.9-10, 14. Disponível em: http://www.scielo.br/scielo.php?script=sci_arttext&pid=S0103-73072019000100536&lng=en&nrm=iso. Acesso em: 29/3/2021. Epub Nov 25, 2019.
20. Arendt H. Compreender: formação, exílio e totalitarismo. Bottmann D, translator. São Paulo: Companhia das Letras; Belo Horizonte: Editora UFMG; 2008.
21. Pompéia JA, Sapienza ABT. Desfecho. In: Na presença do sentido: uma aproximação fenomenológica a questões existenciais básicas. 2.ed. São Paulo: Educ; 2014.

Índice remissivo

D

E

O

P

Q

R

S